U0388495

广佑公传草药

曾培杰 ◎ 编著

辽宁科学技术出版社
LIAONING SCIENCE AND TECHNOLOGY PUBLISHING HOUSE

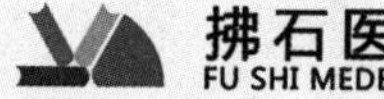

拂石医典
FU SHI MEDBOOK

图书在版编目（CIP）数据

广佑公传草药 /曾培杰编著. --沈阳:辽宁科学技术出版社，2024. 8. -- ISBN 978-7-5591-3712-8

I. R28

中国国家版本馆CIP数据核字第2024E0H843号

出版发行：辽宁科学技术出版社
北京拂石医典图书有限公司
地　　址：北京海淀区车公庄西路华通大厦 B 座 15 层
联系电话：010-57262361/024-23284376
E-mail：fushimedbook@163.com
印 刷 者：河北环京美印刷有限公司
经 销 者：各地新华书店

幅面尺寸：145mm×210mm
字　　数：226 千字　　印　　张：11.5
出版时间：2024 年 8 月第 1 版　　印刷时间：2024 年 8 月第 1 次印刷

责任编辑：陈　颖　臧兴震　　责任校对：梁晓洁
封面设计：君和传媒　　封面制作：王东坡
版式设计：天地鹏博　　责任印制：丁　艾

如有质量问题，请速与印务部联系　联系电话：010-57262361

定　　价：78.00 元

关于广佑公

广佑公，1884—1960年，寿年77岁，在二十世纪因特殊原因迁凤江、凤南新青龙村，大衍人丁。广佑公曾交代儿孙要饮水思源，其子孙几十年来多次到五经富寻亲。

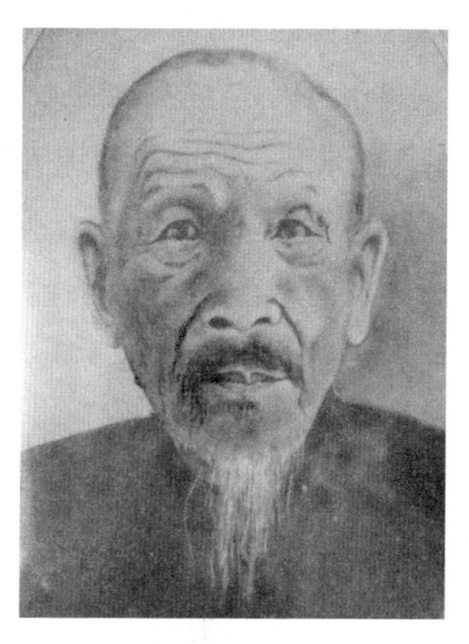

广佑公像

这次，广佑公之孙锦鹏来到五经富，寻到庵背新寨永安居，祖源地，当地人叫“包衣迹”，即祖宗在此出生之地，倍感欣慰。广佑公是庵背新寨出名的草医郎中，而且还能回书写帖，写番批，还懂得玄学，还会画道家的化骨符，更是心灵手巧，能够利用闲余时间编制竹篮，精益求精，大受好评。

今天主要讲几点广佑公在医学方面的一些贡献和造诣。

我们家族世代都知道几样草药，就是广佑公传下来的。我年少时爷爷就常在“四点金”（老家）周围种鱼腥草、人字草（即苍蝇翅）。在我六七岁时，爷爷就告诉我这些药的名字跟基本作用，并且说这是他的小叔公（即广佑公）传的。

有一次，奶奶咳嗽，咳出的痰是黄的，难受得没办法煮饭，爷爷就抓了一把新鲜的鱼腥草跟人字草（苍蝇翅），有一二两左右，在锅里用炭火煮熟。奶奶上午喝完，下午就好了。根据我今天的医学知识，奶奶得的就是大叶性肺炎，咳唾脓痰，胸痛，身体发热。这就是广佑公的草药绝学，苍蝇翅配鱼腥草，再重的肺炎都得绕着跑。所以我们家庭从来就不怕肺热，因为这都是一把青草就解决的事。

等我长大后，我二叔就跟我讲过，凤湖（即凤江）有亲人来五经富采草药，采的这味草药就叫苍蝇翅。有一次，二叔的一位工友小便出血，吓得都不敢工作了。广佑公的秘方就是，急性尿出血用苍蝇翅煎水，它可以清热利湿，去瘀血，乃尿血特效药。这位工友当天吃，晚上就没有尿血了，第二天就好了。

广佑公传的就是苍蝇翅这味药，非常神奇。千万不要认为这种植物在田边、溪边随便长，以为平常就不重视它了。乡野有豪杰，民间有妙药！广佑公每年都要从五经富带下去大量的苍蝇翅，许多人受广佑公的恩惠，广佑公在凤湖也是很受人尊敬的。

我爷爷二十岁的时候，广佑公跟我爷爷说："识得苍蝇翅，就算民间半个医师。"以前我爷爷并没有想过要行医，只想到掌握一两个方子，防家看屋，等到病痛时，不要急手打没拳，可以为家人健康保驾护航就好。

有一次，庵背村一个亲戚的孩子五六天没胃口，饭吃不下，面黄，尿也黄，找到我爷爷。原来是亲戚家里贫穷，某次丧事时孩子大吃一顿，一餐把三餐的量都吃完了，孩子积食了。我爷爷就拿出广佑公的方子，苍蝇翅跟葫芦茶各一两煮水。想不到，早上喝，中午胃口就很好。广佑公认为，苍蝇翅跟葫芦茶两味药治疗小儿疳积，药到病除，效果非常好。

广佑公后来还跟我爷爷讲，如果碰到四时节气变化，很多人不舒服，就是集体感冒，赶紧找来苍蝇翅跟白花蛇舌草两样，煮水来喝，十有八九能好。所以，苍蝇翅配白花蛇舌草治疗流感就是我们家族不传之秘，而且可以说，我们基本上不用买感冒药了，就因为有苍蝇翅跟白花蛇舌草。因此现在永安居门楼常年都有白花蛇舌草，我们除草时都刻意保留，不除掉。而庵背村时常都有人来我家门前拔。

有一次，一个叫隶叔的庵背村老人，他说他要找苍蝇翅跟凤尾草。我问为什么，他说：小孙子又闹肚子，你爷爷当时告诉我，用这两种草药各一两，治疗急性拉肚子，就好了。我验证了几十例，没有一例治不好的。只是现在苍蝇翅越来越难找了。

想不到广佑公的方子到今天还能帮到庵背村人，村人到今天还念着恩，到我家门楼口来找草药，念恩人。

广佑公具体是谁呢？论血缘关系，就是我太爷的小叔。据广佑公的孙子锦鹏叔公讲，广佑公生有三个儿子，五个女儿，一共八个子女，甚至有裔孙哲贤在广州的人民医院工作。广佑公还留有一叠医书。古人讲，半部《论语》可以治天下。广佑公说过，草药一两种可以走江湖。也就是说，草药识得不用多，只要一两味能真的精研透足矣。

对于苍蝇翅、鱼腥草等药，广佑公可以说是这方面的专家。我也不知道他一生究竟帮了多少人，但是我知道，广佑公的子孙在贫穷的年代都有来五经富采苍蝇翅下去治病救人，将儿孙养大成人，真是“宗枝源列祖，生计系岐黄。”

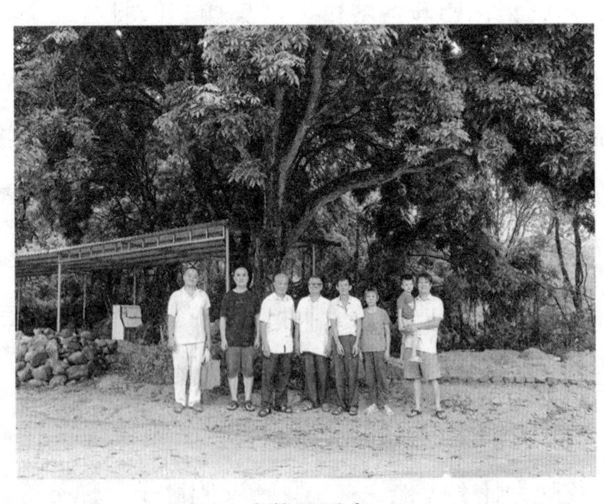

广佑公后人

今天是壬寅年七月廿二日，广佑公子孙来新寨，大家交流甚欢，回忆过往，生活不易才背井离乡。今天国家太平、富强，我们能够重新团聚，不觉更加珍惜，更加感念这个国家，这个时代。

所谓草药点滴皆中华绝技，今天的都是五经富民间干货，效果顶呱呱的。若是在以前，这些经验都是只传给亲人，今天积功累德，报效祖国，不再保留，贡献出来，希望这些小经验对于中国的医药能够起到绵薄之力。本书分享的都是广佑公在新寨流传下来的经验跟方法，至今我们五经富人都知道，广佑公来五经富采苍蝇翅（即人字草）。

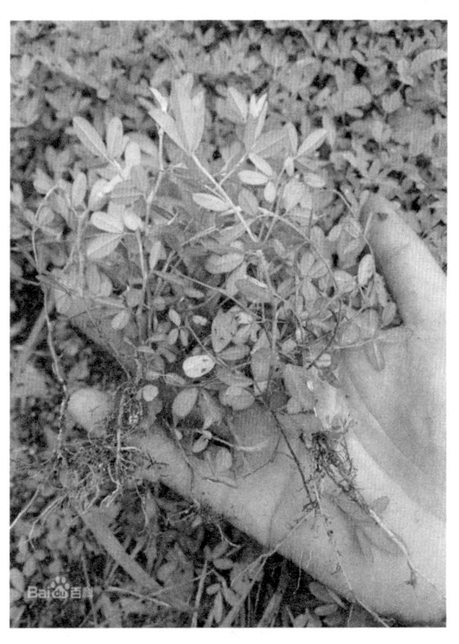

苍蝇翅

附

人字草，本品为豆科鸡眼草属鸡眼草。一年生草本，叶柄极短，一柄三叶，叶脉呈“人”字形排列，拉断叶片裂口即成“人”字形。生长在阴凉潮湿的山坡、田野、路边，一年之中除冬季外，其他三季都易采。

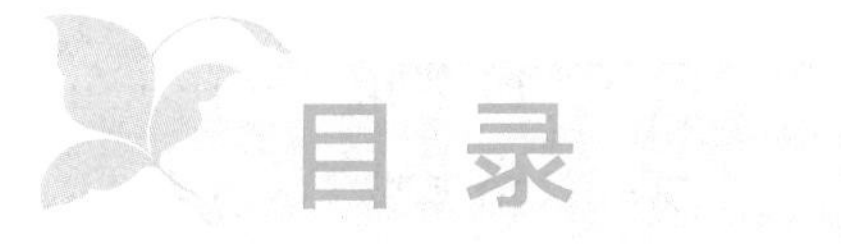

目录

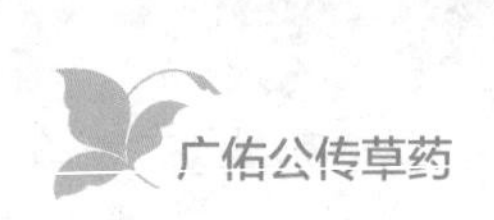

1. 一点红

在乡村里，郎中都是被尊重的，尤其是治好病却不求回报的，甚至授人以渔的更是长时间活在人们心中！在庵背村新寨有这样一位草医郎中，人称广佑公，人如其名，心存广大，护佑百姓。他平时就喜欢跟江湖义士打交道，他是一位“宝刀赠友交友广”的人。仗义疏财，急公好义，因此得到不少江湖草药传承。

广佑公发现，虽然在庵背新寨可以生存，但要发展，必须到大地方去。所以他选择沿着龙江河一直到凤江，到青龙村。他在走之前把新寨的宗族亲戚叫在一起，连老弱妇孺都叫来，做了一些交代，其中有一样就是广佑公拔了一株草，跟大家讲，“识得它是宝，不识它是草。”五经富称它为红背，它真正的药名叫一点红。

广佑公总结了一句话说，“西方有消炎药，中国有一点红。”从此新寨的村民们都记得。

发炎上火一点红，内服外敷都管用。

跌打损伤蛇虫咬，以及发热咽喉痛。

尿路感染黄赤痛，就找路边一点红。

跌打损伤都不怕，捣烂拌酒能消肿。

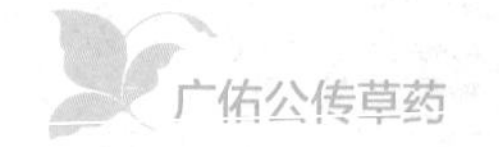

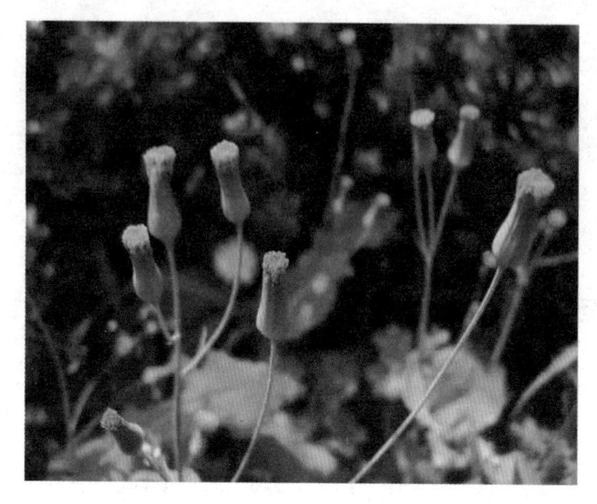

一点红

下面是新寨村这几十年来村民用一点红的经验，贡献出来，也不忘念广佑公传草药之恩。

三叔公曾被镰刀割到，肉破得都见骨头，用一点红捣烂了敷，三天愈合，七天正常，没有后遗症。一点红让伤口不需止血贴，不需消炎药，真是简验便廉，为国家节省资源。

舅公尿路感染，尿刺痛，用一点红捣汁，拌蜂蜜服用，一次就好，以为神方。

西山村一个小孩，咽喉肿痛，水都吞不下，用一点红榨汁加点盐，一次半调羹送服，第二天就好了。

庵背村一位妇人乳房肿痛，用一点红捣烂了外敷，三天就消下来了。

北山中学的一个学生骑车摔倒，肚子一直痛，用一点红榨汁加酒服用，三次就不痛了。

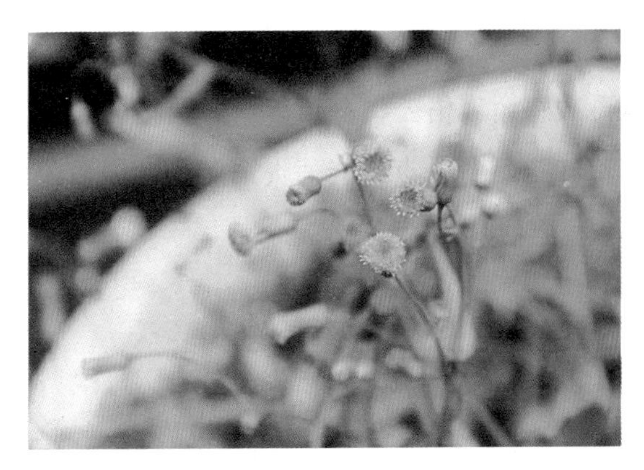

一点红

五村一个电焊工人，他眼珠子痛，将一点红捣烂来敷眼，肿痛减，再煮水来服用，第二天眼珠肿痛就好了。一点红对于目珠痛、发炎，咽喉痛，七窍火热有凉降之功。

有次学校大面积流感，新寨村就煮了葫芦茶、鱼腥草、一点红，各一把抓，让回来的孩子喝，结果，没有一个孩子感冒的。草药有预防的功效。

镇上一位血脂高的退休老师，常年口干渴，把一点红当菜来服用，煮汤，居然血脂下降，口不干了。这是一种新用途。

总之，一点红有各种功用，今作《赞一点红》小诗：

路边一红花，不用人来夸。

其性能解毒，疮痈不离它。

无论火与热，只需一把抓。

即便跌打肿，也似手拈拿。

不如牡丹名，却也功用大。

只要有益人，何妨生天涯。

这里再次感谢广佑公将草药传给新寨村的民众。今天大家不识字都知道红背一点红能消炎消肿，此广佑公传方之功也。

2. 百劳舌（即葫芦茶）

广佑公平生交友广泛，喜入名山，对祖上数十穴祖地了然于胸，离开五经富到外地发展时，特意将这样经验传给房亲，其中有一条经验是新寨村独有。

某年，庵背村做好事，大众聚餐，一位长者吃煎炸烧烤，加上喝酒以后，舌头肿，痛得彻夜难眠。他来到新寨村，老人就从篱笆里头挖百劳舌，即葫芦茶的根30g，并且交代用这根煮水含服，给了两天的剂量，结果吃了一天就好了，从此在庵背村，大家都知道新寨村的篱笆种满了百劳舌，对于舌头肿痛，疗效可靠。

又有一年，中和学校一个小孩，鼻子长一个疔，痛得没办法上学，中医称之为肺火。广佑公曾经传经验，说篱笆边上的百劳舌的根50g煎服，直接治疗肺火肿痛，所有的皮肤红肿，像小火山这样爆起来的，这个经验统统管用。

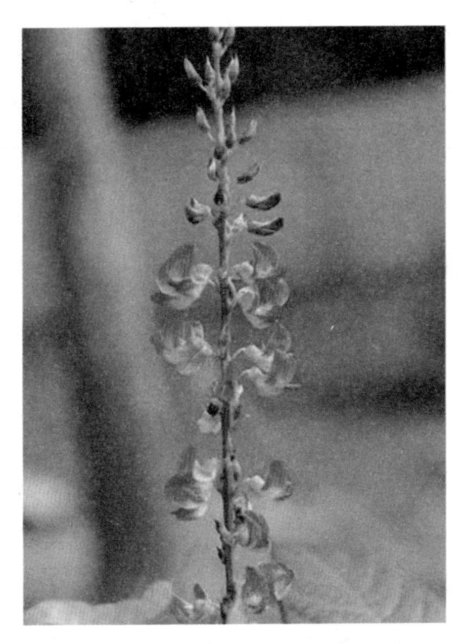

葫芦茶

这个孩子吃了一次痛减，吃三次鼻上的疔消失了，没有花一分钱，所以新寨村的边缘很多百劳舌，以前是经常被老一辈的人来找的。

现在医院消炎药流行以后，年轻一代人也不再重视草药了，所以百劳舌的身影渐渐被乡人淡忘了。

但有一次，它的神威再一次被人记起：庵背村的一个树农，一量血糖15mmol/L，口干渴，夜不能寐，也不知道有什么特效药。我说，先不管血糖，先治口干渴，用百劳舌跟麦冬各30g煮水服用，一周后，口也不干了，血糖降至7mmol/L，渐渐回归正常了。

百劳舌可以让血糖高、咽干舌燥迅速好转的作用一下就飞入乡村许多人家，大家才重新刮目相看。五经富人将葫芦茶称为百劳舌，它的药名义：百种虚劳，咽干舌燥就找百劳舌。

广佑公还传过一个经验：凡流行性感冒，把百劳舌、鱼腥草、薄荷三样各一把煮水，没病的可以预防，有病的可以减轻。

所以每当盛夏季节，村中人都收割百劳舌，晒干后都存在自家的储物架上。枝叶宜盛夏，根薯应入冬。此为季节采药歌！

要采集百劳舌的根最好是在冬天，采叶子、枝干在夏天，可惜现在山中很多地方缺水，种上桉树林以后，原生态的草药渐渐消失，使得草药的普及也遇到不少障碍。

广佑公曾经用百劳舌跟香附草两味药各一把煮水，治疗多例乳房痈肿痛的病人，效如桴鼓，几乎出手就能根治，所以这个经验在新寨至今大家依然知道，而且某些人还用这个经验拿来赚钱，把这个作为妇科的宝贝。香附是气病总司，治疗一切气，葫芦茶是火热克星。

一个人既气，又火，叫气火烧身，就是香附、百劳舌，百种虚损劳累，五内俱焚，就是这个方子。

不少妇人心胸狭窄，急躁易怒，百劳舌配香附就是加味逍遥丸，就能行气清热解火毒，这是很好的经验。

在民间，广佑公说，掌握这个经验治疗妇科常见疾病，不用耕田，也很清闲，就能生活得有滋有味。学得一方，一生衣食不慌。

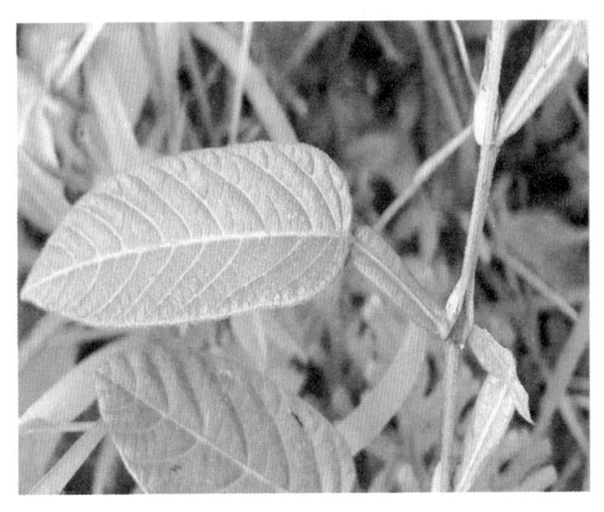

葫芦茶

所以广佑公经常到山上挖这些草根，别人割这些草是当燃料，他割这些草就是治病救人的妙药。

广佑公还有一个小经验，凡是微稍一干活就口渴的，用葫芦茶煮水，也可以加一点点麦冬、石斛，喝上几天以后，这种现象就没有了，所以有些人去旅游远行口渴，就百劳舌配麦冬、石斛，叫生津三药，又叫生津三宝。

百劳舌，性平，比较安全，不怎么苦，小孩子吃了也不排斥，他还有个神奇之效：就是山里人腌咸菜，放上一点，就不会长虫，它有保鲜之功。

所以孩子有些疳积、肚虫，就用葫芦茶煮水喝，这种症状就化解了。所以我们新寨有这种说法：识得百劳舌，不需再找王老吉。也就是说一味百劳舌，它的功效就是岭南凉茶。它的

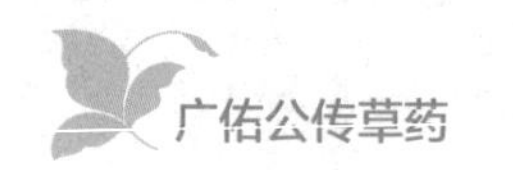

名字叫葫芦茶，葫芦的谐音就是福禄。

这味药不是茶叶的茶，它能以茶来命名，而且还用中医悬壶济世的代表“葫芦”来命名，说明它功用非常大。一种平日常见的草药却有着至神至奇的功效，我们平时能够不用请医生，小病不出家，原因就是认识葫芦茶。由于广佑公一生行医采药，积功累德，所谓积善必昌，修德则裕，如今儿孙满堂也金玉满堂，这些宝贵的经验不忍私自收藏，就贡献出来给大家共同评赏。

中草药的知识，田边、山脚到处有，业余学，身家用，小病不出门，未病先防，这都是中华民族传统瑰宝。正如毛主席讲的：中医药是伟大的宝库，应该努力发掘，加以提高。

而葫芦茶这位药就是庵背新寨药园里头的镇园之宝，几乎百种虚劳，百种热火，百种积滞，它都能够显示出应有的功力。

今日的草药，若非伯乐知道，谁能将它的价值用好！

3. 樟树

在清朝和民国时期，中国的老百姓身体有恙，主要还是靠草药，那时消炎药、止痛片都不流行，而在中草药世界里，芳香的药大都能止痛，苦寒的药大都能消炎清火。

这个经验是广佑公传下来的，他生于清朝末期，长于民国时期，到新中国成立，77岁寿终正寝，儿孙满堂，平生好医药，识风水，会跌打，为能工巧匠，有次乡中集体干活，老农下水，手脚冻到了，胃绞痛，众人都手足无措，胃痛的老农冷汗淋漓，痛苦难耐。

新寨村周围有樟树，大家想起广佑公经验，樟木姜枣煮水可以治急性胃痛，这是世代相传的经验，就砍下樟树枝，抓把大枣，切几片姜就煮水，煮热来一边喝，痛就止住了，随即就没事了。

樟树有极强的芳香味，中医草药的歌诀叫：辛香定痛去寒湿，因此受寒受湿受冷所致的痛可以找樟木。樟木，它是树枝，它能通人体的肢节。

还有一种情况用樟木效果非常好。

广佑公讲过用樟树的枝煮水可以治浑身酸痛，特别是感冒、四肢风湿痹痛或者跌打损伤，秘诀就是樟树枝要配酒一起煎服。在旧社会，大部分人都要上山打柴，碰到下大雨，村里人被淋雨以后，关节就痛，广佑公说："煮樟树茶。"樟树当时满山都是，砍回枝节来煮水，再配点酒，喝一个，好一个，所以知道这个家庭经验的，几乎酸痛的病会很少。

曾经有两个村发生斗殴事件，一位青年鼻青脸肿，一个多月了还没好，后来用广佑公的经验，樟木煮水加酒外洗，七天就好，也没有留下后遗症，瘀青也消失了。识得樟树酒，跌打不用忧。

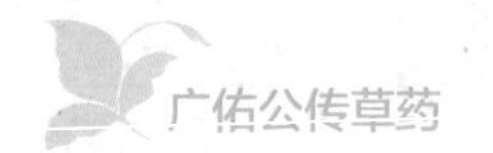

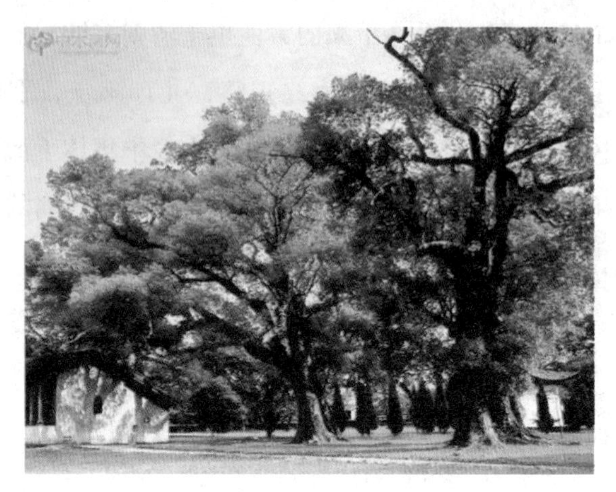

樟树

樟树是非常平常的，在农村的山野里甚至被当作柴烧，真是识者是宝，不识者是柴草。广佑公身形比较清瘦，他比挑担挑不过人，可是他眼光跟智慧要胜于许多人。他讲一句话传给房亲村寨人说："如果我们体魄比不上人，那么我们就要灵巧、才智能够胜人。"所以广佑公虽然没有大力气去挑柴，来养家糊口，他却选择了练灵巧的双眼去发现草药，识得里面的功效，然后轻轻一把草药就顶得上壮汉大捆大捆地将柴挑。

广佑公还传下一个心脏病方，非常管用，有一位90多岁的老太，晚年冬天心脏痛，晚上剧烈，她担心死于夜里，就用樟树的根一把煮水加红糖服用，吃几次以后，几个月的痛就没了。

樟树的根香味更浓，用樟树的根可以治疗胸痹，这是民间的一样绝活，现在研究还发现樟树的根有明显缓解心律不齐以及心动过缓的作用，这是非常宝贵的经验。

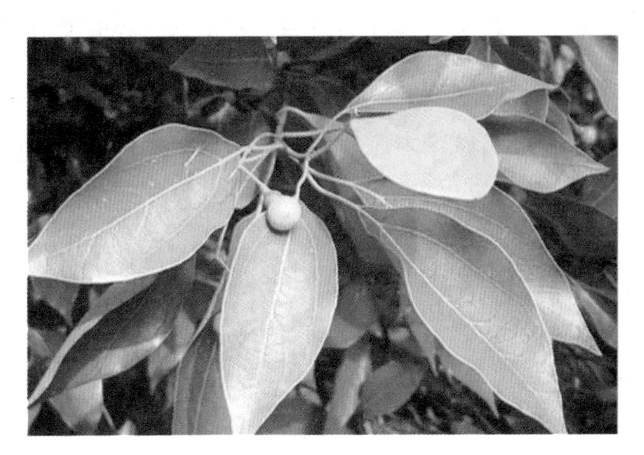

樟树叶

民间田间地头有很多宝贝，常人认为农村很多东西都买不到，正因为买不到，才要乡人开动脑窍，将身边的东西利用好。比如感冒、头痛，不可能一下就买到感冒药，你只需要砍来樟树枝、薄荷、紫苏各一把，煮水来熏蒸，一次就好，它可以祛风散寒，行气活血。

还有一个人脚瘙痒、彻夜难眠，后来就是用樟树枝、艾叶煮水，两样药都是气味芳香，杀虫止痒，拿来熏蒸泡，也是一周左右就全好了。

樟树浑身都是宝，不识它的人就把它当作柴草，有人还把它做成家具，做成艺术品，其实樟树最大的价值还是入药。民间无闲草，识得都是宝。

广佑公用自己的智慧跟谦虚把获得的这些经验都讲给新寨的村民听，所以我们新寨村虽然小，但出的医生却不少。这就是宗族有仁德，村寨获福气的道理。希望这些经验能够惠益到更多的人，让缺医少药的地方可以不用捉襟见肘，不需手足无措。有人说五经富就是天然药库，这句话一点都没错。而广佑公正是草药的伯乐！

4. 土半夏

土半夏在新寨遍地都是，不知道为什么年年都采不完，只要春夏之交，那里就密密麻麻长满土半夏，好像上天特别的恩赐。

好多司空见惯的人走过路过就忽视它，这味土半夏，讲出来，它的能力有点大：它是疮痈的克星。在新寨村有一个中年人，他的大脚趾长了一个疮，痛了一周，既不出脓，也不低陷，后来才知道老人家传下来草药书里头有这样一条经验，用土半夏捣烂加醋，敷疮上，它可以开口排脓。

于是，他马上就把土半夏的根用石臼捣烂，加醋外敷，当天那个硬疮就变软，第二天就爆出来，稠脓就流走，第三天结痂，渐渐就好了。它在外用药英雄榜上绝对名列前茅。

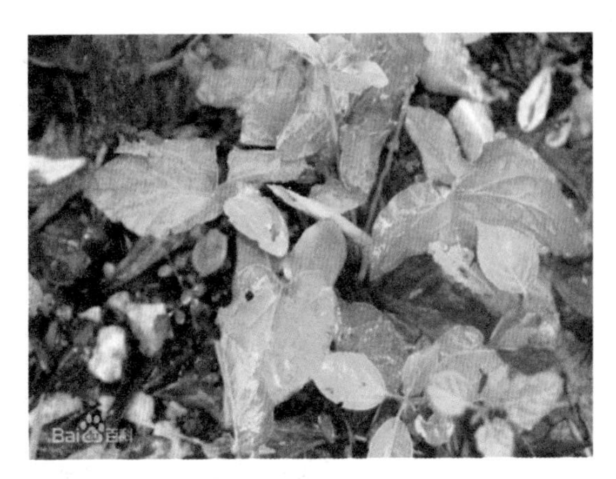

土半夏

广佑公也曾经讲过："识得土半夏，可以将疮顺手拿。"充分体现土半夏治疗疮痈肿毒的效果。主要用它的根茎，夏天采挖直接新鲜用，也可以晒干备用，因此庵背村有一个治疮痈的土郎中，他得到广佑公这个经验，说每年提供土半夏给人家破痈拔毒，可以赚到基本米粮钱，真应了那句话，一技在手，一生无忧。这一技就是一个小小的单方、偏方、验方。

有一次农忙割稻谷，孩子们也参加，孩子被那个毛虫搞得整个手指都发肿，用万金油也没用，然后突然想起土半夏根茎，新鲜的捣烂敷伤口可以治疗虫蛇咬伤，马上将土半夏捣烂了，敷在肿处。

奇怪，直接肿见消，肿见到土半夏就退下去。这是一个小经验。

其实土半夏更大的功用还是治虫蛇咬伤。

龙山有一个茶农，他闲时有到山坑里抓鱼的习惯，有一天

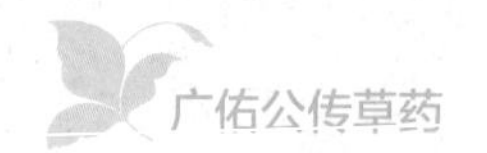

夜里，他踩到了银环蛇，被蛇咬到。他及时将毒血挤出，旁边正好有土半夏，拔来捣烂了敷上去，救了一条命。在中医典籍上就有土半夏治疗毒蛇咬伤的记载。毒蛇咬伤用土半夏直接捣烂或用淘米水磨汁敷伤口。

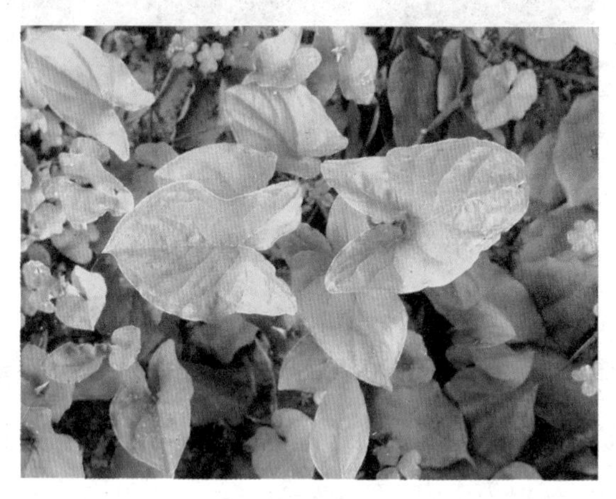

土半夏

凡伤口局部肿痛甚至发黑的，敷下去有拔毒助收口之功。

还有这样一个报道：有个血管瘤病人，他那个局部肿，他选择用土方子，就是土半夏捣烂加米酒外敷。连续半个月，瘤就退掉了，这也是一个神奇的案例。

据说土半夏对于各种皮肤包块都有消肿止痛之功。

土半夏还有止血的作用，外伤出血或者跌打瘀青，捣烂了加酒敷下去，很快就好。也就是说一味土半夏就相当于清凉油加活络油，既能清凉局部，也可以消除瘀肿。

但大家要知道土半夏刺激性很强，有毒，主要是外用，一般不建议内服。它喜欢生在村前屋后、田野树下、低洼湿地以及杂草丛中。识得土半夏，疮痈再不怕。这就是土半夏治疗外科疮肿赫赫有名之处。

当时广佑公就讲过：“我们新寨周围的土半夏就可以养家糊口。”识得门前皆是宝，不识门前都是草。

而今新寨的土半夏郁郁葱葱，当时传此经验的广佑公却驾鹤西去。真是每年人事都不一样，而草药却岁岁从新，乃作诗曰：

土半夏治疗疮肿，此方传自广佑公。

年年庭前药茂盛，谁忆过往传方重。

5. 辣蓼草

脚崴伤，辣蓼帮。有一年我们新寨村有一个孩子打篮球崴着脚，肿得像萝卜，一瘸一拐哇哇叫，老一辈放牛的都知道，脚崴了，就到田里头找辣蓼草。喜欢生长在水稻田周围，那时很多。将叶子揉了放鼻子里，有冲鼻的味道，中医称之为辛味。辛香定痛祛寒湿。辛香的药能够止痛消肿散寒行气除湿，解郁，叫辛能散。在农村里几乎老一辈人都知道用石臼捣烂如泥，然后放在锅里酒炒，直接敷在崴伤的地方，很快就肿消痛止。

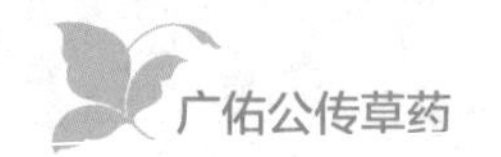

这个孩子也用这个经验，第二天就无障碍走路上学，仅仅敷了一个晚上而已，就这么见效，是看到它肿消下去，所以辣蓼捣烂跟酒炒，来治崴伤是缺医少药的农村必须知道的，因为脚崴伤是很平常的。识得辣蓼就不怕脚崴伤。

广佑公曾经讲过："辣蓼治脚气，以臭治臭。"大家可以去实验一下，我实验过十多例，几乎口碑都很好，就用辣蓼跟鸡屎花两样或者任何一样煮水来熏蒸洗脚、泡脚，即可以除脚湿、脚臭、脚痒、脚癣，还可以利双足，能远行，轻身耐劳。因此，我们在多年前就有这个想法，将辣蓼、艾叶、鸡屎花切碎，打成粉，做成泡脚散，又名远行散，代表五经富销往外地、外省、外国。治不好不要钱，有这个底气，因为我们对这个药效，在临证实验里是经过千百年来无数次的实验得出来的民间经验。一个经验其实都可以撑起一个药材公司，一个药厂，这里面的价值都非常大。

我们五经富处于岭南，为亚热带季风性湿润气候，且处于地质运动中特殊的板层，保存了大量古药材。而且，这里药材的药效常常要优于其他地方，中医称之为道地药材。也就是说，我们这里的艾叶、辣蓼、鸡屎花的味道都要重过一般地区，说白了就是力量更大、更雄、更烈，这就是广东省中医院大学的教授对五经富的评价，说这里是天然药库，又叫天然宝库，我们就是活在这宝库之中。

禅家有这样一个典故，叫不知怀里珍却做乞食儿，待到觉醒时，已然叹太迟。意思是一个人怀里有一个珍珠，价值连

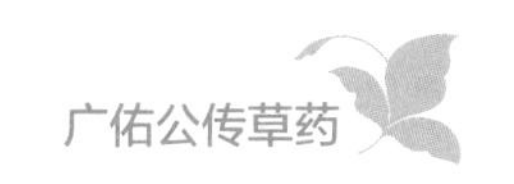

城，可是他不知道，经常去出外面乞讨。后来经人点化才知道，然后摆脱了乞讨的状态。

新农村的复兴建设需要什么？需要指点、点化，需要找到自己怀里的珍珠——农村的自信，农村的出路。

有一次，乡村里一群鸡莫名其妙软脚，俗称鸡瘟！家禽生病，就要请兽医，可是家里哪有这个钱去请？有也难找。大家就想到用广佑公的经验，立马去拔艾叶、辣蓼草、鸡屎花、布惊，把它们捣烂，丢到鸡笼里给鸡坐。一熏蒸，上午放下去，下午鸡就四处跑了，没有一只因鸡瘟死去的。而其他人不知道用这方法的，那些鸡就损失了大把。

也就是说，鸡瘟到来，如果识得草药，可以减少损失。为什么老一辈的人要留下节日的草药？就是给后代救命的。端午的时候要放艾叶、辣蓼等芳香的药于门口，意思就是芳香辟秽。现在的疫情，疫算不算是秽气的一种？能不能用芳香药去对治？这是一个世界性的课题。现在世界都认可中医讲的，想要达到百岁寿命要去研究经络穴道，想要攻克疑难癌症要回到自然的中草药。

而那个时候，古人没有什么显微镜，也没有什么先进的仪器，他靠的是四气五味，去御使天地间这些草药，他们知道，苦寒可泻火，芳香可辟秽，辛散可行气除湿，酸涩可收敛，咸可软坚润下，甘可补中。这种原则掌握好了，民间一下子就会出现大量善用中草药的专家，可以缓解国家的很多压力，包括医院的压力，民众的压力，社会的压力，可以增加就业，可以减少灾疾。所以，复兴草药是多么的任重道远，多么的势在必行，多么的举足重轻。

广佑公曾经讲过，草药还有很多未知领域，还有许多功能尚待人发现。草药的功能不独载于书中，有许多功效书不能够全载，要人家去发明、发现的。像青蒿素被提取出来，中国人拿诺贝尔奖，草药的社会地位立马一路飙升。

曾经有一个人，脖子长了包块，医生说要切除，但是他相信草医，就到草药店去。草药店老板给他两种药，一种叫辣蓼干，另一种就是山甘草，又叫岗梅。两样药各一把煮水，苦甘苦甘的。他吃了三个月，咽喉的结节完全消失，西医叫淋巴结节、痈肿。辣蓼有消肿止痛的效果，它辛散，像川芎那样，可以散掉胸中郁气，使气不能结于咽，它就是小逍遥散。

还有一个小孩，老是莫名其妙抽痛，后来也不知道为什么好了。父母说，就看一个草医，草医给他用辣蓼来煮水，一味药就治好了，而且没收他的钱，因为他家里穷，治孩子的病就当作积功德。一味辣蓼就可以治疗小孩莫名其妙的抽痛，这是什么医理？大家可以去研究，这是老草医总结的。

现在五经富的老草医，我所知道的，有五位都过世了，庵背村有一位，下油坊有两位，水门有一位，锅厂有一位。这五位老草医，我都从他们身上得到不少经验、秘密。当然，上车村有一位金昌叔，他的过世就像五经富又烧掉了一本民间草药书。有一位五经富名贤，他从中山大学毕业。他讲一句话，一位老人的过世就像一座图书馆毁于战火，十分可惜。希望这几

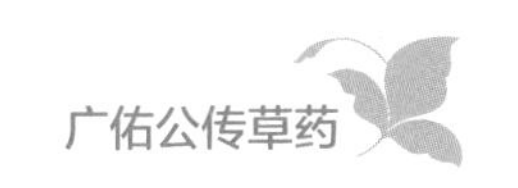

十集广佑公传的草药可以让人重新认识草木的神奇之效！

辣蓼有非常多的效用，起码还可以讲个一二十种。书不尽言，言不尽意。

6. 九里香

九里香是常绿灌木，也称为小乔木，它既是药也是绿化树，我小学在中和学校，中学在北山中学，母校里曾经种一排排的九里香、又叫七里香，千里香花、万里香、过山香。

一个“香”字就透露了它的功用，它含有挥发油，能行气活血，是中医世界里的止痛药，药典上说它镇惊消肿止痛。广佑公讲过要学民间接骨可以从九里香入手，原来九里香还有麻醉、镇痛作用。

广佑公曾经用九里香跟两面针两味药泡成药酒，止痛效果顶呱呱，家乡哪个人崴着脚，肿了，有后遗症，有瘀血瘀青，老好不了，甚至半夜痛醒，用这药酒擦擦就明显好转。

石印村有一位乡贤骑摩托车摔伤落下后遗症，半夜老痛，就是用两面针、九里香泡酒，然后擦患处，药酒还没用完，伤痛就好了。所以我对于这个药酒方子治疗老伤旧伤有好印象，它可以减轻局部的疼痛。

想不到花园里种的花，它也是药，如果你有一双识别草药之眼，整个校园的绿化，一眼放去都是不同凡响的草药。一切都是上天设计好，为人所用。

庵背村有一位老农，他经常淌水，踝关节痛还麻，当作风湿治了很久没治好。有一次，他路上走路很轻快，人家问他病好了吗？然后他就开始讲起这个脚好的原因，就是用九里香的叶子根蒂和三七的粉末，一起每次3g服用，活血止痛。三七能活血，九里香能止痛。

九里香对拘挛疼痛效果好，譬如人紧张后吃饭会胃痛，这里就有一个胃痛散，两位药而已，那种痛到胃发酸的，得到这个胃痛散，在民间有一句话说赚翻了，又叫轻松得像水鬼。

就是有了这个小药方，四面八方胃痛的人都来找，就是九里香的叶子跟瓦楞子打粉，每次吃3g，每日吃两三次，这是一般医家的看家法宝，放在农村都是被人求的。求的人都会封红包，图个吉利，虽然是小小心意，也能积少成多。

有些人打篮球崴着脚，或者打网球伤到肘，这时，栀子叶加点九里香的叶捣烂了，用酒炒了敷患处，可以一天天看到他好转，这就是外敷方。

所以青青的草园就是药园，学校的校园就是大药园，大花园也是大药园，是天然药库，上天的恩赐。只是这种跌打草药的传承在年轻一代的孩子身上许多已经断了。以前的孩子骑车摔伤，还有从牛背上摔下来，或者洗澡撞伤到石头上，可以说是司空见惯的事，他们都知道用九里香跟辣蓼的叶子捣烂了敷在伤处，只要不是严重的骨折，几乎今天敷，明天就活蹦乱跳了。

这样的农村就有一股欣欣向荣之象，这样农村的孩子也对一些伤痛不会恐惧，也有那种治愈能力。九里香对高热抽搐也有效果，它跟大青叶煮水可以治疗发热抽搐，可以取代羚羊角。

现在开始研究九里香对癫痫的功效，它芳香能通经络，它味苦能够解毒消肿。它有局部麻醉的作用，所以对蜈蚣、红火蚂蚁，还有蜜蜂蜇伤，九里香捣烂加酒，敷在患处，明显感受到最能止痛。

九里香在外用中，力量强大，有麻醉的作用，它就被称为七经通。有些医家为了保证自己的秘方不被人知道，他就不写九里香，他就在药方上写七经通，这样，你就不知道它是九里香。

那些经络的五劳七伤九里香都可以通开来，一味九里香就是牙痛药，对于一般的牙痛，你用九里香煮水后含漱，然后喝上几口也能够明显镇痛。

有些药厂还把九里香当成秘密，做成风湿止痛片，那可是赚得盆满钵满，所以有的时候并不需要到西藏找红花，到云南找三七。有的时候，自己乡下花园、学校、路边长的这些九里香就是我们的灵丹妙药。

就像古诗描述的那样：芒鞋踏破岭头云都不见春，想不到归来却把梅花嗅，春到枝头已十分。有时我们会不断地去找奇药来治奇难怪症，不知道身边平常药就是这方面的特效药。

九里香的功效还有很多要开发的，总之一味九里香，它可

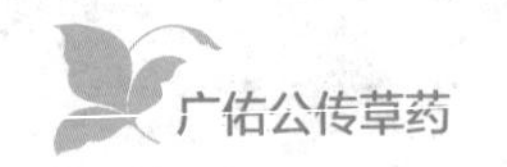

以致富家族、致富乡镇，因为它是活络油其中一种的成分，五经富牌的活络油可以充分利用好九里香。

以前，广州军队的人都曾经到五经富来考察，发现这片地方是难得的天然药库，它的价值跟罗浮山一样，有更多原始的森林跟十万大山、溪水潺潺，而且生长大量芳香止痛的草药，就有心要来开发，准备用九里香、香茅等，很常见，一抓一大把的草药提炼出来以对抗风湿，制作疏通经络的活络油。

这方面的消息是应新老师告诉我的。后来因为历史原因，这个计划搁浅了，不知道未来，它何时能够重光，将五经富的草药文化推向全国，走向世界，服务人类。

7. 木棉花

新寨村前有大木棉树，每年都落得满地是花。诗人曰：“落红不是无情物，化作春泥更护花。”落红不单可以成为肥料，它更是一味难得的好药。以前在新寨村有一个嫁进来的阿婆，她晚上咳嗽还带血，人消瘦，求医多年都没有好的效果，直到某年冬天听一位医生讲：收集木棉花，晒干了放在柜子里，时常泡水来喝，还可以加点冰糖，口感好。她自从得到这个方子，每年都收一批木棉花煮水喝，从此晚上发热咳血的症状就消失了。还把这些方法、药物送人。

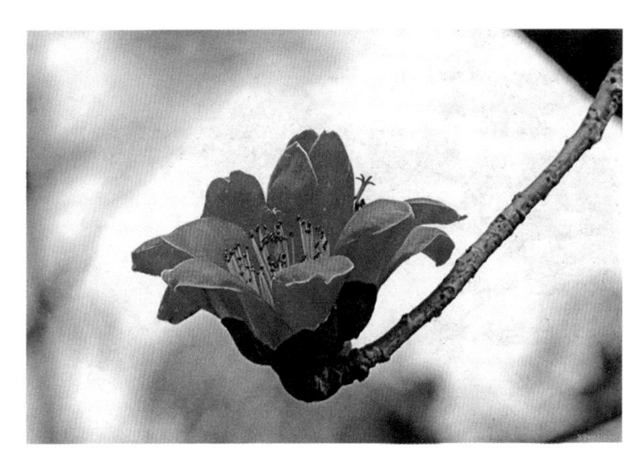

木棉花

治咳血、发热，用木棉花10～20朵煮水，它有凉血、止血的作用。广佑公认为，木棉不单花可入药，它的根也是可入药的。木棉树根通经络、祛风湿，你看木棉，浑身都带一些疙瘩、刺球，扎手，它身体有一股气，人称英雄树。它的根茎善通，可以化血瘀、气滞。乡人用木棉树的根切片，晒干了以后拿来泡酒，就是风湿药酒。在《药典》上记载木棉树的根治跌打损伤。

夏天孩子吃错东西容易拉肚子，木棉花煮水喝也能治拉肚子，可应急，因为它清热解毒同时还能收敛止血，所以一味木棉花就是止痢散。北山中学的李老师曾经传过一个方子，他说自己百试百效，就是木棉花加白芷、玄参各20g煮水，治疗牙痛。总之，牙一痛就抓这个方子来，无论是阴虚痛，还是火热痛，还是受凉痛，三味药都管用。

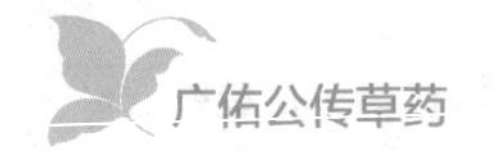

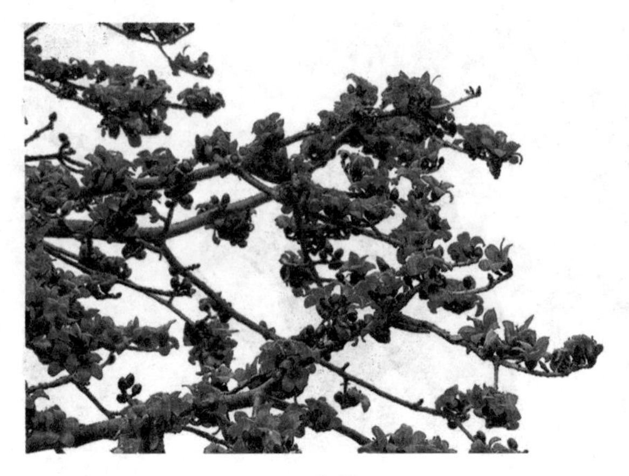

木棉

珍子围村有一个老人，口干舌燥，一测血糖12mmol/L，他又不想长期依靠药，他听草医郎中讲木棉花可以降血糖，觉得可以试试，治不好也没有坏处，于是每天用木棉花煮水来喝，喝了一个多月，血糖降到5mmol/L，没有靠其他药片。所以木棉花对一般血糖升高的消渴症、口干舌燥，能够退烦热虚火，也可以降血中糖浊。

还有更神奇的一例，就是一个女孩子浑身长湿疹，心情超级差，有轻度抑郁症，她也去过不少大医院，疗效欠佳，后来用木棉花跟玫瑰花煮水，木棉花偏重于祛风除湿，玫瑰花行气解郁。结果湿疹好了，抑郁也好了，心花怒放。根据中药常识，花能开放，诸花多能解郁，所以一味木棉花也可以称之为解郁散。这在乡下再平常不过的，几乎每年都可以看到成千上万的木棉花从大木棉树上掉下来，却少有人去很好地利用它。

不由感叹，世间不是缺药，而是缺发现药的眼睛！

有一种最严重的关节痛，叫变形的关节痛，痛得彻夜难眠，可以用木棉花跟苦刺心两味药，捣烂了加酒，炒热外敷，也可以内服，可以治疗严重风湿关节变形痛。而木棉花跟苦刺心在新寨都是很常见的，真是一枝一叶、一花一草皆是治病良药。

由于木棉花甘平带点凉，味道是淡淡的，不难喝，所以入药里有口感。它颜色通红，能清血分中的热。我们看到一些厨师、电焊工作者，这些从事高温工作的人，双目赤红痛，可以用木棉花煮水来做消热茶，一味木棉花茶就是消热、解暑、降温的。因此，高温天气可来一碗木棉花茶。

所谓平时收集，急时可用，在木棉花开放的日子里乡里的老人会捡个几蛇皮袋，阴干以后放在阁楼上面。一旦逢到天气酷热，暑热拔花生，那就煮几碗木棉花茶，喝了心开意解，暑热也得消。真是一味民间不可多得的退高温良药！

世间并没有所谓的贵贱，你用得到位就是贵，你熟视无睹，不能发挥它的作用，它就是平常之品。《道德经》讲："高以下为基，贵以贱为本。"充分利用好身边每一样寻常之物，他们就是不寻常的中医。道是百姓日用而不知，知了，那便不是寻常人。这一味木棉花，还可治妇女月经不调！

愿大家不断求索。人生在勤，不索何得？如果不去求索，怎么能得到更多的精彩呢？

8. 天文草

新寨村以前有条小溪从寨前通过，四季水长流，草药采不完。岭南的草药主要喜欢长在近水边，生命力旺盛，药性也强。比如天文草。广佑公曾经放过牛，那牛就大口大口地吃天文草。天文草在牛肚里，它可以杀虫、健胃，牛吃了这种草，特别有活力。

这种天文草，最大的特点就是麻醉。又叫千日菊、黄花蒲草。它开的花是黄色的，密密麻麻，严格来说它像一个花球。天文草的特点是嚼半个花球，满口牙都麻了，凉麻凉麻的，它的作用就是止痛。

在龙山的时候，有一位牙痛的茶农一时找不到牙痛药，痛得饭没法吃，刚好路边有天文草，我叫他嚼几棵塞到牙缝里，现场止住，乐哈哈，说："天天跟它见面，却不知道它有这本事。"确实我们生活中经常跟身边高人见面，高人常常不显山露水，我们也不知道他有大本事，只有慧眼才能识英才，狗眼常常都是看人低的，所以我们要重新刷亮对草药功效的一种认知。广佑公传的这些草药就是重新刷新大家对草药的一种看法。

庵背村有个孩子，皮肤烂，老流黄水，几个月了都没好，然后专治外科的老先生就给他采了天文草，捣烂后加点蜂蜜拿去敷，那些黄水就退掉了，疮口也结疤了。人家问他要多少钱，他说，医药是无价的，也不用钱。无价是因为它能救人性命，性命无价。不要钱是因为这是天生地产，乃天地之恩德。医生不以此居功自傲，是为良医也。因此在民间，这样的草医郎中治好病，却不明码标价，任病人随缘供养，这样的医生，才是真正有好口碑的医生。

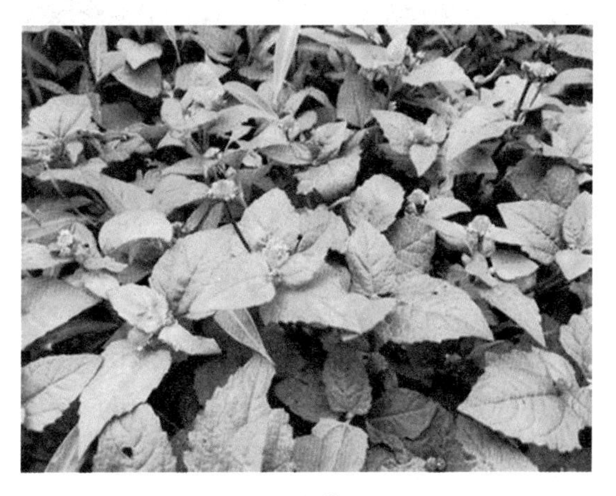

天文草

有一例咳嗽不止的病人，医生说要咳一百天，叫百日咳，肺都快咳出来了，用的就是一味天文草加旱莲草，捣烂了和鸡蛋一起隔水蒸，然后加点糖，第二天就好了。百日咳，咳了一个多月了还没好，用这个方子，第二天就好了，大家不妨可以一试，因为这个本身就没坏处。碰到屡咳不止，用一个鸡蛋加一把新鲜的天文草、旱莲草，捣烂，隔水炖，连鸡蛋带草药嚼下去，能修复肺功能。

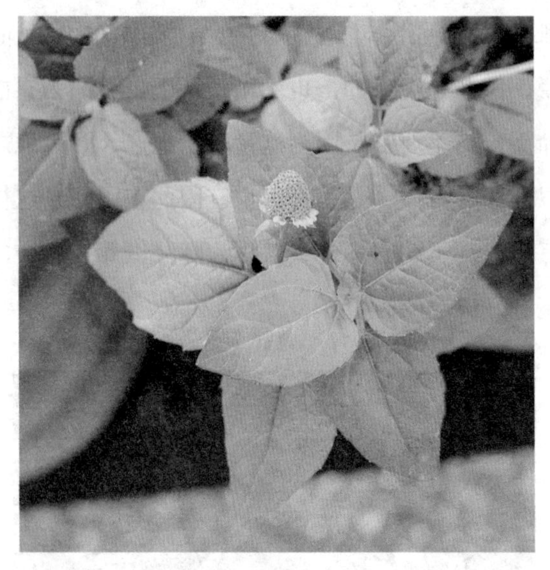

天文草

这个方式在五经富庵背新寨村就治好了不下一百例的咳嗽病人，甚至某些家庭都把它变成自家的良方了，变成家传秘方。

天文草辛温，辛能行，温能够散寒，所以它可以治疗风湿关节痛遇寒加重。只要天气冷了关节痛就抓一把天文草，配上姜跟大枣煮水，吃几次，关节就不痛了。姜枣能够健脾，天文草止痛，效果是非常好的。

天文草还能解毒。解什么毒呢？动物抓咬伤。那些猫狗抓咬伤，天文草捣烂了敷在伤口上。记住要跟冷饭一起捣来敷，原因就是毒热遇到凉冷的就会收。也可以将天文草捣烂加点酒，榨出汁来服用，它也可以解恶毒攻心。在农村缺医少药的

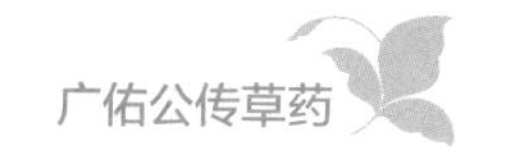

时候，被猫狗咬伤会惊慌，弄点天文草，榨汁加酒服，可以解毒。

大家都说青蒿可以治疗疟疾，在古书上记载，天文草也可以治疗疟疾，而且天文草还对癫痫有一定缓解作用，它可以镇静，缓解抽动的症状。有一种最顽固的疔疮叫蛇头疔，痛得人呱呱叫，这时将天文草捣烂，加酒敷患处。如果已经溃破，可以加蜜敷患处，效果很好。

夏天有些人拉肚子，其实是暑热，天文草一味药煮水，加盐服用，能够泻暑热。天文草又名散血草，这个名字又透露了它的功效，那些恶血聚血，它可以散。在大北山有一个老人得了脑血肿，又没有钱医，然后草药郎中让他用天文草煮水喝，他用了三个月，脑部的血肿没了，这是不是一个个案，能不能够推广呢？希望有关部门可以深入研究，它的古名叫散血草，顾名思义，它是不是能够散这些恶血积聚，那么可不可以用到癌症治疗领域里去呢？我们拭目以待。

而药书确实说它可以活血消肿止痛，连痈疮它都可以消，毒蛇的毒它可以解，那么人体的，肿瘤，它能否发挥它奇特的作用？我们有待试效。

天文草的另一个别名叫雨伞草，就是能够避雨避水的。有些人一淋雨淋水就感冒，很容易伤寒伤湿，那平时可以用点天文草来煮水，它辛温，可以提高肌表护卫能力。所以，用玉屏风散加上天文草，卫表功能会更强大，不容易得皮肤病，也可防风、雨、寒、暑邪气。

有个成语叫“有眼不识泰山”，就是有些奇特的东西，常常不是俗眼能够看得见的，俗眼多翳。天文草它有这么优雅的名字，却长得那么普通，没有牡丹、芍药那么灿烂、绚丽，却在乡间田脚、溪头茁壮地成长，具有这么多好的功效。中药世界里头的草药宝库，需要更深入去挖掘。乃赞诗曰：

溪边天文草，一身功用高。

止痛消肿又解毒，世人知多少？

9. 三荚草

在新寨村的田沟、石缝隙中长有许多三荚草，它的根带点紫红色，它的茎成三角形，它结个花球会打开三片叶子。

三字是合天地大道，三生万物。这种草，它常常一长就三株齐起，根茎成三菱，叶片也是三叶分布，极为奇特，拔了这种草，手都是香的。所以新寨村人称之为香草，它别名叫厚香。意思是有着浓厚的香味，这种草太平常了，经常从它身上踩过去都不知道有多大的功用。学馨哥是五经富老牌的名医，在五经富老圩路开药店，它的草药经验有部分是从广佑公那里传承来的，村里一个乳腺增生的妇人，胁肋胀满口苦，他知道这位妇人家里没什么钱，就叫她拔三荚草，天天熬水，加点红糖来服用，半个月后，胁肋不胀了，乳腺增

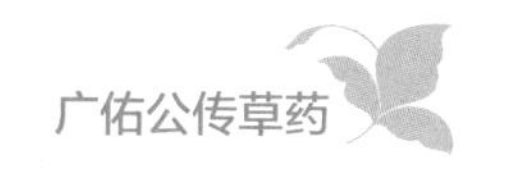

生好了。学馨哥说，这三荚草可以代香附使用，也就是说它是气病的司令。

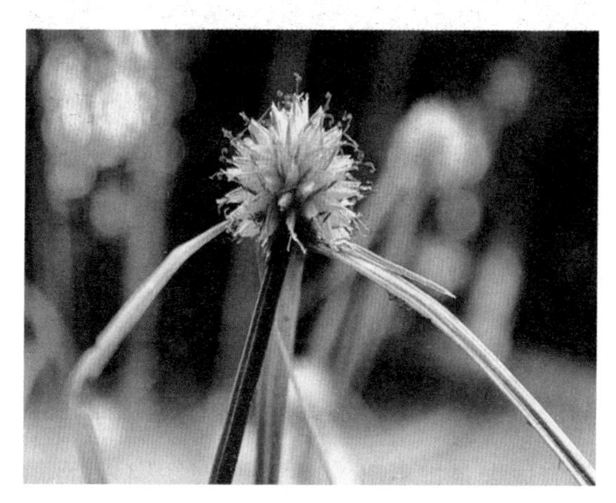

三荚草

凡郁气、思气、怒气、怨气、哀气、愤气、烦气、恼气，诸多气郁结，这三荚草都可以破开，就像三棱针可以破开痈肿一样。三荚草是老百姓的守护神，特别是治疗身体长包块，气滞血瘀的病症效佳。我们少年宫门口石头缝隙就长有很多三荚草，随手拔就是一大把。识得草是宝，不识宝是草。

三荚草，它拗断了里面，中间空空的，所以又名空壳草。中空善通表里气，三荚草可以治疗外感鼻塞，气不通。一位六岁的小孩感冒以后鼻塞，喝感冒冲剂都没通开来，它妈妈就给他拔了三荚草煮水，还加了一把葱跟红糖，口感好，比冲剂还好喝，吃三次就好了，鼻子不塞了，睡觉也不用张嘴呼吸了。所以三荚草可以治疗鼻炎、鼻塞、感冒后鼻不通气。

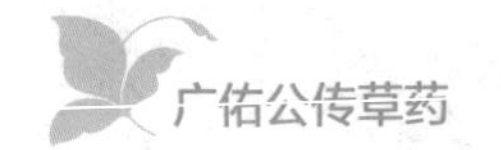

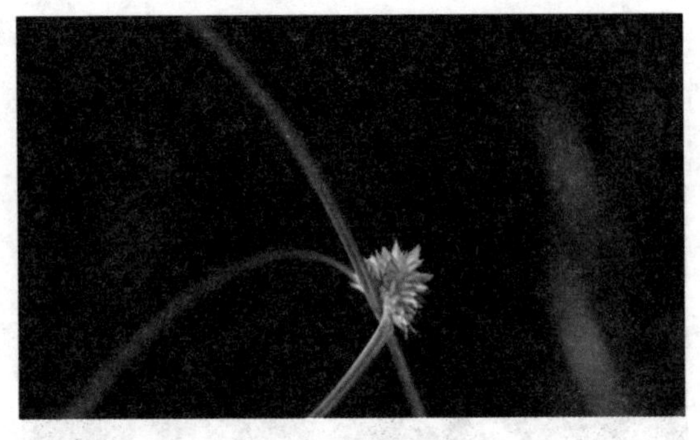

三荚草

三荚草不单通鼻孔、通毛孔还通尿孔，今年夏天，惠州一个孩子小便少，就拔这个三荚草来煮水喝，小便通畅了，量也大了，不然有尿老是排不出，这是尿少，尿不通的灵药——三荚草。三荚草可疏利膀胱，治尿潴留！

三荚草还可以治疗骨伤、刀伤，以前人割草喂鱼，总少不了刀伤，破皮了又痛，看到三荚草，赶紧就拔来捣烂，敷在患处扎紧，一敷就好，能止血消炎止痛，所以三荚草有祛瘀消肿之功。

三荚草带三棱角，有棱能破，它居然可以治疗筋骨痛。农村老农干活难免筋骨痛，用三荚草一次50～100g，水煎，直接服用，能喝酒的加半杯酒，喝完以后，痛就减轻了，可以缓解疲劳。所以，在高村有这样的跌打医生，逢到每年农忙，大伙儿关节痛，老恢复不了，他就熬三荚草，加小半杯酒给大家喝，不需要花什么钱，喝的人干活以后变得更壮，筋骨就不痛了，所以三荚草可以通筋骨，去瘀堵。

三荚草的别名叫蜈蚣草。蜈蚣为百足，许多小虫子都畏惧它，也就是说三荚草有蜈蚣之形，它可以治疗蛇虫咬伤，方法就是三荚草每次用50～100g捣烂了冲酒，一半内服，一半敷伤口，疮毒就会好。

新鲜的三荚草，大家去拔来一闻居然有菖蒲的味道，芳香化湿，所以它是治心脏病的良药，它能让心胸憋紧变得空旷、飘逸，因此农村找不到菖蒲的时候可以找三荚草。心胸痹痛的，用三荚草一把煮水，加几根葱，中空上通，痹痛就扫除，由于三荚草芳香化湿，它对夏暑、湿气、肚胀也有好处。夏天湿气重的时候，老是肚子闷胀，三荚草加艾叶各一把煮水，吃一两次就好，相当于藿香正气水。这就是农村藿香正气水的制作方法。

那些吃错东西拉肚子，肚又胀，就新鲜三荚草一次50～100g煮水，加点糖，口感好，芳香化湿去浊解毒。三荚草在肝炎咳血、乳糜中也有大显身手之功。

这味草药在一般药房里都很少医生懂，很少有医生会特别去开，因为它属于草药范畴，五经富极为常见的田头山脚、路边房檐下几乎无处不在。

老农都把它看成庄稼的竞争者——害草，而医生却把它当作治病的良药，有些东西在不同立场看是不一样的。我们之所以会对它鄙视排斥是因为对它不了解，缺乏了解，就像中医中草药，当你对它了解深入的时候，知道它深层次的作用，你就不会小瞧它那平常的样子，它有一颗美丽的灵魂。

关于每一味草药都只能讲一点点，很多深入的功效要大家去挖掘，这就是前贤遗珠、天地恩赐、留予有缘。

广佑公曾经讲过一句话，因为他的一些兄弟都到泰国去了，远渡重洋，到外地去赚钱，他说，人生在世，肯勤劳，处处皆能创片天。如同三荚草和三七，一个满地有，一个要去云南找，没有三七，用三荚草也可以活血化瘀！“处处绿杨堪系马，家家有路通长安！”

10. 大飞扬草（又名大乳汁草）

新寨的田地里有不少青草，其中一种，拗断了，流出乳汁来，白白的，小孩子觉得很好玩。广佑公对孩子们讲：“这种草药不单好玩，还好用。它的功用在拔毒，哪家孩子哇哇哭，长了疔疮，毒又出不来，就用这新鲜的大乳汁草一把，锤烂，加点盐敷外面，毒就会被拔出来了，又能够消肿止痛，是不可多得的疮痈克星。”乡间地头的老农，从此也知道了这个治疮痈的经验！

同时，大飞扬草美其名曰大乳汁草，它真有通乳消肿之效果。妇人生完孩子后乳汁不足，直接用大乳汁草炖汤喝，就有通乳之效。大乳汁草它不单通乳，还可以通小便，上车村的金昌叔传过这个经验。

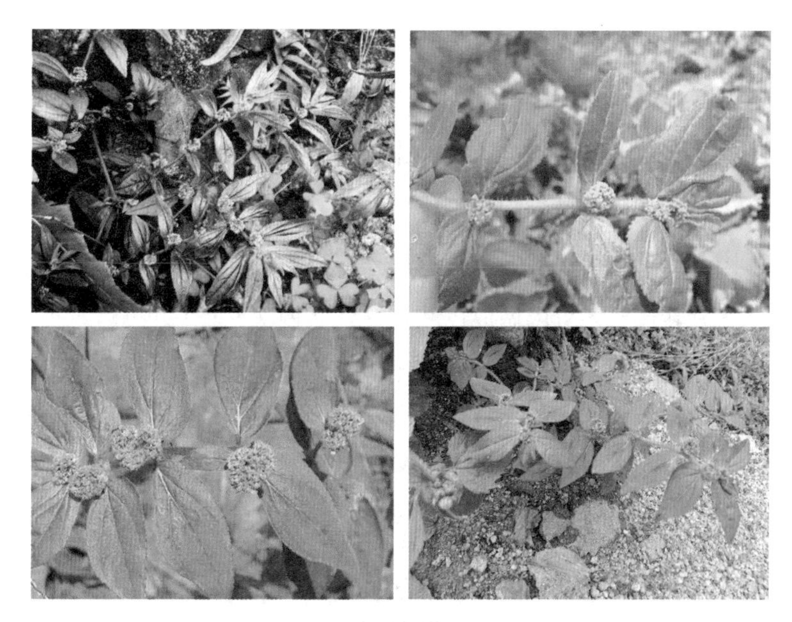

大飞扬草

有一位妇人，时常小便浑浊，以为是什么怪病，服用大乳汁草，每次2两煮水，一周以后小便浑浊就好了。《药典》上记载，大乳汁草可以利尿、降浊，可治小便浑浊。现在不少"三高"、血液浑浊、痛风，这些浊阴不降，百病丛生，大乳汁草平时拔了放在架上阴干，就可以用来治疗痛风。

大洋村的一位茶农痛风多年不愈，后来用土茯苓80g、大乳汁草50g煮水，连服半个月，疼痛消失，惊为奇迹。再检查，尿酸也下降。这个经验可以广为流传，因为土茯苓本身无毒，大乳汁草对人体有益，两样结合，通关节，利尿，降血浊，因此是治疗现代病、富贵病的极佳配伍。

大乳汁草可以治疗眼睛肿痛。有些电焊工，还有熬夜加班者，高温工作者，眼睛红肿痛，用大乳汁草捣烂榨出汁来，敷患处，随敷随退肿，这是大乳汁草的奇特之处。

大乳汁草也可以治疗割伤出血，一般的割伤出血，大乳汁草榨出汁来直接敷上去，即愈。

大乳汁草还可以做成皮肤药。怎么做法？将它晒干了，加到酒里头泡，十天以后就可以用来擦皮肤，治疗一般的皮炎、脚气、脚癣，这是民间最容易制作的皮肤药水。所以，识得大乳汁草，你家里都可以生产出治皮肤瘙痒、湿毒药水。

还有慢性口腔溃疡，痛得哇哇叫，用大乳汁草和薄荷一起煮水喝，既不会苦寒败胃，又能够消疮、解毒、退肿、止痛，是不可多得的绝妙搭配。而在民间，大乳汁草跟薄荷又遍地都是，容易找。民间草药简验便廉，这是它生命力所在。一般大乳汁草在夏天、秋天采收，放在架上晾干以后，就可以包起来。闲时物，急时用。你闲放在那里，应急的时候就拿它来用。

这味大乳汁草还有更多神奇的功效。你想一想，药草原理有一条“草药有浆拔毒功”，这些黏糊糊的浆就有拔毒效果。一个人身体五脏六腑有积聚，就是毒，它留在那里不出来，我们就会选择马齿苋跟大乳汁草治疗癌症、肿瘤，这是八乡山一位老农告诉我的经验。他们村里有两例肠癌病人，没钱医治，用民间偏方大乳汁草加上马齿苋，结果吃了半年以后去检查，好了，欣喜若狂，用这四个字可以形容。所以我喜欢看完病人

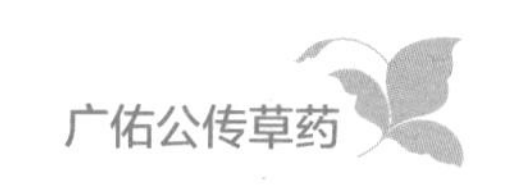

问问他们，耳闻目睹、亲身体验的神奇草药故事。他们讲出来，对草药典籍都是一种很好的补充，也可以为后来人指一条明路。草药的可能性非常多，我们不过就是在草药的大海边上得到几块贝壳，里面更多的宝藏有待继续挖掘。

正如毛主席讲：“中医药是伟大的宝库，应该努力发掘，加以提高！”

11. 山栀子

五经富是天然的药物宝库，有许多药的土名大家知道，学名知道的却比较少，就比如说山栀子，这是学名，它的土名叫山黄枝。你说栀子，很多老人不知道，那你说山黄枝，五经富老一辈的人没有不知道的，因为它可以做粽子，端午的时候会用到它。

栀子，它的最奇特之效在于治疗小孩子流鼻血，广佑公讲过一把栀子煮水，小儿鼻血即退。究竟栀子治小儿流鼻血效果有多好呢？我们积累的案例有上百个，其中一个是那天去拍下油坊祠堂，一位妇人感恩地说：“谢谢你们。”我问：“什么事？”妇人说他孩子流鼻血了，就是吃了我们给的一味栀子，煮水止血，到现在也没有再发作过。

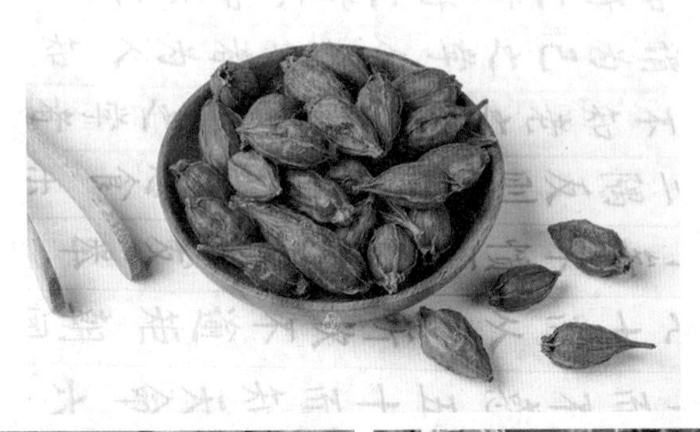

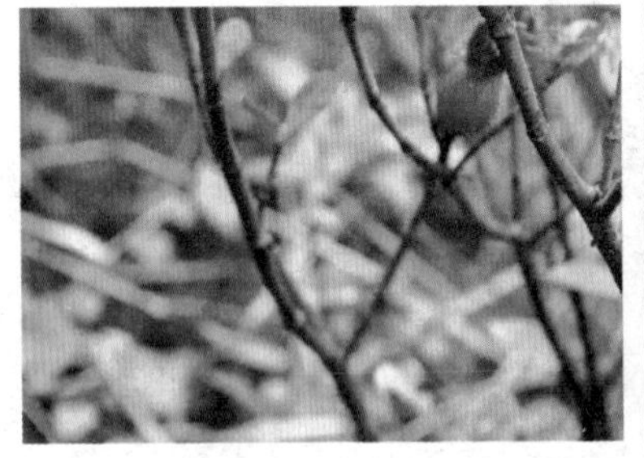

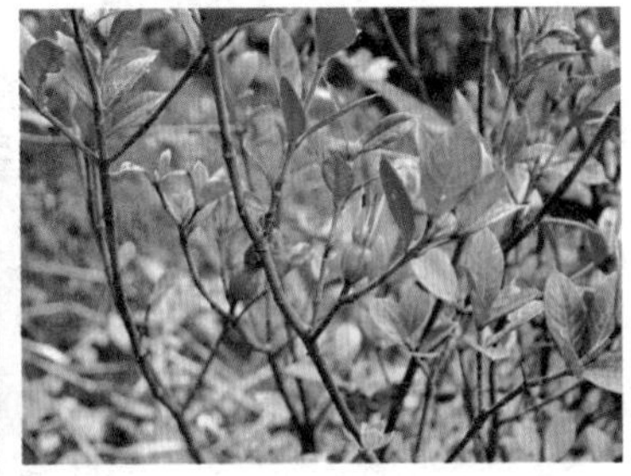

栀子

在《药性赋》上有这种说法，栀子凉心肾，鼻衄最宜。栀子，这味草药，它能够让心跟肾都清凉下来，对于鼻子出血，它是最适宜不过的，它是治疗鼻衄的专药。

广州一家超市的老板，他两个孩子都流过鼻血，都是用一味栀子治好的。栀子还有一个非常牛的功效，几乎是百治百效，一味栀子治扭伤。

以前北山中学举行篮球赛，到半场时，一位高个子跳投扭伤了脚，随即脚肿起来，痛得要人扶，体育老师就建议他用栀子，捣烂了加酒敷在肿处，第二天走路就无恙，一周就完全好。

在军队里有这样一个方子，用栀子研成粉末待用，凡锻炼跌伤、拉伤、扭伤、撞伤，直接用这种粉末，以温水调成糊，加些酒，包扎扭伤处，随包随减轻，既能止痛，又能消炎，还可以活血。这是一位军医传出来的经验，在军队里，不知道有多少人因此而获益。

对付这些扭伤，栀子粉可谓是信得过的妙药。最让人称妙的还是栀子跟淡豆豉两味药，可以治疗失眠。

有个人从事高温工作，老是心烦，睡不着觉，用栀子15g、淡豆豉30g煮水，当天吃就睡好觉，连续吃一周失眠就好。《伤寒论》中张仲景讲过："虚劳气烦不得眠，栀子豉汤主之。"就一个人翻来覆去睡不着，栀子配淡豆豉，交通心肾效果好。

还有治疗牙齿肿痛出血，它也是好药。有一次红白喜事完后，一个男子，喝酒过多，牙齿出血，就用栀子20g水煎服，一剂后，牙齿就不出血了。而栀子，在治疗肝炎方面也是一绝，究竟有多好?

一个人浑身发黄，多年不愈，听说栀子能退黄，他自己上山采，然后晒干来煮水，吃了半个月，身上的黄色就退掉了。那种生病的萎黄用栀子也可以退，它有利胆退黄的作用。

现在很多人得胆结石、肾结石，只要小便是黄的，它就可以退，它能够让结石变小，具有泻火解毒，清热利湿的功效。所以身上发黄有包块可以选用栀子。

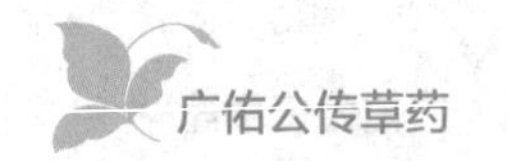

在任之堂的时候，曾经碰到一位手发黄的妇女，余老师问她多久了，她说有一年多了。所谓慢病脾虚，余老师用六君子汤加栀子30g，吃了不到半个月，手上的黄色就退掉，这也是一个很宝贵的经验。也就是说急性黄，你就用栀子、大黄，慢性黄你就用栀子六君子汤。这是在余师那边学的非常好的经验。

有人说上年纪的黄脸婆，皮肤不好，又有黄褐斑，这简直就是栀子的拿手绝活，有一个妇女，她得了蝴蝶斑，吃了不少活血的药，没效，后来她找到我，我只在她桃红四物汤的基础上加了30g栀子，吃了半个月黄斑基本消退。

所以我认为碰到一些顽固的暗斑，退不掉的，就是肝排毒功能下降了。栀子可以助肝排毒，助肾利尿，助皮肤退黄色，它有三助的作用。而栀子还可以治蚕豆病、尿血、口舌生疮，吐血，高热，眼结膜炎、疮痈肿毒，其实这些都是诸痛痒疮，都是诸热火赤，都是火热上炎。栀子皆可清而降，而且口感不错。

现代药理研究认为栀子还有镇静作用，所以碰到焦虑症逍遥散加栀子，效果特别好。现在很多人用不好，因为栀子不敢用到30～50g，他都用10g、5g。如果一个人微焦虑，栀子就用10g，焦虑到要骂人用20g，有打人了的冲动栀子就用30～50g，因他情绪而动。所以栀子逍遥散是中医的绝活，肝郁化火的人就服栀子逍遥散。也就是现在讲的丹栀逍遥散、加味逍遥散，里面都有栀子的身影。

栀子开的花，它像一颗心脏，它性凉，所以能够让心脏安静，它是一味清静的药，它也是一位可以修道的药。道曰清净，佛曰慈悲。栀子可以清心火，凉心肾，让焦虑减轻，烦热消除，如饮甘露，其心顿清。

栀子还可以开发出降“三高”的茶，因为它有助于让脏毒出腑，这是一个中医名词，五脏的毒要从六腑里出，栀子能让肝毒归肠，胆毒入腑，浊阴下降，火热消失。浮躁之世需要栀子！下面附上弘一法师的《清凉歌》一首，栀子就能给人带来清凉，歌曰：

清凉月，月到天心，光明殊皎洁。

今唱清凉歌，心地光明一笑呵。

清凉风，凉风解愠暑，暑气已无踪。

今唱清凉歌，热恼消除万物和。

清凉水，清水一渠，涤荡诸污秽。

今唱清凉歌，身心无垢乐如何。

清凉，清凉，无上，究竟，真常。

12. 布惊

在五经富几乎没有家庭不认识布惊。布惊是五经富人们的守护神，现在每天都有人受益于布惊，甚至连早餐宴都推出布惊茶来待客，布惊有哪些神奇之效呢？

为什么在农家村寨里，几乎村村寨寨都要种一两棵布惊。第一、我们来看它的急救功效。在汤边村，有一个洗汤（泡温泉）的人，心绞痛，正好碰上一位老者，老者赶紧给他抓了一把新鲜的布惊，让他嚼了，随即绞痛就缓解。

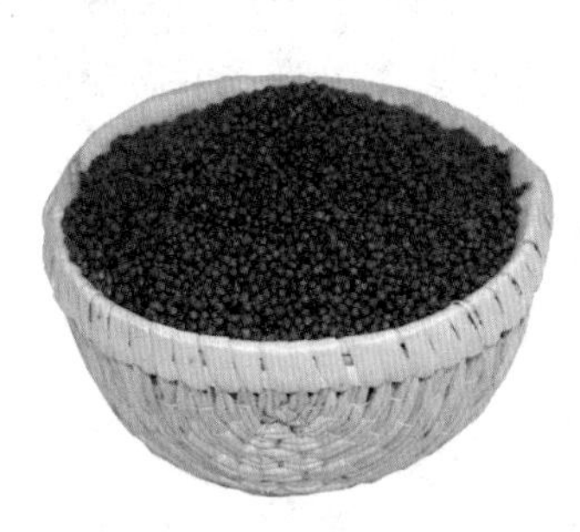

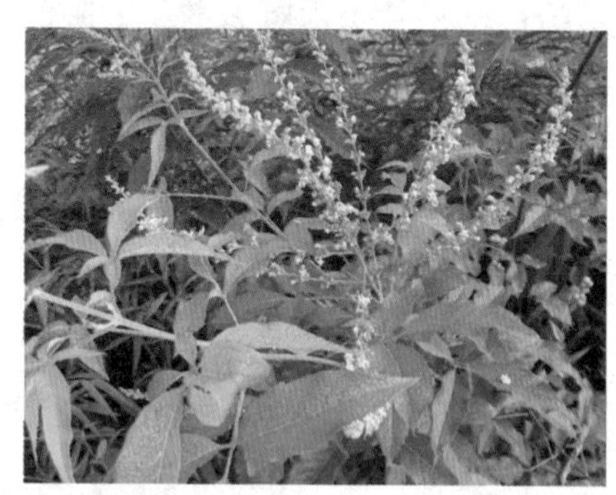

布惊

布惊的新叶，有芳香开窍化湿的作用。布惊，主要治疗胃肠疾患。广佑公曾经讲过，布惊茶治消化不良、胃口不好，煮一些布惊茶就能开胃纳食。

话说珍子围村的一位乡民，连续两天都没胃口，原来是吃酒席喝醉了，一直脾不醒，听人说就用布惊熬浓汁服用，胃口就复苏了。用布惊来恢复饱食后没胃口，这是代代流传的经验。

因此布惊茶在吃大席，或者饭店早餐店里常被奉为至宝。它可以让顾客消食化积，评价更好。五经富有一间包粄店，它的布惊茶非常好，每天络绎不绝，人们吃完包饭都喜欢喝一杯布惊茶，吃完以后不腻助消化。

据说布惊还可以做蚊香，只要用它的叶子加到其他的草中，助其燃放浓烟，家中的蚊子会全部飞出去，而且不要多，只要火炉堆里有一两根布惊的枝叶，它就可以让百平方米内的蚊子都绕道。因此中药蚊香是不是很有潜能？

布惊在感冒治疗中作用非凡。光布惊一味煮水外洗就可以解表，治感冒鼻塞。因为布惊，它是辛温的，气味芳香能开窍，辛能够行气血，温能够通脉络。

曾经有老农干活时下雨，浑身淋透，回家就鼻塞，身体困重，发热，然后用布惊煮水来熏，熏完以后来洗澡加半杯酒，睡个觉第二天就好。

布惊就有这么快的解表作用，所以五经富人对布惊都非常亲切。许多村寨的池塘边上都会种布惊，就是给一些病痛着急的人应急之用，比如新塘村的最大池塘旁边有一棵布惊就长得很漂亮。

布惊还可以成为良好的健胃消食片。五经富将来有药厂可以研究布惊健胃消食片，那效果杠杠的。用布惊打粉炒黄炒香可以治疗消化不良。

现在有人研究把布惊用于降“三高”，发现有不同程度的效果。对于那种舌苔垢腻的“三高”，吃完布惊以后舌苔干净，“三高”值下降。譬如营盘村的老人“三高”，口臭，舌苔垢腻，连续喝布惊茶半个月以后，舌苔干净，口臭消除，“三高”值都下降了。

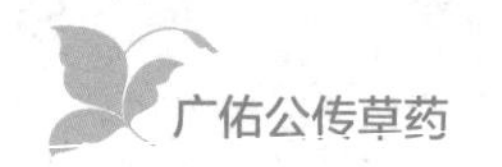

说明布惊可以降肠胃之浊，让消化道干净。所以别的“三高”不敢讲，但是舌苔垢腻，口臭，浊阴不降引起的“三高”，布惊茶绝对有效。中医要辨证，要对因，方向一对，努力绝对不会白费。

布惊，别名叫埔姜，长在山埔上，类姜的味道，所以它可以止逆下气，止咳平喘。有些中老年人哮喘痰多，用布惊跟陈皮煮水吃，吃完以后痰就消了，喘也平了。

这可是花钱少，效果好的民间方啊，尤其是能得到新会陈皮加上布惊，那可是家中有老痰喘人的福音。所以现代研究各种治疗支气管炎，用布惊茶已经证明有广泛疗效了。

中药里这么多精华值得好好去开发，我一度都想到在五经富承包大面积的山田地来种植布惊，用这些新鲜的枝治病。因为有些药必须要新鲜的，像心绞痛和胃肠绞痛，布惊下去就轻松。

曾经有一例下腹部绞痛的病人，冷汗淋漓，就是村中老人及时用布惊拿石臼捣出半碗汁来，给他灌下去，喝完以后绞痛就止住了，如此神效胜过止痛针。

我们中医有很多效果杠杠的经验，为什么越来越埋没呢？因为真的喜爱中医，用心去研究试效的人太少了。而且中医里很多真的奇效在鲜草，要榨出汁来。你想一下，一例手术完以后，那个刀口剧烈痛，彻夜难眠，就用布惊的枝叶捣出汁来，兑点温水就服用，服完以后痛就没了。

这么好的效果，为什么许多人都没缘遇到呢？布惊真是居

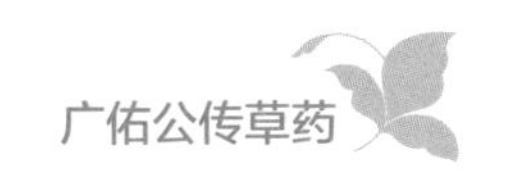

家守护神。布惊还有一个别名叫五指柑，这个名字写出来很多人不知道，它对于中风后期关节痉挛抖动的，还有帕金森症都有作用。就是手指抖动，屈伸不利，就用一味布惊，可以缓解。

布惊又叫黄金子，一子一黄金啊，像黄金那样贵重。布惊含有许多挥发油，挥发油的作用就是开窍、放松、解肌、解毒、开胃，非常多好处。

由于它挥发油香气浓郁，因此它可以治疗皮肤病、皮肤瘙痒。在珍子围村，两条巷子有五六个百岁老人，他们平时的保健茶就是偶尔喝喝布惊茶，百姓日用而不知。一味布惊茶就是给肠胃洗洗澡，就是解毒茶、清肠茶。

没有一味草药可以随随便便地小瞧，我们对布惊的认识还相当浅表，中医药对新鲜草药的开发还非常少，而岭南之宝便是凉茶，凉茶之宝是布惊茶。

13. 山香树

在五经富人家中只要有小孩的，没有不知道山香树的。每个小孩的出生就将迎来山香树的味道，因为五经富的习俗，妇人生完孩子叫下产，下产后很容易受风冷，而且恶露也较难排干净。这时，有智慧的先祖，他们千百年来的经验就是用山香

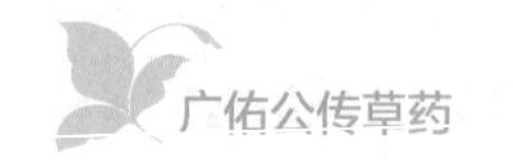

树煮水洗澡，连续洗半个月以后，筋骨调柔，恶露排尽，骨节有力。所以，五经富人把山香树称为月子树，坐月子里最主要的一种药，只要有了它，其他的可有可无。

山香树是落叶灌木。由于它长得不是很高，枝干粗壮，又称小乔木，它有极其浓烈的香味，跟姜的味道类似，因此又叫山姜树。凡辛香的，就能定痛祛寒湿。

在二村有一个退休老师，膝关节退行性病变，痛得屈伸不利，走路困难，他就到下油坊门口的草药店买了一个月的山香树根，天天煮水来熏蒸泡洗，才用完半个月，手脚就屈伸顺利，走路不再痹痛，证明山香树有祛风散寒止痛的作用。

山香树的香味还可以开胃，所以消化不良的，用山香树效果非常好。在石印村有一个小孩子，三天都没有胃口，纳呆，见到饭了都不想吞，家里就用山香树根加点茶叶来泡茶服用，上午吃完，中午胃口大开，从此就好了。因此，那种消化不良、食积、吃撑胃的，就用山香树跟茶叶，此二味乃健胃消食妙品！

在庵背村有一位过世的草医，他的消食汤很受欢迎，凡是孩子不爱吃饭到他那里去，他就给一把药粉子，吃完以后孩子胃口开，就好了。他过世前将药方传给一位长者，这个药方就是山香树根跟鸡屎藤两味药打成粉，开胃纳食效果非常好。家里掌握有这个方子，时常被别人求，平常的柴米油盐就管够。

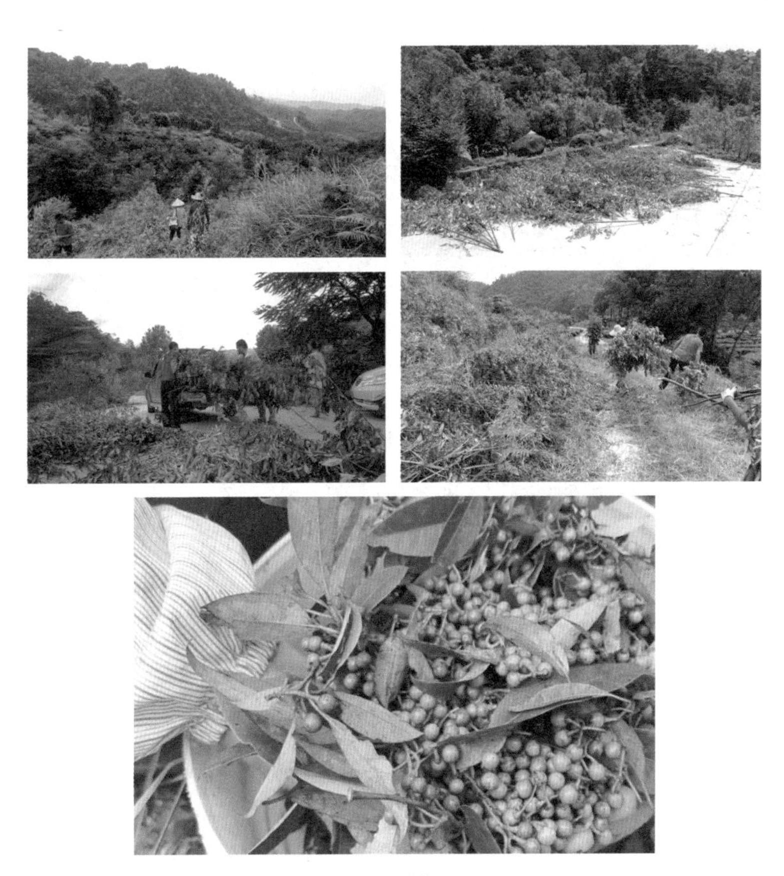

山香树

即使不向病人、求者开价钱，别人任意封红包也很滋润，这就是一个小方子养活一个家庭。

山香树，它的籽叫荜澄茄，先是青色后来转为紫黑色，大概在龙眼成熟前后就可采摘，就是农历的七月到八月之间，满山都是。我们曾经在龙山摘过几年，发现这籽做成的枕头可以缓解疲劳、有助睡眠，垫了以后对颈椎有放松作用，据说这

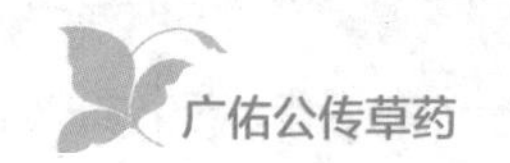

种枕头曾经被炒到四五百块钱一个，就是用山香树的种子荜澄茄。那种香气十年八年都还在。

龙山的叔公有一个旧枕头就是用山香树的籽做的，他垫了以后，颈椎终身七八十岁都不酸不痛，所以山香树是可以做一个比较好的药枕。

荜澄茄还可以温胃散寒，因此老人口吐清水或者小便频的，直接用荜澄茄加龙眼肉煮水可以暖胃，可以收口水。

在民间还用新鲜的山香树叶子捣烂了加点红糖，专门敷在痈肿处可以止痛消炎，急性乳腺炎用这个方子就是特效，山香树居然成为月子期间防风寒的药，它当然就是风寒感冒的良方，因此冒雨冷水，天气转冷流清鼻涕只需要山香树一把煮水，然后饮用，要效果强就用它的根，根的味道更浓，就像我们挖樟树根的时候，发现树根比枝叶的味道更浓，枝叶一般可以用来煮水外洗，可以开表散寒。而根可以煮水内服。

有一位妇女，月子期间看到油腻就呕吐，根本吃不下，听邻居讲用山香树的根来炖汤可开胃，结果家里做什么都能吃，一下子身体就壮了。也就是说山香树的枝叶，人都知道它洗身子可以防孕后风寒，它的根来炖汤可以消腻滞，可以化呆板，可以祛油腥。

在当今普遍暴饮暴食、饮食过度的年代，山香树的根无疑就是祛腻苔的妙药。曾经有一位血脂高的病人，他没有胃口，就是用山香树的根跟布惊的籽一起煮水，吃了半个月，血脂降了下来，腻苔退掉，所以这两味都是平常之品，用得好就非常

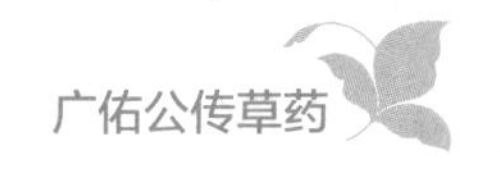

神奇，真如古人讲："世无神奇之药，只要平常之药，平常之极乃为神奇。"

山香树是妇科妙药，妇女痛经，百治乏效，你用山香树的根加姜枣煮水，再加点红糖，普通的痛经十有八九，三次就全好。

还有劳累或者疲劳的脚肿，用山香树的根加五加皮、仙茅煮水泡水可以消肿，同时用山香树的根加益母草煮水可以降血压。

还有脚臭，用山香树的根配合白花臭草煮水可以祛脚臭，防脚痒，有一首山香树的赞歌：

岭南春来早，花开满地香。
子曰荜澄茄，根名豆豉姜。
入口肠胃暖，煮水腰脚壮。
外擦风寒去，常备人无伤。

这对山香树是极高的赞誉，入口肠胃暖，现在人喜吃凉饮冷，山香树就是暖宫丸，是整肠丸，是温胃散；煮水腰脚壮，生完孩子以后腰脚没力，长期劳倦以后腰脚乏力，体力运动员过度运动以后腰脚拉伤，这时用山香树来煮水泡洗可以强肌腱力壮腰骨。受风雨寒暑凉冷，汗孔鼻塞，山香树煮水，外擦风寒去。一年四季常备它，人无伤。还有练功家用山香树的根切片，晒干以后泡药酒，平时用来擦手后再打拳能够耐痛，而且不容易受伤，即使有瘀青也很容易好。

这就是山香树入药酒方面的功用，总之山香树是我们五经富的宝，却很少有人能够充分利用好它。

正值今年入秋冬采挖最佳时节，我们将备一批山香树，并且充分将它的功用告诉大家，使大家能够护家、保家，提高家庭免疫力，减少病苦之疾。山香树在防疫抗疫方面的作用也非常强大，它跟艾叶煮水，一个家庭里连感冒喷嚏都少打，还可以防止邪恶之气。

中医认为芳香能辟秽，疫情就是一股秽气，所以有些人，最近老是觉得印堂发黑，心神不宁，不愉快，这时你好好地泡一场山香树的澡或者熏蒸外擦，七通血活，马上就转运了。

人的运，它是源于气，只要气通血活，这个好运就连连，所以那些会保养的人总是在身体没病的时候就开始用药，就开始锻炼，就开始借助天材地宝。而山香树无疑就是天材地宝之一，它不是等到坐月子才想起它。平时有病治病，没病就防病。强身健体能治未病，舒经活络可延年寿。

14. 五指毛桃

在五经富，五指毛桃几乎无人不识。它不是桃，它是药。它的叶片可以从一指长到三指，长到五指，还可以长到七指，有更高级别的长到九指。特别是七指和九指，它如果长在向阳、土壤环境好的，那根香的连你的邻居都闻得到。

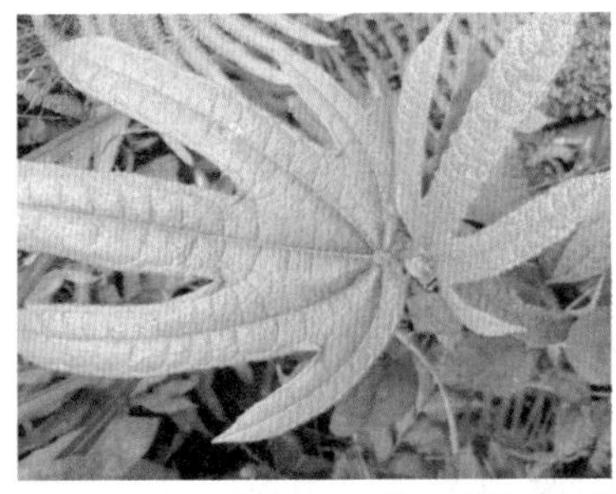

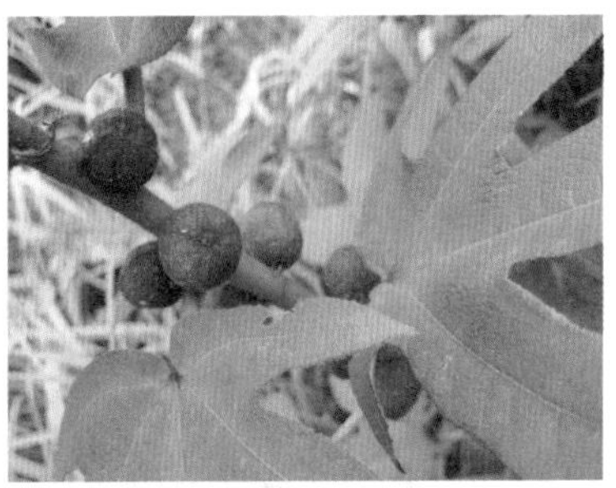

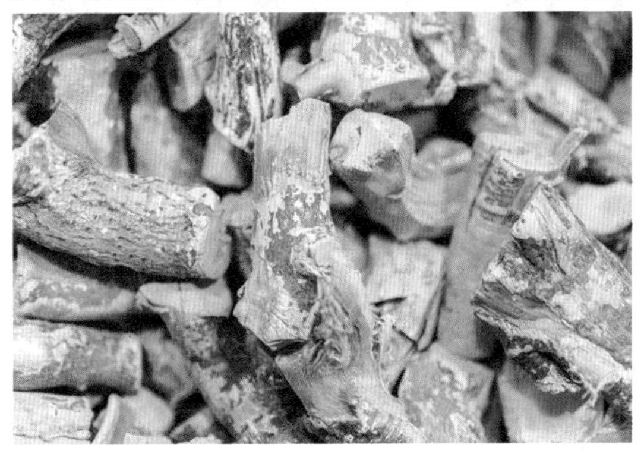

五指毛桃

五指毛桃的根茎主要用于补气，它有南芪的美称，也就是南方的黄芪。芪者，老也，补气，它有一股缓和之气。像在农村干活，特别干重活，需要气力！农忙以后，身体虚弱，老恢复不过来，这时候用五指毛桃、枸杞子加大枣煮水，甘甘甜甜，甘甜益力生肌肉，很容易就回力。有一种鞋的名字叫回力，力量能够回来。

而这个汤就是回力汤，五指毛桃30g、枸杞子30g，大枣10颗，专治疗体力透支导致手足无力。

广佑公以前常采五指毛桃，主要拿到棉湖下面去卖，用钱可以换一些米面油。他说五指毛桃可以治疗中老年人哮喘、肺气肿、气管炎，它可以大补肺气。

后来我在中医药大学又听闻邓铁涛邓老用五指毛桃治疗中老年人肺气肿，吸气后气不够，就是补中益气汤加五指毛桃30g，效果非常好。

曾经有七十多岁的退休老教师不能行远，上坡会气喘，上楼梯，五楼，他得要分三次，先上二楼，再上四楼都要歇，我就开五指毛桃30g加补中益气汤。吃了半个月以后，一口气上五楼也不喘。

他见人就夸，所以我对这个方子情有独钟，而且只要碰到中老年人气虚，舌苔水胖、喘咳的，上楼梯都觉得没力，没有蹬劲，就用这个方子。脉象摸上去软软的，没有力量，叫无力辨虚，有力辨实。

另外五指毛桃居然可以做跌打药，治什么？局部瘀肿。这是龙山一个老人的经验，他以前过度用铲导致手腕痛，劳损，长年痛，晚上也痛，治了好久，也换了很多医生，疗效都不理想。

后来听说保健方，用五指毛桃、当归、丝瓜络、牛大力和大枣各一把煮水，吃完后手指、手腕的痛麻症状全部消失。这一个方子都可以安身富家的，让自己劳损，跌打伤得到安稳，也可以让家庭富裕。后来凭借此方帮到很多人！多少人因病成医，因医收获了柴米油盐。

这个方子在农村可以常被别人求，二村有一个老阿婆中风后，手也伸不开，我就用这个方子，原方，她吃了三个月，手指就通开来了，走路也不用手僵紧。后来我就领悟五指毛桃，它就是能让人五指功能恢复的。它的别名叫五龙根，又叫佛掌莲，它像佛的掌，它的根系发达的像榕树。有发达的根系，它可以通人体密布的经络。

五指毛桃又叫五指香，就是说它的根茎从土里出来放到鼻子下一闻，喷香的。香的特点就是能健脾，五指毛桃治疗脾胃虚弱、胃病，那效果是非常棒的。

有一个胃下垂的病人，吃东西都是小半碗，稍多一点点就不舒服，就是用五指毛桃加六君子汤，吃完以后饭量增大，体力变强，胃下垂康复。方子很简单，知道的人却很少，叫五指六君子汤，就是五指毛桃30～50g，六君子汤正常剂量，它就可以健脾胃，助运化，强吸收。

五指毛桃还有一个功效，它叫土黄芪，能够补气排水，你看，像打针那样，针筒用力，水就能挤出去。人体气足，积液就会排除。

曾有一位灰寨村的妇女，她来龙山找到我，走路的时候，脚是迈不过门槛的，拖着底，腿沉重的像两根大萝卜，然后我开的就是补中益气汤加五指毛桃80g。七剂下去，她的两条腿完全康复，反映就是说小便量变大多三倍，走路变轻快。因此她的丈夫家族人都带礼物来感谢我，就是五指毛桃加补中益气汤。重用五指毛桃可以排水，排身体的积液，身体的湿浊，排身体的囊肿、沉重，因为它叫土黄芪，最给力。

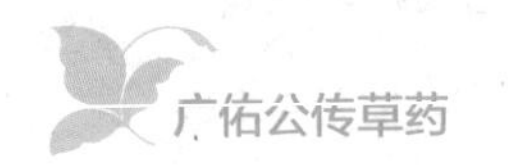

五指毛桃还可以治肝炎，这是余老师的经验。有些慢性肝炎的病人找来，他想要长期吃药又不会对身体有伤害，就是用五指毛桃、黄芪、穿破石各30g为底方煮水，治疗慢性肝炎，还有保肝的作用。

还有一例转氨酶达到80U/L，才吃一周，就降到30U/L，恢复正常。所以降转氨酶不一定要清热解毒，你只要补足气，通他的经络，慢性肝炎也可以转阴，转好。

五指毛桃还可以治疗睾丸肿大，就是一味五指毛桃60～80g煮水服。五指毛桃还可以治疗急性乳腺炎，也是用五指毛桃80g煮水。为什么睾丸跟乳腺都用同一个方？学西医的说，怎么中医治两种病还用一个方子，是不是乱来？

不是乱来，就像无论是割灌木，还是割乔木还是割毛毛草草都可以用镰刀，五指毛桃的主要作用是补气通肝。

肝下络阴器，上通巅顶，旁布胸胁，也就是说巅顶的痛，胸胁的胀，以及阴囊的水肿都可以用五指毛桃，只不过阴囊水肿可以加点薏仁，在下利之。胸肋的胀，五指毛桃可以加点香附，在中疏散之。巅顶的头痛，用五指毛桃加点藁本，在上发散之。这就是中药配伍之妙。

配伍必须要好好学，药对要学好，黄金搭档啊。一个人双手再灵巧也抵不上三头六臂，抵不上众人。而药对就是联合作战。

五指毛桃还可以治疗乳汁稀少、缺乳，它叫五指牛奶，掰开那个果实，它流出白色的乳汁。所以用五指毛桃煮花生可以

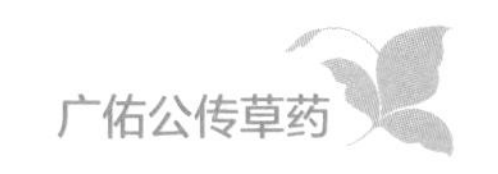

让产妇乳汁增多。

五指毛桃还可以治疗产后抑郁症，这点很少人发现。生完孩子以后不开心，其实这种不开心是大虚不开心，直接用五指毛桃大补。一味五指毛桃就是产后抑郁症的良药。

五指毛桃还可以治疗闭经。上车村的福香姨家门口常年种有一种草，叫假青母，即益母草。凡逢到闭经、月经不来，还有月经期间碰到水，她就用假青母配五指毛桃，吃一次就好，不用第二次，她说有这个，经常被人家求。

在农村有智慧的妇人，她不会错过生活中每一个问题，而且会努力学习解决问题的方法，最后被人求，被人尊重，被人供养。人就是要完成这三个过程，先求别人，最后被人求，然后被人供养，因为你能够帮到他。

有一个广州来的妇女，月经期用冷水洗头，月经突然闭住，三个月都不下来，整个人脸色都发黑，就是用五指毛桃50g、益母草50g，治好了。

在五经富，客家人都叫益母草为假青母，吃三剂，月经通开，满脸晦暗的色彩像退潮那样退掉。

五指毛桃还是非常好的治风湿关节药，它要配什么呢？配老人根——南方鸡血藤。五指毛桃50g、鸡血藤50g、黄芪30g煮水，任何风湿关节痛吃了这个汤方以后几乎都有效果，甚至可以根治，这是家中有老人关节疼痛的一个很好方子。

每个月只需吃三五剂，有些坚持几个月就明显觉得关节灵活，拿东西更有力，也没怎么痛了。五指毛桃还可以治疗腰痛，治腰痛一定要重用。轻用五指毛桃补气，重用五指毛桃壮腰。这个经验是一位老先生传的。

观音坐莲一位茶农，他采茶叶最累的时候，说累得像狗，都直不起腰来。然后建议他用五指毛桃配合山苍根，整个龙山都有，就挖那个根，市面上买30元一斤，要用根，不要用枝叶和种子。

两个药的根有很强大的通透开胃作用，炖汤，既香又好喝，那种香味，喝过的人都会回味，因为两样都是人间美味啊，药材中极香的。五指毛桃的香是带补的，山苍树的香是通透的，这两样，服完以后，腰痛消失。再干同样等量的活，甚至更重的话，也不见得会痛。

所以有些人直不起腰，还有弯腰驼背，用五指毛桃加山苍根煲汤。关于五指毛桃有太多用处，我们所讲的也不过是它的冰山一角。对于能够灵活使用草药的名医而言，这些都不值得一提，讲这些东西并不是骄傲，也不是炫耀。而是希望有更多人去关注、去挖掘、去开发草药。草药也是可以强村强国，也是可以现代化、大众化，走向世界，服务人类的。

15. 油柑果

今天特讲油柑果，原因是2022年9月中秋前，带众人入鸭母湖茶厂习劳，采茶，体验红茶的制作过程。这是春之润茶叶基地，五经富坚持生态制茶的匠心企业。

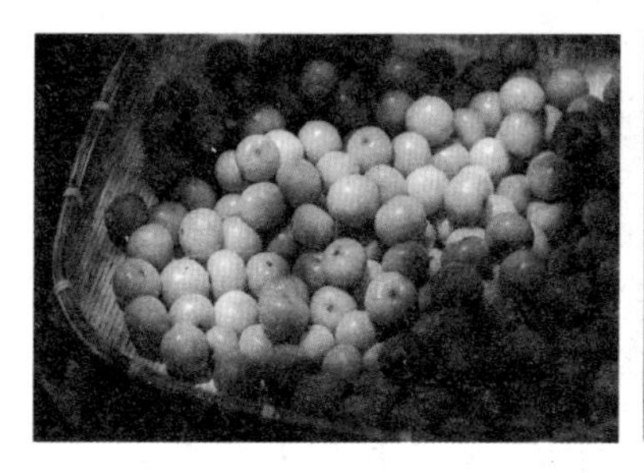
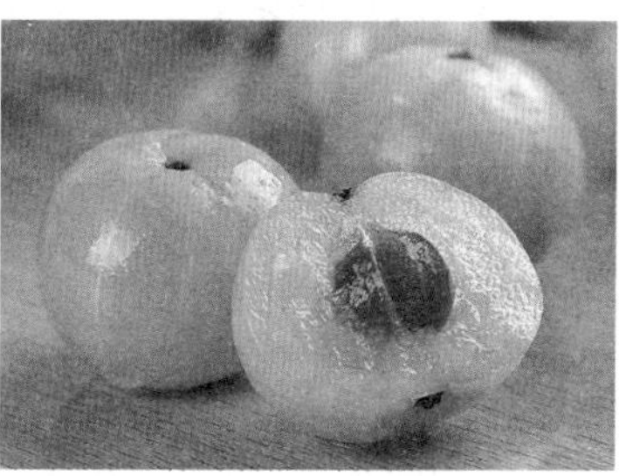

油柑果

在这片山里有一些油柑果，我们劈完草以后口舌干渴，采几个油柑果嚼了，满嘴生津，吞口水都如同琼浆玉露，因此有必要讲讲油柑果。

在记忆之中，广佑公采过油柑，而且把油柑果采来了用石头锤碎，将核取掉，然后利用秋冬的北风风干，这就是油柑茶，拿来泡水就可以喝了。它的作用就是润燥、止渴、生津。对于咽喉干痛有清解之效！

曾经有一位妇女，更年期间老咽干口燥，饮水不解，然后用油柑果泡水吃，奇迹出现了。吃一次就减轻一次，吃七天，更年期的咽干口燥症就消失了。油柑果真是咽喉干燥者的好搭档。

在中医里头，橄榄、油柑果、柿子、梨等水果也是药，关键你要知它的性，将它用好。像油柑果性凉味甘，凉可以清热，甘可以生津。它是喉宝，咽喉妙药，每次用10～30g。

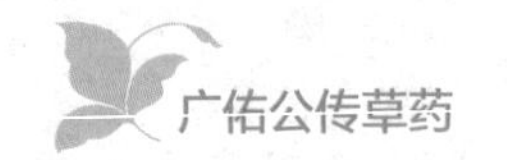

像有些人感冒以后症状退了，留下咽喉痛，直接用油柑果20个煮水，最好是新鲜的，干的也可以。吃上一两次，明显就感觉到咽喉肿痛消。

因此对于老师、歌唱家或者推销员经常要讲话的人，容易咽喉干燥的，油柑果无疑就是最好的良药。油柑果可以治疗牙痛，哪种牙痛？阴虚的，就是着急焦虑牙痛，年老维生素C缺乏的。

油柑果含有大量人体需要的维生素，所以有些老年人在秋冬天，牙齿容易痛，牙龈就萎缩，孝顺的孩子就会买一些新鲜的油柑果煮水给爸妈喝，吃完以后焦虑少，睡眠好，牙痛消。

油柑果全身是宝，它的根可以治疗高血压。用油柑果的根、鬼针草的叶片配合山楂煮水就可以降血压，这是很安全的食疗降压汤方。

油柑果的叶子可以治疗水肿，像有些人皮肤瘙痒起疹，直接取用油柑果的叶子煮水来洗，然后再喝上一两碗，外洗内服，去湿毒，疗水肿。油柑果的枝叶还可以退黄疸，它的枝能够通利小便。

油柑果的现代使用是治疗消渴症，有些糖尿病患者老饮水不解渴，就要重用30～50个油柑果，煮水成浓汁，然后服用，很明显能生津止渴，减少那种焦虑、焦渴症。

油柑果还是焦虑者的一个福音。焦虑如火焚心，五内俱焚，这时煮浓的油泔果汁喝下去，它直接生肺津，解焦烦，

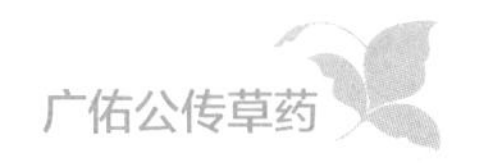

所以有些人，他说焦虑得停不下来，你就要浓煮油柑果汁给他喝。

但是现在很多药讲的很神，用得不当也体现不出它的效力，同时用得当，但是拿不到道地的油柑果，效果也没那么好。中医真的是辨证、药材、人心、养生、地域，要多方面到位，全方位加分，就会有满意的效果。

所以大家都在疑惑中医究竟能不能治病，我们却在做，如何让中医治病的效果更加圆满。《阴符经》讲："食其时，百骸理！"像满山遍野的油柑果，天气好的时候采摘，制成油柑茶，也是时代的一剂清凉汤、甘露饮。

郑板桥讲过，一枝一叶总关情。一片叶子，一个果子，一根枝头，它都关系民情，都可以帮助到民生，都可以辅助国情。

乾坤万物多奇效，

吾辈何功报自然！

16. 枫树叶

枫树叶，中老年人必知。鸭母湖的一位老者，他常年砍一些枫树叶给人，任人封红包，口碑很好。我问他枫树叶治哪些病，他说主要是治风湿关节痛。有位妇女她坐完月子后，关节老是痛，不能屈伸，就用枫树叶加山苍树，煮水洗澡。洗了两蛇皮袋，大半个月，关节痛就好了。如果没有耐心洗这么久，恐怕也没有这么好的效果。

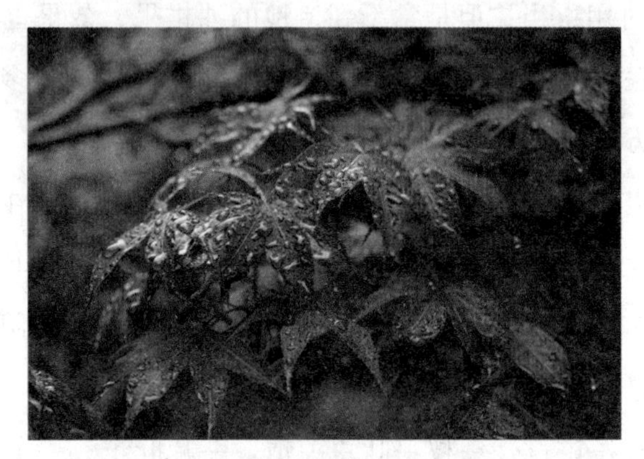

枫树叶

枫树叶带有一股芳香味，性温，温能行，辛能散，是治经络损伤的良药。在五经富，有“月子三宝”的说法：一宝为山苍树，二宝为枫树叶，三宝为老人根（即南方鸡血藤）。三样配在一起对于关节麻痹痛效果好。

五经富有一位中风后遗症的病人，他的手打不开，不能自主，家里说手瘸了。他很想康复，然后听人说枫树叶的形状像五个手指一样打开来，能够治疗经络风瘫，于是请人去山里砍了很多枫树叶，天天用一捆熬水熏蒸，外洗。奇迹出现，一个多月以后，紧绷的关节打开来，伸缩受限的，现在变得抓握自如，这是枫树叶治疗中风后关节不利的案例。

草药书上讲，枫树叶有医治半身不遂、跌打损伤的功效。

由于枫树叶是辛温的，能够治疗吃凉饮后的胃痛，就用枫树叶加上姜枣一起煮水，还可以配一点点酒进去。中医认为枫树叶有微毛，有毛能祛风，总胃胀就是有风，胃痛就是不通，枫树叶对于胃寒、胃胀气，可谓是特效药。所以有经验的山民，看到枫树都舍不得把它全劈死，只劈几片树枝来，留它再长，年年都有的劈。

枫树枝还可以治疗陈年旧伤。五经富以前有篮球队，庵背村的一位老人是篮球队的主力，他跳投的时候脚受伤了，局部一直微隐痛，不自主，不自由。后来听人说枫树枝治风湿，枫树枝叶可以治疗成年久伤，于是就地取材，用枫树枝熬浓汁加酒，来熏蒸浸泡，那些老伤经过数十次的浸泡，消失了，这就是枫树枝治疗陈年瘀积痛的案例。

还有腰肌劳损。多少中老年人腰酸背痛，吃地黄丸都不理想，这时要考虑到外洗法，就是用枫树枝配合山苍树，煮水外洗，有经验的人还用枫树枝加山苍叶子，做成床垫，晚上睡在上面，最顽固的腰肌劳损，经过这些芳香走窜的药物疏通，很快通则不痛。所以中药开发成为药枕药垫，都是很有前景的一项发明。

在民间用土茯苓、枫树叶、杜仲、牛大力四味药各20～30g煮水，治疗常见的腰肌劳伤，这就是民间五经富常用的腰四药。杜仲五经富不产，可以用巴戟天替代，讲的这几味药，五经富都有出产。

有些妇女月经期间老是头痛，就用枫树枝跟艾草根煮水，煮水之后冲点酒服用，可以治疗经期头痛。还有一些工地干活的劳苦大众，日晒雨淋，浑身酸痛，这时用枫树枝、山苍根还有桑树枝三样，煮水再外洗，可以达到经络通疼痛解的效果。

枫树枝的枝、叶、根、茎全可入药，全员可采，只要晒干了就可以用。它不是一般的祛风寒，它祛风寒还带补益，因为它的气味还带点甘香，香能醒脾甘能补，所以对于风湿瘫软，腰肌劳损，它有好的效果。

在少林寺把枫树枝称为“铁巴掌”，意思是练功少不了它。有些要练铁砂掌的护寺僧人，他们用枫树枝、山苍根、红花泡成的药酒，擦在手掌上去练，能够强肌健力，并且减少伤损，拥有一双铁掌。所以中药里的药酒，非常有助于运动方面的开发，它可以增加运动员的身体素质。

枫树的根，相当贵重，用它的根跟五加皮一起煲汤，就是治疗很顽固的类风湿关节炎的绝妙配伍。还有老年人走路脚就软下去，这时不要怕，枫树枝跟布惊的叶，还有艾叶，各一把煮水，加酒服用，剩下的汁水可以用来擦脚，拍打，软脚就可变硬。所以老人不可不识枫树枝，识得枫树枝，可以让两条腿老化减缓，它是中老年人腿脚保健的良药。

关于枫树枝还有很多奇特之效，有待开发。它在五经富已经用了几百年了，是中老年人、孕妇和产妇的健康伙伴。

17. 鬼针草

鬼针草，又名一包针。广佑公传的草药诀里头有鬼针草、山苍树等做成的泡脚包，可以缓解压力。对于为名忙、为利忙，求碎银几两的世人而言，几乎没有人不面对压力的。压力大，身体差！解压迫，增体魄！我们发现，去田里或者爬山，路过一些荒草地时，总有一些带刺的草籽扎到裤脚、衣服，这些刺呈针尖样，刺的头还开了一个丫，这就是著名的鬼针草，不识它的人认为他是农作物的害草，识得它的人才知道它是降压的宝。

在《中国中医药报》上面曾经记载过用鬼针草、山楂、大枣煮水降血压的案例。曾经有病人将鬼针草采来晒干，放了装上几蛇皮袋，平时就煮来喝，或者煮来泡脚，不出一个月，多年的高血压就稳定下来了。

还有妇女乳腺增生，长期咽干口燥，鬼针草煮水来喝再加上外用来泡脚，双管齐下，乳腺增生也消了。在中医的草药歌诀里记载：凡是带刺有扎人状的，大都能够消肿。这是中医取象学问。带刺之药有破力，就像士兵里头的猛将。

鬼针草降压茶值得开发，不单是降高血压，降时代的压力，如果能将它跟山苍树一起，就可以通过煮水泡脚，缓解高血压、脑血栓、中风。当然，泡脚期间要少熬夜，戒烟酒，忌暴饮暴食、暴怒，几乎半个月到一个月，血压可以恢复正常，这是民间草药的神奇作用。

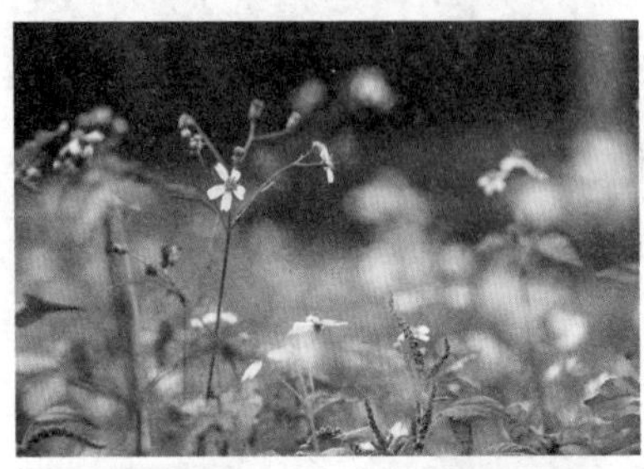

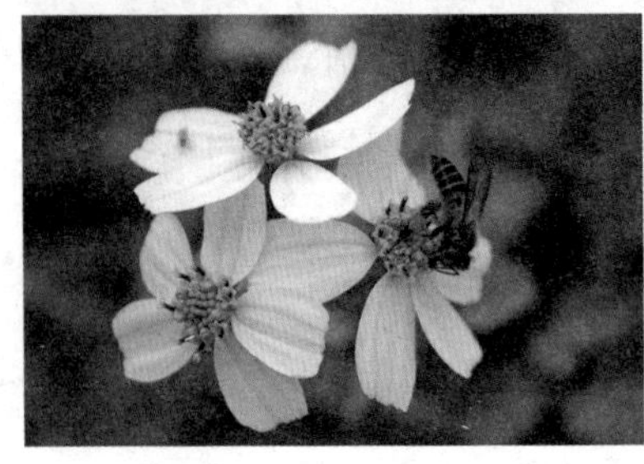

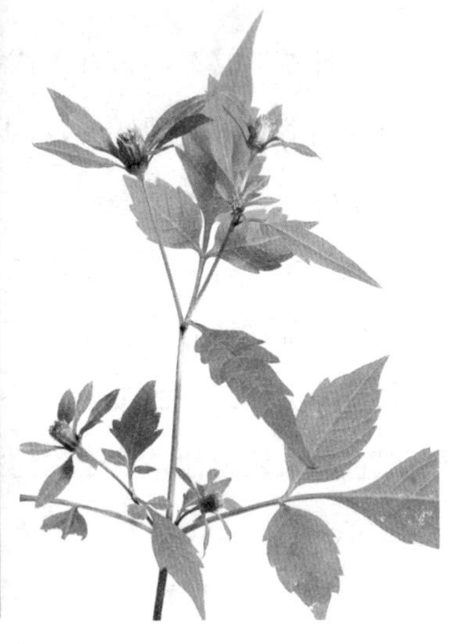

鬼针草

据现代研究表明，鬼针草有降甘油三酯的作用，原来鬼针草又名盲肠草，它能够消肠中的油脂。有一例血黏度偏高的病人，服用鬼针草茶后，血黏度离奇地下降，还有一例胆固醇偏高的病人，服用鬼针草煮水，胆固醇也下降了。

更有五经富人常知的，凡感冒初期发热咽喉痛，一味鬼针草煮水熏蒸洗澡，一次就好。这个经验是五经富二村的拖拉机司机传出来的，他说这是民间方，也是他的祖上代代相传下来的，效果非常好。因此他常年没买过感冒药，总之感冒初期他就想到鬼针草，到刘屋桥边拔上一大团后回家煮水，然后熏蒸，熏蒸出汗了还可以舀一勺来喝，最后再洗澡，感冒就好了，屡试屡效。知道了这个小经验，感冒基本不用买药片。

鬼针草又名盲肠草。曾经有阑尾发炎、右腹痛的病人，用鬼针草50g，败酱草、蒲公英各30g煮水，吃下去，肠通腹畅，炎症消失，腹痛不见了。治阑尾发炎，鬼针草是个宝。

还有一条，住山里的时候被那些蛇虫咬伤，赶紧用鬼针草跟半边莲两样各一两煮水服用，可以防止毒攻心。另外将鬼针草跟半边莲或者茶叶的心捣烂了，敷伤患处，伤患处就不会溃烂，又能解毒。鬼针草可去旧伤，它居然可以用于治疗顽固的腰部损伤。原来它除了清热解毒，还有活血化瘀的作用。它的种子带刺，有破的作用。

所以，治疗陈年腰痛，很简单，鬼针草、红糖、红枣煮水，再加点黄酒，既好喝又没副作用，喝下去，有病治病，没病强身，可以治劳损、瘀血伤，最大的特点就是它的口感非常好。

鬼针草它还可以治疗抑郁症。抑郁、焦虑的人，要经常采鬼针草的芽尖来炒菜吃，常吃，吃了人就比较轻松。所以最近觉得老闷，无处发火，去野外采鬼针草拿回来炒菜，放点酱油，吃下去以后，人就特别轻松，觉也特好睡，胃口也特好。

现代研究鬼针草可以治疗脑震荡，也就是说，那些司机、体力工作者、高空作业者，老受震荡身体不舒服，这时你用鬼针草配合大枣煮水给他们吃，震荡之感会减轻。现在有人开发鬼针草茶，这可是简验便廉的好茶。

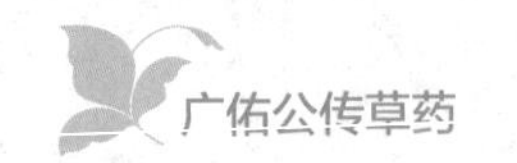

鬼针草，取它的嫩草心，晒干以后，每次像泡茶那样，放3～5g到杯中泡，十五分钟就可以服用，坚持服用可以明显降“三高”，总之就是有效果，而且几乎没有副作用。

鬼针草还可以治疗黄疸，和松针两个针配合茵陈，各10～20g煮水服用，那些黄毒色能退掉，针能透骨，起很好的效果。鬼针草，它入肝胆经，肝胆主偏头，有些人一生气就偏头痛，很好办，鬼针草50～100g加几枚大枣煮水服用。鬼针草，它能够入肝胆经，通肠胃，所以生气胃痛的，直接用新鲜鬼针草100g左右，煲汤的时候放进去，然后加点酒，吃了后神清气爽，脑部压力减轻。

还有一些人干完活后以后四肢没力，这叫脱力，很简单，用鬼针草加仙鹤草、大枣各20～30g煮水，再加点黄酒喝，可以迅速回力。鬼针草整体的作用就是清热解火、疏肝解郁、开胃纳食，降“三高”，而且血压偏低的人吃了，它竟然疏通经脉后能够让血压平稳，这是它的特点。

还有咽喉痛，就用鬼针草加岗梅根。今天，我听到一个案例非常棒，就是喉癌，就是鬼针草加岗梅根煮水，每次各30g，半年后好了。所以学医有时候有很多意外收获，这些好转的病人，会告诉我他用了什么药方好了，等于我又多了一片羽毛，多了一个经验。

但要注意鬼针草毕竟偏破的，主肃降，孕妇要远离。还有一条，鬼针草，它生长的环境很重要，如果是野生在山清水秀的地方，像我们刘屋桥龙江边的鬼针草，这种草药，效果很好。有些在城市边的，处于高压地带，那肯定没那么好，受废气、废渣、废水污染的也不行。草药之品质受地方环境影响！

鬼针草还可以消肿、消炎，被镰刀砍伤，民间经验认为鬼针草的叶捣烂了，敷在伤处可以防止伤口发炎。还有一条经验，这是草医郎中告诉我的：单纯性血压偏高，服用天麻钩藤饮降不下的时候，加进50g鬼针草就降下来了。

但要注意高血压的人，一不能激动，二不能饱食，三不能熬夜。有的时候世间没有所谓的神奇方药，养生配合用药就很神了。所以小小的鬼针草泡脚方是关爱父母的良方，有病治病，没病长寿保健，提高抵抗力。

下半年有教师节、中秋节、重阳节，还有新春佳节，都是家人团聚，尊老敬师的好时候。尊敬师长有时提供一些养生的方法，更为贴心。所以，中医普及学堂准备利用这个假期采的一批鬼针草、山苍树做成泡脚的方子，可以给粉丝、学生们孝顺父母，敬爱师长。

所谓足寒伤心，足暖养心，养好脚就是养生，养生就要养根，人之根在脚，每周泡一两次就是保健，可以防止鼻炎、心绞痛、颈椎病，也可以解除压力，防止恶性疾病，还可以缓解亚健康。这是一种草药，一家都能够一起泡，是快乐、健康之源。在这个生活节奏普遍偏快的时代，适当地养生。在疫情大面积经济不太好的时候，多重视身体的修养，不用花什么钱，等将来重新有机会的时候，会以更大的精神去投入，去创造。

所以那些山民，他们在家也没有闲着，都在磨刀。会生活的人，不是等到生病才来养生，而是平时就泡泡脚，捏捏穴位，早睡早起，放松神经，减缓压力，结果机会是垂青给有准备的人。而这些注重养生的人，就是以最好的状态去获取机会。

所以，堂口第一批关爱泡脚方制造出来，主要送给多年关注中医学堂的新老客户，也祝福他们经过泡脚身体更强，更有精神去学习，去生活，去工作，去创造。

18. 蟛蜞菊

今天要讲蟛蜞菊，这并不属于广佑公传草药范畴，可五经富遍地皆有。因为从清朝到民国时期，中国五经富还很少见这种蟛蜞菊，这是引进的外来物种，原名为南美蟛蜞菊，可作园林景观，由于生态适应强，传播繁殖快，所以它很容易霸占一地，占山为王。它这种强大的繁殖力，走自己的路，让他人无路可走。是相当令人吃惊的，甚至一度被认为是入侵植物，农民庄稼之害群之马。

凡物有其利，必有其弊。同样，蟛蜞菊粗生野长，横行霸道的特性，许多人看不惯，可是它也有它的作用。在园林可以用于植被恢复、土壤净化还有污水处理。荒山因为有它可以变绿，它的名字又叫穿地龙，根茎极其发达，随时可以落地生

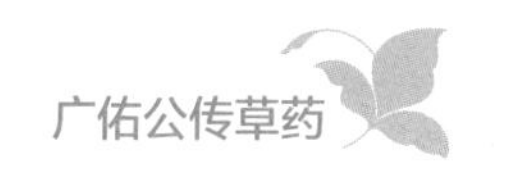

根。它又被称为地被菊。贴身在地表和水流边上的路，所以它有通利跟排湿的功用，它全身可以入药。达者见草为宝！

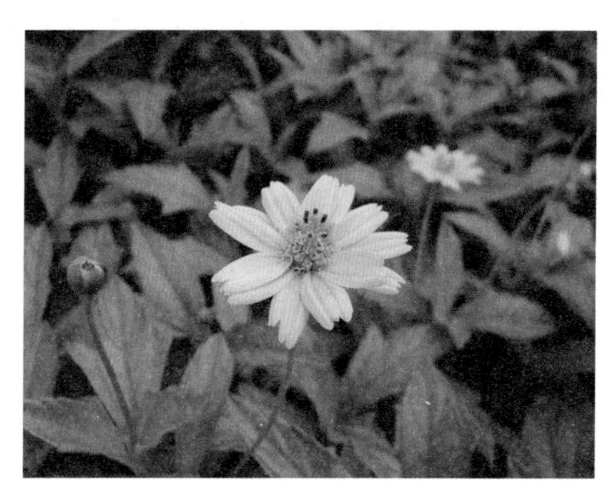

蟛蜞菊

夏秋采，切断来新鲜用，或者晒干来备用，它性凉，味甘淡。因为凉可以清热解毒，如果你有伤口，在野外看到了蟛蜞菊，将其捣烂敷伤口居然凉凉的不痛，也不肿，《药典》记载它有凉血止血的作用。

它叫蟛蜞菊，虫字旁代表它生长快，蟛就是说膨长、膨大，说明它迅猛。菊，它带有菊的特性，清肝明目，清热凉血，清火解毒。凡带菊的菊科，大多有这样的特点，这叫共性。《黄帝内经》讲：“智者察同。”要知道它的共性就好办了。比如人生气以后翻来覆去睡不着，直接用蟛蜞菊30g，水煎服，加上半调羹的醋，吃下去就是安眠方，可以助睡眠。真是家边有药，不识为草！

有些人看到蟛蜞菊满地开花，就专门采那个花，放在风口处阴干，只要翻来覆去，睡不着觉，无事常生烦恼。就抓个一把用水煎了加一点点醋喝下去，就有放松神经，助睡眠的作用。虽然不如菊花金贵，但也有凉肝解毒之效。

菊科有清肝之功。小儿百日咳好多是咳得半死，肺都咳得拘挛了。

一着急紧张就咳，这叫干咳，干燥的干，这时用蟛蜞菊10g加一个山东的梨，隔水炖，还可以加点冰糖，调口味，服后咳嗽会好。

还有皮肤瘙痒，直接用蟛蜞菊，菊花能祛风解火。风胜则痒，浑身瘙痒，抓下去起血痕。蟛蜞菊煎水兑点蜂蜜喝，可以解血毒。所以有些人一吃到不干净的东西，皮肤就痒。蟛蜞菊30g煎水加点蜂蜜，解毒止痒。

蟛蜞菊，它和一般清热凉血解毒药不一样，它除了凉血外，还带有祛风的作用。你看它膨长得快，在地表穿行得快，它是带风性的。所以风热感冒、扁桃体发炎，直接用蟛蜞菊30g、甘草10g煮水，喝下去咽喉肿痛就会消下来。

还有牙齿痛，新鲜的蟛蜞菊30g加大黄、薄荷各10g煮水，可以明显清肠清肝，牙火就会消掉。

蟛蜞菊跟鬼针草都是粗生野长的，不少人厌倦它们是外来物种，其实它们也有优势，有其特殊之处。它们利用好，可以治疗从咽喉到肛门的炎症，蟛蜞菊跟鬼针草各20～30g，用水煎服，可以治消化道发炎，包括胃痛、肠痛、痔疮！

还有肺炎、肺热，新鲜的蟛蜞菊、鱼腥草各50g煮水就可以消退。有些人晚上盗汗，这是阴虚，新鲜蟛蜞菊50～60g捣烂搅汁加一些蜂蜜服用，养阴了，盗汗自止。

一味新鲜的蟛蜞菊，调蜜服用可以治鼻子出血。有些人，高温工作，身体发热，导致小便有血，新鲜蟛蜞菊50～100g煮水，加点蜂蜜服用，可以止血尿。

还有咳血，也是新鲜的蟛蜞菊和一点红各50g，两味药搅汁，调蜜服用。新鲜的药汁有凉血之效，可以治疗咯血。

蟛蜞菊的凉血功效还体现在逆经上。妇人月经来的时候，它不往下走，烦热鼻子出血，这时用50g新鲜蟛蜞菊，跟新鲜鸡蛋水煮，吃蛋喝汤，可以止鼻子出血、经行逆经。还有关节肿痛、发红，直接用蟛蜞菊，它的茎通利关节，走窜得快，能祛风清热，配合金银花藤两味药煮水，可以治疗风湿热痹。

蟛蜞菊捣烂直接敷，就有消痈退火之功。一味蟛蜞菊就是痔疮、疔疮的妙药。无名肿毒、疔疮、痈疽、热疖，就是新鲜的蟛蜞菊捣烂如泥敷上去，越烂越好，那个疮痈直接就退掉。

有些肿痛，长时不好，用新鲜的蟛蜞菊榨出汁来服用，或者水煎服也能退。还有妇女乳腺发炎，新鲜的蟛蜞菊嫩叶配合一点红捣烂了外敷，可以退肿消炎。

有些跌打损伤，局部瘀青，用新鲜蟛蜞菊，水酒各半煎服，可以让瘀青变淡消失，或者直接捣烂了搅汁，配合童便服用，可以让跌打伤没有后遗症。

蟛蜞菊采来晒干以后，切碎，放在阁楼上，凡逢到感冒鼻塞初期，可以煮水来熏蒸，汗出一身轻。蟛蜞菊还可以治疗腰肌劳损，它生长得快速，在地表密密麻麻走如同人体膀胱经。

因此用蟛蜞菊煮水，加一点点小酒泡脚熏蒸，可以达到肌肤放松，经络疏通，劳损缓解的效果，当然每次都要做够一个疗程，七天。所谓量变引起质变，中药之效需要一定的时间跟耐心。

现在研究发现蟛蜞菊不但抗炎症疼痛，也就是说局部发炎疼痛，它可以消炎镇痛，它还保肝、降血糖、抗肿瘤、抗病毒、杀虫抗菌，有许多优势，有待发掘。不要因为它是外来物种，我们就戴有色眼镜、用异样的眼光看它。

19. 蒌叶

蒌叶，又叫香蒌，听其名就知道它气味辛香，芳香辟秽去恶，它可作消化良药！它又叫槟榔蒌。槟榔有一股冲鼻的味，蒌叶也有一股冲鼻的味，辛能行，所以它能行气开窍，为行气疏肠之品！

五经富的蒌叶主要长在密竹林中，或者倒下的老房子里，地方多的采都采不完。如上车村、西山村、鸭母湖村！

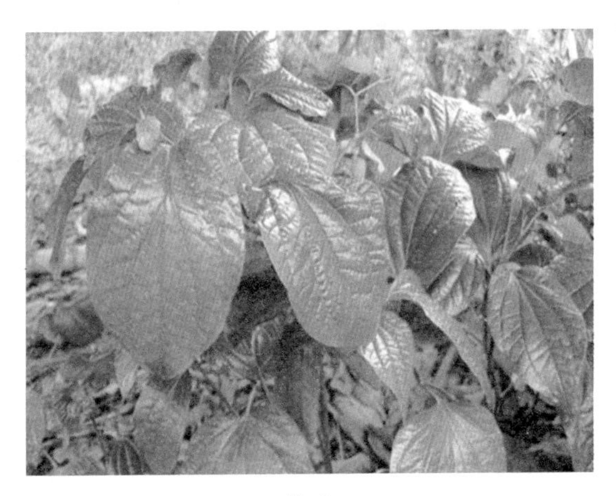

蒌叶

蒌叶是长寿药。有一位长寿百岁婆，她平时就喜欢采点蒌叶来煮粥，她称为暖胃粥。吃了胃暖洋洋，心脏就舒服。养胃即养心。心脏是人体小太阳，喜阳而恶冷。

百岁婆吃蒌叶以后，一年喷嚏感冒都少了。蒌叶喜欢生在公路、村边阴湿之地，或者墙壁角。它的叶子油嫩油嫩的，翠绿翠绿，辛甘性温，能祛风寒，行气滞，消肿节，止痒痛，还可降浊气。

一个小孩子咳嗽，一吹空调就加重，是风寒型的，用蒌叶七片煮水，咳嗽就好了。又有一位手被火烫伤的人，用蒌叶捣烂加蜂蜜敷上去，立马镇痛消肿退火，而且不留疤痕。

还有吃东西吃撑胀的，直接用蒌叶10～20g煮水，那就是行气散。还有生气以后胁肋胀的，用香附、蒌叶各20g煮水，疏肝健胃。

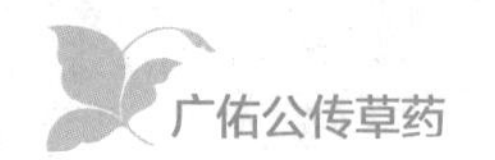

还有乳腺增生，用蒌叶配合陈皮各20g，轻微的乳腺增生吃半个月就好，它能够行气化痰。

还有冬天老人咳喘，支气管哮喘，遇寒冷加重，用蒌叶煮姜枣茶，吃了暖胃暖心暖肺，经脉拘挛会缓解，咳喘就会停止。蒌叶就是一团阳和之气！阳动冰消。

蒌叶，也叫槟榔蒌，它的行气作用非常值得推广。百病皆生于气郁。各种疾病，共同原因都有气郁在里面。一味蒌叶就是行气汤。槟榔就能行气下气，蒌叶可以行气降气。所以吃了蒌叶粉后，放屁会增多，去肠胃之气。

因此人在城市里压力大，身体差，很容易动情绪赌气，像交通堵塞那样，那就常服一些蒌叶粉，既能够修复暴饮暴食的胃损伤，还可以解除情绪动怒的肝损伤。蒌叶真是一味疏肝暖胃良药。用蒌叶做成的蒌叶粉，它效用可广泛了。所有皮肤湿疹、瘙痒、脚臭、脚痛只需用一味蒌叶晒干以后打粉来泡脚，可以加点醋，十天半个月就能收到明显效果。。

由于蒌叶行气止痒，它还可以治疗失眠，所以用蒌叶打粉了煮水泡脚，或者蒌叶煮水加点醋服用，酸温酸温的，那简直就是一剂安神和胃散。

蒌叶，它对付骨刺也有效果，就是要煮浓汁。它辛温能行气散结，加醋外泡可以软化，内服可以破结。

蒌叶，现在药理研究发现明显有抗寄生虫的作用。因为它的挥发油会赶跑寄生虫，有直接祛除之功。小孩子面黄肌瘦就吃蒌叶，它可以让肠道变得蠕动有力，而且蒌叶是辛甘温的，对身体有助长功效。小孩子食积，直接用蒌叶加香橼各10g煮水，可以去食积肚腹胀痛。

蒌叶的全株叶子根茎都可以入药，全年可采，直接切片打粉晒干，就是一味好药。

蒌叶属于胡椒科的植物，听到这个，我们就知道它的能耐了，它是胡椒宗族的，也就是说胡椒可暖胃，它也可有；胡椒可驱寒，它也有；胡椒能行气，它也可以。胡椒可以治疗口角流涎，它也可以。盆腔积液的妇人只需要将蒌叶、小茴香还有胡椒几样打成粉煮水，怕上火的加点醋，一吃下去积液就会消掉，所以我们了解一味药要了解它属于哪个宗族的，要知道它的一些名字、别名，别名就是它药性、形象的体现。

想不到，密林中的蒌叶到处生长，不用人去栽种，却很茂盛。得到天地大自然之气，它一旦遇上中药的伯乐，就将发挥出无与伦比的作用。

蒌叶还有很多功效值得开发，一味蒌叶就是胃炎散，就是积液的克星，脚癣的专药，脚气的良方，寒证的对症之药。总之，各种水液病、寒病、气滞病，蒌叶都非常能行。因此，研发出蒌叶泡脚粉，蒌叶制剂对中医药的发展有推动作用，因为它是五经富非常常见的一味草药，龙眼见珠，凤眼见宝，牛眼所见皆杂草。不通中草药的人知道它是杂草，通的人就知道它的天材地宝，如同韩愈的《马说》：“千里马常有，而伯乐不常有。”

识草药的人也不是经常有的，这时很多疑难杂病那么嚣

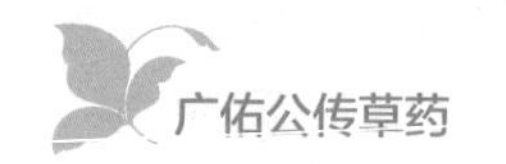

张，就是因为识草药的人太少了。平常草药能识而用之，即是神奇。

20. 番薯

番薯，即红薯。它不是粮食吗，怎么变草药了？它是药食同源，药食一体，它又叫地瓜、甘薯，它的品种非常多。五经富红薯的品种有几十种，不是极品的红薯品种就一定最好吃，你还要看它种在哪里。它种在大洋，深山老林，海拔高，土壤好，温度特别低的地方，长得个头小，但口感特别好，且营养价值极高，生长周期也长，囤积的营养非常多。高山红薯乃良药，功不亚于熟地！

它是治便秘的良药。许多人低估了红薯的作用，他没有真正将红薯当药。广佑公讲，无论多么疑难的慢性病，只要找到道地的红薯，大量地吃就会好转。肠通一身劲也！我举一个例子，广州一位退休教师十多年便秘不愈，我问他吃过红薯吗，他说吃过，但都没有效果。我问他吃多少，他说每天一个。我说一个怎么够呢？得吃五个。他听了就吓一跳，说，又不是猪，能吃这么多吗？我说红薯的话你可以煮粥也可以切片蒸，而且你要买到好的红薯。多吃大力，大力出奇迹，少力为劣，大力为夯！像我们大洋的红薯一斤八块钱，你都买不到，叫有价无市，很快就被人家订光光了。他半信半疑，每天吃三到四个红薯，本来五天一次大便变成三天一次，后来吃五个红薯，每天都有大便，很顺，状态非常好。他说，有钱难买早知晓！果然印证了那句话，中医不传之秘在于量，传方传药不传量等于白传。所以这么平常的红薯，如果没有这种对极致量的追求，你也很难达到治疗的效果。医生有的时候拼的是经验，胆量，独到的认识，还有有没有师传、仙授、祖传、传承。这个传承你没接到，你认识都不够深刻。我一直准备《传承》一书，将这种秘密公布！

我觉得五经富人应该感谢红薯，感谢把红薯带来五经富的人，甚至是把红薯带来中国的人。食物里带番的，像番茄，它大都是外来品。大家不要对外来品有不一样的眼光，有些是外来的优秀“人才”。

福建某个地方的一位壮士将红薯引到中国，救了大批饥民。他冒着生命危险，国外是不允许将这么好的东西轻易引走的。他将红薯藤藏在绳子、藏在毛发里，带到中国，大面积繁殖，从此福建、潮汕等近海地区很少有因为饥荒而大面积死亡的，因为有红薯打底。以前每家的红薯都必须堆满床脚下，够大半年吃，吃不完的红薯还用来养猪。五经富在最艰难时，靠红薯度日，老一辈人仍能回忆！所以五经富真适合建一个红薯引种人的宫庙、纪念馆，饮水思源，食薯念恩，世代莫忘！

红薯，它可以治疗崴伤。直接用新鲜红薯捣烂如泥，也可加生姜，也可不加，你脚崴伤敷上去，第二天就好得

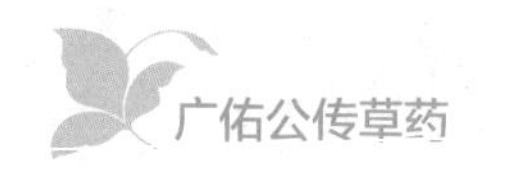

七七八八，三四天就可以下地活动，这对于普通崴伤就有这么神效。

还有，红薯可以治疗眼珠子发热。看手机、电视、看电焊，眼珠滚烫发热。有这样一位电焊工，痛得睡都没法睡，直接捣烂红薯，如泥，敷在眼睛上，第二天全好了，又去电焊。这就是红薯滋阴、降热、退火的功效。所以对于五脏六腑的火毒，红薯都特别管用，特别是一些癌症病人，居然通过吃红薯让肿瘤萎缩，让炎热不扩散，薯类能静、定、安，那些老吃动物肉的人多容易急躁发火，可以把动物肉减少，改为吃红薯偏多。薯者静也，多动症、急躁、发火、易怒次数会大为减少，不相信的话，大家可以直接试一周。你大胆地杜绝三餐无肉不欢的坏习惯，最多一餐吃一点点肉，然后其他两餐拼命吃红薯。你吃一周以后，会觉得身体更清净，心思更细腻，呼吸更顺畅，头脑更灵活，这里面都是由实验讲出来的道理，不忍心私藏，所以和盘托出。

在大洋有一位肺癌病人，他看到癌症吓死了，连续吃了红薯十年，癌症也没有扩散，天天不离红薯，而且要自家种的红薯。我希望大家把这个案例带给自己最关爱的家人。关爱家人健康，一定要有好的红薯。

中秋节有些人吃月饼、糖果过多，大便黏腻不畅，红薯连吃三天，肠道就干净了。记住，红薯吃蒸的、煮饭的、煮红薯汤都可以，唯独不要吃煎炸的红薯，因为它已经变性了。还有量变引起质变，量要渐渐增大！

红薯在中药书上有补中生津，止血排脓的作用，所以有些人喝酒胃溃疡出血，不要紧，有一招绝妙，直接红薯粉兑水每次一两调羹服下去，就好了。我近期还碰到一例病人。货车司机，他长期跑长途，眼珠子都出血了。他问我怎么办，我说你家里有没有薯粉，我们五经富叫薯粉，有些叫葛薯粉，有些是红薯粉。红薯粉更便宜，葛薯粉贵一点。他说他家里有红薯粉，我说你直接一次两调羹拌温开水吃下去。他当天晚上吃，第二天眼珠子的血肿退掉一半，第三天全好。

所以你们知道这个经验，无论葛薯粉还是红薯粉都管用，眼珠子布满血丝就直接吃，又没有害处。肠热一出肝热就下排，叫脏毒腑出，肝热下排眼睛就清灵。叫浊降清升。所以有些人眼睛不清灵，因为有肠毒，用红薯粉，降浊解毒！

以前我们在龙山，那里都是种红薯专业户，种很多很多，多到可以送人。红薯叶也是良药，它跟红薯的价值几乎等同。红薯的薯、藤、叶、根皆可入药，春秋、夏冬全年可采，不计时期。

曾经有人上云居山跟虚云老和尚一起吃饭，贵客不懂事，把地窖拿上来的红薯，看到有黑皮的就掰掉丢下来，挑着吃。虚云老和尚都一百多岁了，眼睛照样炯炯有神，他直接把红薯皮丢到嘴里吃了。行不言之教！养生有的时候不是只讲卫生的，还要卫心。从此这位客人大受震撼，大受启发，大受觉悟。惜时，惜饭，惜米，惜粮。用敬惜之心吃红薯，人应该都可以活过百岁。

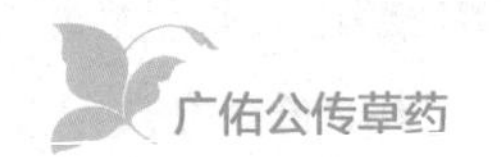

很多人吃红薯觉得难以下咽，还说出一句这么难吃。大家想想，饥荒吃草根树皮的时候，吃观音土的时候，你怎么想？思量战乱苦，红薯吃即福啊。思量饥荒苦，红薯吃是福；思量疫情苦，红薯吃是福；思量乞丐苦，有得吃即是福。吃饭时，吃什么重要，如何思想也重要！你用感恩惜物心，用关爱汤，红薯，其效必彰。

红薯的话，它治疗崩漏有一绝。村里的妇人她都懂得，红薯藤直接烧成灰，然后冲点酒，一吃崩漏就停止了。所以红薯粉、红薯灰都有功用，中医就是这么神奇。还有疮痈，直接用红薯捣烂敷患处，就可以退痈。同时红薯煮来吃，可以让脏腑之毒下排，内外兼治，其效更佳。

红薯还有更多值得开发的功效。今天讲这点，目的就是让大家少吃肉，多吃点红薯，变得更大力，更宁静，更宽和，更通畅，更能排毒，

将来我们创红薯园，开百草坊，正如徐大椿自题墓志铭：

满山芳草仙人药，

一径清风处士坟。

处士，即隐士，高士，不求闻达，心系苍生！这些人用平常之草即仙药也！

21. 松针

广佑公讲过，满眼绿色皆是药，其中绿的最久最长的毫无疑问就是松了，人称千年松，又称长寿松。松鹤延年是祝寿的美意。

这么平常的松针药效讲究在哪里呢？我们都因为不了解而贱视了它。

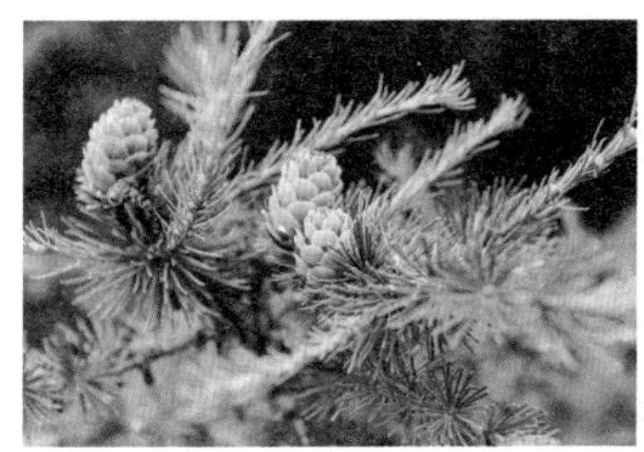
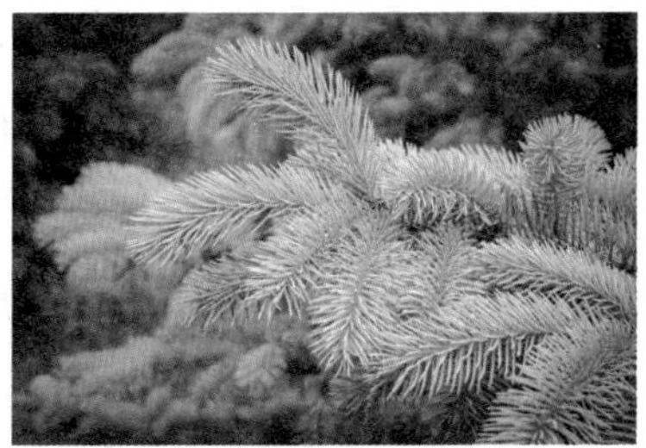
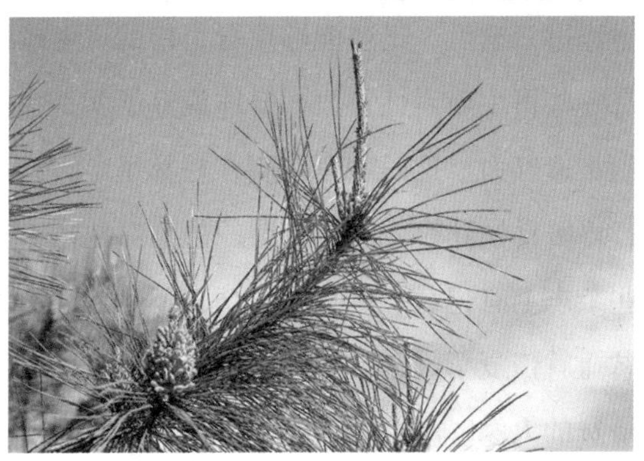

松针

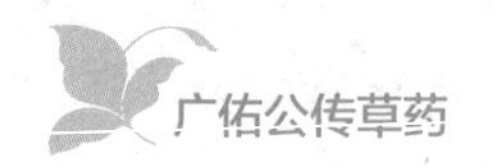

广佑公讲过松治风湿为一绝，哪个家庭没有风湿，没有筋骨酸痛的？都有。松治风湿就很简单，用松针煮水加酒来熏蒸、擦、泡脚。龙山有一个种树的大叔，他的踝关节经常痛，不耐久劳，就是用松针煮水加酒浸，肿痛得消，还可以耐行久远，这是松针的去风湿、强筋骨之处。

松针是温性的，温能通，它带点微苦，苦能燥湿，所以小孩子皮肤长湿疹，一味松针煮水外洗，再喝上一两杯松针汤，这个湿疹就会干净，皮肤就会好。由于松针除湿功效比较好，所以秋冬天腰脚沉重的人用松针泡脚粉以后，脚步可以变得轻健，因此松针被认为道家修炼秘宝。道人都喜欢在松林，据外国研究，服食松针粉，在松岭里呼吸新鲜空气，可以让心肺病的病人延年益寿。

松针还可以做烧伤散，原因就是它能收敛止血。用松针打粉，调揉敷在患处，可以治疗烧伤。松针有止痛作用，它还能生肌，松树经过刀砍后，迅速能够愈合，松的再生能力值得重视。所以有一些再生障碍性贫血，身体说穿了就是脾胃不生化气血，骨髓难造气血。这时呢打赤脚在松林里走路，然后呼吸松的气味，再服食松针粉、泡松针澡，贫血都会好。

在一些杂志上有记载，严重贫血病人就是松针加大枣煮水来服用，贫血就恢复了，这是很便宜的一种疗法，非常适合一些边远、清贫的人家，不能因为有了顽固的病，对身边的草药不认识，而导致了灵药在旁却没有用处。

松针现代研究还有安神的作用。顽固性失眠，你用松针酒，这是我们的恩师余老师很推广的，每年到秋冬干爽的时候会采集一批松针做酒，味道非常好。松针酒喝完后精神放松，睡眠深沉。

松针还可以治跌打损伤。有些劳伤、跌损，将松针加到四物汤里效果更神，因为松针是很好的引药，入脉，你去观察，凡药物里头带针的，鬼针草、松针，都有穿破、通透之功。中国古代就有吃松针的习惯，饮松针茶获得高寿的记录不计其数。古人对自然现象研究观测发现，松柏生命力旺盛，寿绵长，有它可取之处。

葛洪在《抱朴子》中记载：有一个秦朝的宫女，战乱中逃到深山，服食松针，结果身体康健，等到秦朝灭亡以后，汉朝又过了一两百年，宫女还活着，冬不怕冻，夏不怕热，脚一跳就上树去了，很是矫健。当然这不光是服食松针，还有清心寡欲，在山中修炼。孙思邈更是推广中国的松。他提出服松叶法治疗疑难病，有皮肤恶疾病人跟孙思邈入山，孙思邈教他们服松针，皮肤的浊阴排干净，玄幻小说叫伐毛洗髓，随即皮肤恶疾得愈。现代的白癜风、顽癣是不是可以借鉴这个方法呢？

松针还可以治疗疮肿。李时珍讲过，松针又名松叶、松毛，以其入肺表，故肌表起脓包，直接用松针浓煎水，外洗内服，可以排出脓浊。现代研究松针能疏通血脉，减少心绞痛、心肌梗死还有脑出血的发作。有很多血管堵塞的亚健康人群，他们服用了一些松枝制品以后再去活动，血管更柔和，更有弹性。

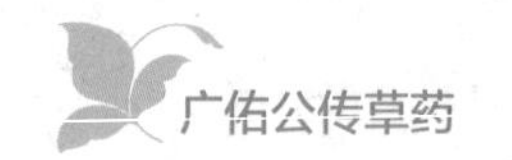

松枝降血压才是一绝。怎么降法？单纯性高压病人，用松枝大量煮水加醋，还可以喝一两杯保健茶，服上十天半个月，血压十有八九都降下来。所以有些人看到药就发愁，其实你只要将食物正常利用好了，就未来可期了。上医能够将食物当成灵药来用，将草木当成宝贝。古人讲：“气是续命芝，精乃延年药。”你去发现，你到不同的树林里呼吸不一样。桉树林你呼吸很着急，松树林跟柏树林你呼吸很深沉。

我曾经在龙山体验过。下油坊村一个人骑摩托车到龙山找我，他说要找我治鼻塞，等他摩托车骑到龙山，他说鼻塞好了，出去的时候又塞了。原因就是龙山的松气味还是很浓的，那时我们就对住山很有信心，因为这是病人提供的经验。

松针还能抗氧化，抗衰老，这点才是它真正的价值所在。人体一衰老百病就生，抗衰老百病就灭。抗衰老古代叫松鹤延年，松就是稳固，它能让呼吸稳固，稳定心率。有些心律不齐的人，你用松针甘草汤，松针和甘草各一把煮水吃了，心律就稳了。有些无事常生烦恼焦虑的，老容易骂人，也是松针甘草汤。甘草20g，松针一把煮水，一吃下去，一天要发火十次的变成五次了，五次的变成三次，这就是效果好。

据说同样的食物，你拿松针去靠近它保存，跟其他树叶比，松针的保存要更长。也就是说，松针能防腐。这可不得了，在松针的领域里人会衰老得更慢。所以古人道家都靠松、近松。张良，帝王师，可谓厉害，他的师父叫赤松子，桥边传书，天下大定！所谓一枝一叶总关情，一枝松枝它真的关系到当今人的健康。

未来拥有一片森林，它将是一个城市幸福指数的体现。广州因为拥有白云山森林公园，广州人民的生态还有生活品质更高了。古代都是无山不松，无岭缺松。道家人有无松不住的说法。如果没有茂盛的松树，那地方都不值得去住。

一般采松是尽量要采十年以上的松，特别是开花结果之后，这种松树气更满。松针要尽量是土松，即本土的，还有一些更年期妇女长斑，很多人为了祛斑可以一掷千金，为求美白可以倾其所有，其实只需要将睡眠调好，其容自美。所以调睡眠跟美容的药就是松针，它能够入肌表。肺主皮毛，松针就是松树的皮毛，以毛入毛，可以祛斑常青，直接用松针煮水洗脸洗手，可以美白，服用可以祛斑。所以一味松针就是美肤美颜的良药，它的效果不亚于肤白散，但前提是必须要早睡早起，坚持下去，再用松针，其效必彰。

松针还可以治疗鼻炎，增强免疫能力，用四君子汤加松针，可以开鼻窍。因为脾主五官，主九窍，加了松针就可以透肺表，这是一个比喻。有很多慢性鼻炎的孩子、中老年人，生活在空气不好的地方。这时不要紧，采来松针加进四君子汤，党参、白术、茯苓、甘草各10g，加一大把松针，还可以切姜枣下去，喝十天半个月，鼻子免疫功能大增，这是慢性鼻炎里几乎可以通用的，但前提要少玩手机，多去锻炼出汗，效果才会更好。

还有一些战士他晚上看不见路，夜盲，结果就是用松针煮汤，志愿军们服用之后眼睛就亮了，现在朝鲜老百姓们都津津乐道这个经验。所以松针可以帮助战士提高夜视能力，因为它含有一些普通食物里没有的营养，这是在将军的回忆录里头记载的，非常可靠。

还有世界大战的时候有些战俘还有士兵营养不良，会得坏血症，他们就直接嚼食松针，保了命还治了病，这可不得了。现在很多癌症患者，身体里缺气、缺血、缺氧，别忘了松针，这可是延年益寿之物啊，人有时候不要光看着病，取法中得其下，要看如何延年益寿，取法上，得乎中。

松针据说对老年衰老的改善效果很好，但前提要用好品种的松针，不是所有松针都可以随便用，有很多是伪品。还有采集、保存有没有打露？这些都很重要。一样药草的制成真是每个环节都有关键，没有一个细节可以轻易被忽视，包括采药的心态，采药人的品质、修养，炮制药时的情绪、精神，都影响着药的作用，包括药用出去的目的，是谋略还是推崇仁义？都不一样。

现代研究发现，松针有治疗哮喘的作用，那些老抽烟的人、中老年哮喘患者，用松针加点黄酒，可以温通血脉，排出寒浊。松针还有祛痰利尿作用，它体现在清除肺里头的毒。

李时珍认为，松针、松脂久服，轻身不老，延年益寿，说明这是一样可以作为保健品的食物、药材。松一身是宝，它的松节可以治关节病，松针可以治脚气、脚癣、湿疹、阴囊潮湿、牙齿疼痛。它的松子可以润肺燥、润皮肤燥、润肠燥。所

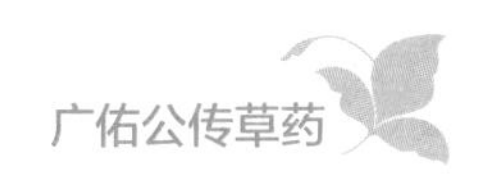

以，大型的餐馆都有一个很好的菜叫松子。

松子自从唐宋以来都是人们赞不绝口的食物，它可以益智坚骨，有书生年老牙齿松动，服松子三月而得稳固。有肠道便秘的官员，服松子得以滋润。所以中中药方，麻子仁丸、五仁丸，里面加松子，它的润肠通便功力会大增。

苏东坡很喜欢研究中草药，还有大科学家沈括，共同著有《苏沈良方》一书，他们对松针的赞叹非常高，作有《松花歌》：

一斤松花不可少，八两蒲黄切莫炒，槐花杏花各五钱，两斤黄蜜一起捣，吃也好，浴也好，红白容颜直到老。

就是说吃松针跟泡松针澡，是可以让肌肤美白，使肌肤有红润之色，还可以抗衰老。

松针治疗青春痘，效果也是杠杠的。青春期脸上出现青春痘，直接用新鲜的松针榨出汁来，服用几天就好了。顽固的青春痘还需要加点蜂蜜或蛋清或牙膏外敷，这是一个民间小验方。

松针还有强筋骨的作用，有些老人走路不稳，颤颤巍巍，还要拄拐杖，松针对于骨骼钙质的流失有巩固补充作用。珍仔围村有一个老人告诉我一个方法。我问什么方法，他说他以前要拄拐杖，现在不用。我说吃了什么药？他说吃了松针汤，他就采了松针晒在自家楼顶上，当作泡茶一样煮水来喝，再去走路，那步伐一天比一天大，喝了几个月就把拐杖丢了。

以前有个麻风病病人，被家人赶到深山。他遇到一个道人，就让他吃松针，用洗松枝澡，不到半年，麻风病居然全好了，这是有记载的。所以有一些奇难恶症，走投无路的时候不妨想起松针。

还有呢，松针治疗黄疸。印度某个族群有几个人同时患上黄疸，吃东西就吐，于是用传统松针疗法，结果黄疸病人吃了退掉以后，头痛头晕也好了，这真是修行人的宝。修行人不识松，就是有眼不识泰山啊。

关于松针有很多可为的，这里就不一一介绍了。总之，龙眼识珠，凤眼识宝，牛眼识的都是青草。在牛的眼中都是青草，可是在龙、在凤的眼中，那可是灵丹妙药。

22. 番石榴（木仔）

平常草即为药。今日李强自河源月桂堂过来五经富，佳俊、泷清、九丽、壁华、舒佳等一起在龙水谣采草药。发现了一株原始的番石榴，枝叶嫩绿，生机勃勃！五经富土生土长的。番石榴客家话叫拔仔，翠绿的叶子，光滑的身。它是常绿灌木，或称小乔木，喜生原野溪江边。几乎每个五经富人童年时都认识它，但是只知道它是水果，或者它的叶子能泡茶而已，深一点的价值很少去挖。

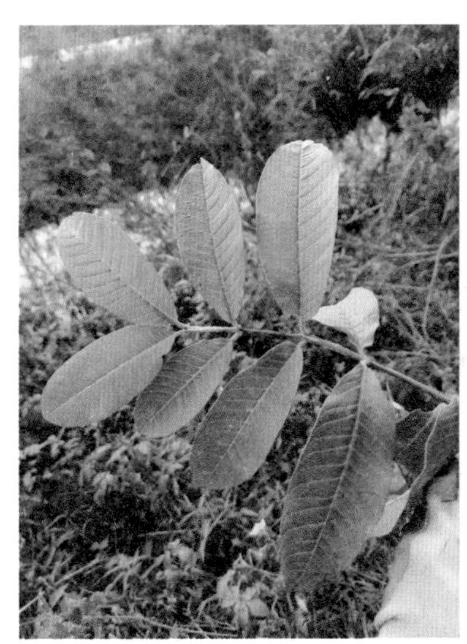
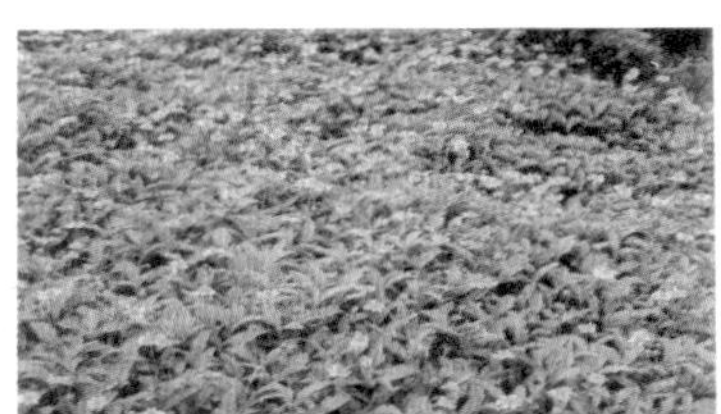
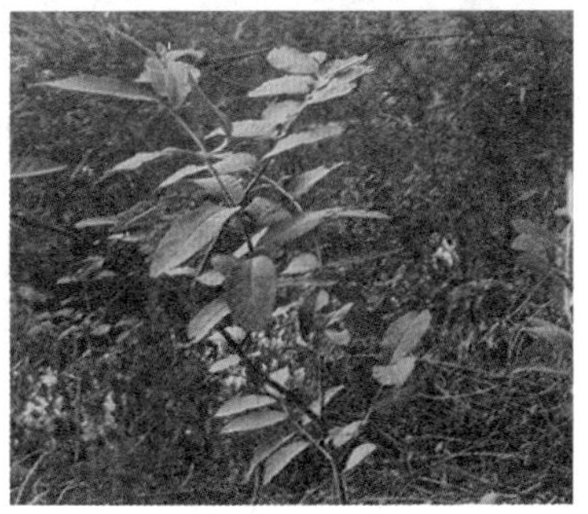

番石榴

广佑公曾经讲过木仔的叶，叫拔仔叶，有收敛的作用，放在口里一嚼涩涩的。草药诀讲：“酸涩收敛，涤污脓！”木仔叶可以推出肠道的污脓，光这个发现跟认识就足以震动世界。

在营盘村有一高姓的孩子，连续七天见食物不香，不喜吃，舌苔腻得像未刷马桶，又厚又臭，原来是肠胃严重积滞。受到乡人点拨，病有高人说药方，现场采拔仔叶煮浓汁放点盐就喝，第一天喝就想吃饭，第二天喝舌苔干净，口臭消失，好了。拔子叶可以消融宿积。为什么一个病两天就可以治好，却要拖个九天呢？因为对身边万物的价值缺乏了解、认识。不了解你认为它是草，了解你才知道它是宝。英雄就识英雄，凡人看到的是俗与庸。

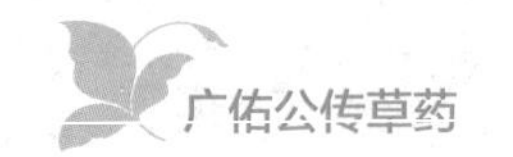

低坪村一个炒菜的老板，他得了严重的痢疾，一天跑厕所无数次，肛门都拉脱下来。人家说用新鲜的拔仔叶的心，现场弄十个嚼烂，嚼碎，嚼成黏浆喝下去。吃以后，就不拉了，涩肠止泻之功如此神奇，这个经验是五经富独有的，在缺医少药的年代，拔子叶便是止泻药！因为下油坊的草医郎中也知道，告诉我，我从多处都听到，就是要现场嚼那个拔仔叶的心。

现代研究表明，用拔仔叶的心可以治疗细菌性痢疾肠炎，它的效果不亚于凤尾草，它们也可以联用。凤尾草跟拔仔叶各一把，治疗常规的湿热拉肚子，吃不干净的东西腹痛，那效果是一用一准，药若对症一碗汤，几乎不用第二剂。

还有严重的肠道发热，大便带血的，拔仔叶配合火炭母，各30～50g煮水，治痢疾其效如神，这也是民间独有的经验。恰好电信局的一个局长过来说："拔仔叶我知道，它治糖尿病。"我问他为什么知道？他说朋友圈里看来的。一般血糖9～10mmol/L，第一次发现，你直接吃饭到七分饱，然后用拔仔叶一到二两煮水服用，半个月后它就降下来了。但要记住早睡早起，日行七千步，配合养生，其效更速，而且更稳。某些人治病，不配合养生，那病就容易犯，反复发作，变成疑难杂症。

在新寨村，学馨医生有一个方子非常好用，直接用拔仔叶连枝带叶洗澡，洗什么呢？洗孩子们起的月痱（一种小孩皮肤常见病），还可以治疗各种皮肤瘙痒、血痕、湿疹。在西山下就有这样浑身湿疹的孩子，用拔仔叶煮水加点盐就洗澡，洗三

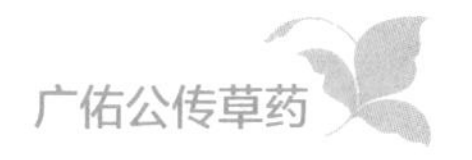

天就退掉了，从此皮肤不再瘙痒，像换了一层新皮肤一样。它居然有这么好的效果。

为什么现在你们用不到这种效果？因为采的药不地道，很多药的品种有非常多的亚种，就像现在你拿五经富土生的拔子来吃，回味无穷！他找不到土生土长的药，便不知其神！现在台湾地区过来的品种很大，但是大而无味，本地这种土种的，由于产量低，大家都不喜欢种，不知道它的质量很高，进到嘴里口感好。我认为贫穷年代饥饿的时候，龙眼荔枝是宝，但在富裕年代，饮食丰余的时候，拔仔、柚子才是宝。“三高”有三宝，一曰拔仔，二曰柚子，三曰山楂。或洋桃（北方山楂，南方洋桃）这些带酸涩的水果，能收敛，无论是高血糖，高血脂，高胆固醇，高尿酸，甚至癌症的那些指标，它都有收敛下降的作用，关键是要新鲜、本土、道地，这六个字很难做到，还要顺季节，反季节的还不行，并且不可入冰箱后食！

拔仔叶在五经富究竟有多么的流行，只有那些有经验、开过大排档的人才知道。我碰到一个在花都开大排档的老板，他每年都要在家乡用几百斤拔仔叶煮水，他说这叶子一到当地，跟他的生意一结合，相得益彰。他早上做的包粄、肠粉，因为有了拔仔叶茶，离当地很远的人都冲着他的茶特别过来。有些血糖高血脂高的人，特别来喝他的茶，再吃点早餐，说很舒服，来了会上瘾。他这个茶是一绝。

所以，会做拔仔叶茶，你在民间开个火锅店、早餐店都会门庭若市，顾客满盈。为什么以前要施茶、施医、施药呢？因

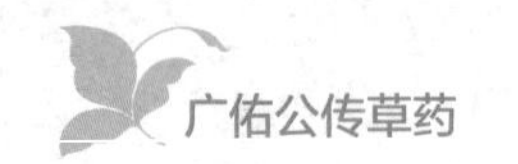

为可以广结善缘，叫舍一得万。达者结千人缘，懵懂者结万人怨。所以我认为养生馆、学府、教堂、诊所都得要有这个度量，度比春风，量如沧海！包括医院，可以选择一两种甘淡平和的草药，每天用几斤来煮好茶水，任你街坊邻居来取用，不收钱。不收钱不代表便宜，而是这种爱是无价的，要长年累月去坚持。小爱汇成大爱，积爱成福。

五经富就有这样坚持施医赠药的习惯、传统，不单赠贫穷人，还赠需要的人，赠所有人。他是在积福。五经富你说他在施舍，他反而不这样讲，谦虚的人会说："我在积福，谢谢你给我积福的机会。"所以人与人的区别就在心态，心态好，病魔好；心态差，身体垮。

所以下午我开玩笑地跟大家说，曾老师又要弄一块拔仔林了，种一排拔仔树。拔仔叶常年都可以采集，口感又好，直接晒干就可备用。

拔仔还可以外用，治疗出血疮痈。民间有一个拔仔散，就是拔仔叶晒干打粉了存在罐里，碰到一些老年人疮口烂，割伤以后疮口不合流水，敷下去能够收湿敛疮，复合肌肤。所以，拔仔叶可以取代云南白药的作用，它简验便廉，不怎么花钱，是民间的宝，是老百姓的守护神。

每个家庭门口几乎都有贴门神，守护着门，可是进出入的人常常视而不见，我们健康的守护神也时常在身边山林、村落中。好多人都千辛万苦去异地求医，不知道静下来用点毛毛草草就能够搞定了。像这个牙痛，痛得都出血了，拔仔叶一味，不需要第二味，加一点点醋、酒，多喝几次牙痛就好了，但要注意早点休息，因为它不单单止牙痛，还可以安神，助睡眠。拔仔叶能收敛，收敛心归于肾，交通心肾，拔仔叶交通心肾之功不可忽视。

现代研究认为，拔仔叶它有明显的抗氧化作用，说白了就是让你变年轻，它可以防病保健。莫待病时方识药，拔叶代茶可防疾。它能够防哪些疾？高血糖、高血压、高胆固醇、肠痈、肿瘤、脂肪瘤、动脉粥样硬化、胆结石、肾结石、便秘、胃出血、肠出血、小儿食积等等，数之不尽。

有人说中医恐亡于药，这句话有道理，因为很多药不地道，而且采药人素质不高，他为了省事，拔仔叶价钱也不多，他就直接砍了放在那里晒，晚上也不收，经过打露以后，药就变成柴了。所以，采药不按时节跟方法，你服用到的许多道地药材其实是柴草。这是我们见过的，因为我见过，不讲，某人采秤星树杆（岗梅），一百斤才70块钱，他觉得要收很辛苦，干脆就砍了在山上过夜，等它晒干了再去收。连续一段时间下来，它已经不是药，是柴了。经霜打露的药不单药力下降，它还会变质，叫有其形而无其实。或曰金玉其外败絮其中。所以人如果不精心去经营一些草药，他会对草药领悟不高。孙思邈说："凡医者要自我采集药草。"第一个知道采药艰难，第二个，知道它原始、道地，第三能用到新鲜的药。

许多人就是需要新鲜的草药，新鲜的草药抗氧化效果好。为什么一些感冒发热，用新鲜的拔仔叶煮水喝，一两次就好

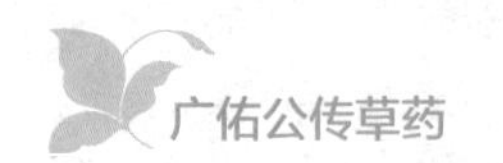

了，用干的就要搞三四次，你也不知道为什么。现代研究就是说含有各种维生素C，还有各种微量元素。必须是新鲜的草药身上才有。

拔仔叶还可以治疗跌打损伤，直接用拔仔叶泡酒可以治疗瘀青。你在户外搞伤了，拔仔叶捣烂敷在瘀伤处，瘀伤就变淡了。小孩子平时很喜欢吃各种水果，导致胃伤，直接用拔仔叶烧成黑炭，跟米汤一起煮，胃伤就会好。

有些孩子他不喜欢吃带涩味的拔仔叶茶，不要紧，你可以煮水加点红糖。关爱老年人可以选择用这种品质的拔仔叶茶。

关于拔仔叶还有更多可以深入去研究挖取的，所谓水藏在深处，知识也藏在实践之中，没有一味平常之药可以被小瞧，不要轻视拔仔叶其貌不扬，也不要小瞧它平常易见，平常之药，用好了就是神奇。拔子叶乃草药世界里一位隐逸之士，不轻易显露！

23. 浮萍

浮萍常见于池塘、水边、小溪、坑沟，许多人都注意到它，却不能知道它的神用。所谓人尽其才，物尽其用。浮萍这味草药，广佑公讲，它身在水中，能利尿，浮于水表能发汗，体轻，能够治皮肤病，就这三句话。

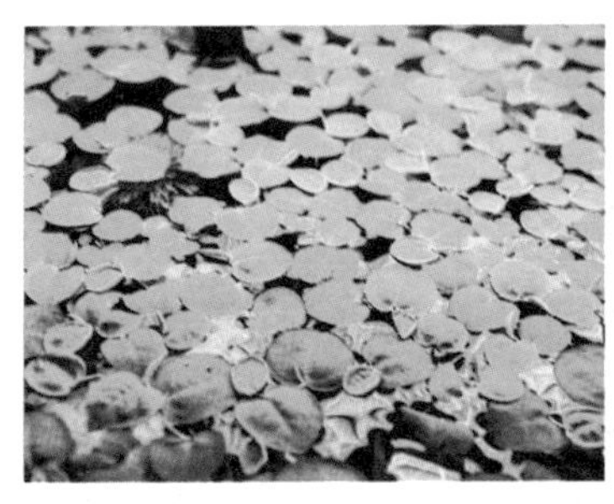
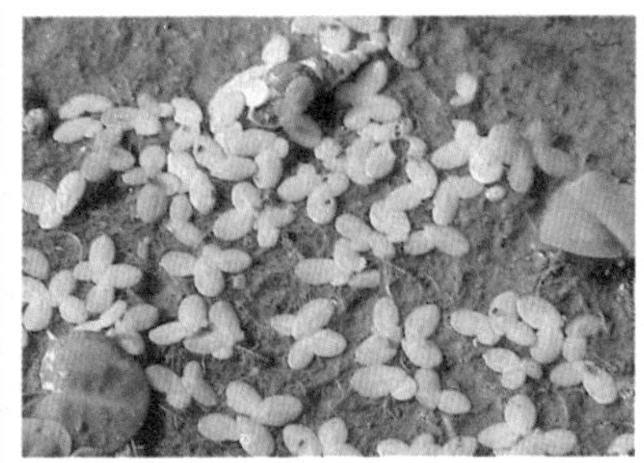

浮萍

浮萍是浮水草本，医人脚发肿，小便尿不通，用浮萍50g煮水服用，出了汗，小便通利，叫发汗利水，脚肿退。浮萍可以治小便不利的水肿，年老体衰的可以黄芪加浮萍各50g，既可以减肥，也可以退肿。浮萍在五经富镇江桥口有好几片，它喜欢生在水缓的地方，生长能力很强。它的根有一定的烈性，所以内服一般要去掉根。

有白癜风的病人，就专用一味浮萍，晒干以后去掉根打粉，每次服用10g左右，每天三次，白癜风退掉了，这是个案。说明它对顽固的皮肤病白癜风有作用。

还有小孩子身上长一些皮肤斑，叫汗斑，是汗出不畅的表现，可以内服浮萍散，外用浮萍打成汁，调点硫磺末，敷上去，那斑就会消。

浮萍，我们常来形容人生如浮萍。浮萍的踪迹就是不定，叫萍踪不定，它像江湖奔波颠沛的生活。王勃在《滕王阁序》上面讲，萍水相逢，尽是他乡之客。说明这个萍有漂泊、走窜的意向。所以身体有瘙痒，上上下下痒个不停，一味浮萍散就

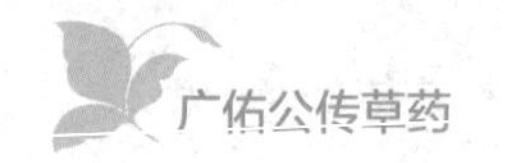

能搞定。

有一个老人皮肤湿疹作痒，从头痒到脚，用浮萍一次30g，去掉根须水煮加红糖，服用以后痒去，皮肤湿疹痊愈。对于走窜性的风疾，中医叫风胜则痒，就可以用善走窜的浮萍，在所有植物里，你很少发现到这种会走路的植物，而浮萍，随水而走，随风而动，随气而飘，把它压到水里它又会飘上来。

所以它吃进人体，可以将湿毒透出体外。有风湿关节痛的病人，关节红肿，浮萍它是带凉的，就用浮萍加上黄芪30g煮水，能够补气，通利关节，是很好的方子。

浮萍治疗跌打损伤也有一手。打篮球或开车，意外撞伤了，用浮萍适量捣烂了加点冰糖就可以外敷，那个肿就会退下去。

浮萍这种药，夏天秋天采收最好，直接晒干了，打粉备用。碰到了风湿水肿、小便不利、瘙痒荨麻疹、白癜风、汗斑、感冒都可以用它，可发汗解表，利尿消毒，祛湿止痒。

浮萍是漂泊的植物，它在人体里可以活血，可以发汗，汗出一身轻，血活一身净，它是治肌表的妙药。

《黄帝内经》讲："善治者治皮毛。"所以预防身体的一些疾患，可以用浮萍。假如一个人觉得鼻塞，赶紧用浮萍配合苍耳子各20g，水煎服，立马通开，身体舒服。而且这个方子还可以治疗遍身瘙痒。中医里你只要病机对得上，治法、思路对，它一个方可以治疗几十种病，甚至上百种。

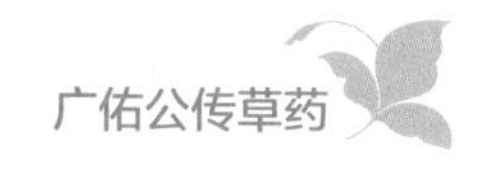

一个浮萍苍耳子散，可以治疗九窍不通，呼吸不畅，皮肤有斑。一个浮萍黄芪汤，可以治疗湿热关节痛，体虚关节不利，筋骨疼痛，还可以治疗肥胖水肿。在池塘里常见的浮萍，它却有这么多的用处，谁又能够轻易小看身边的小物件呢？

24. 艾叶

在五经富家家户户都认识艾叶，甚至呢中国人说不认识艾的，也是极少部分。艾是传统民俗里一味芳香辟秽，端午节放在门口可以防止邪气的躁扰，所以它又叫午夜艾。俗语讲，家有陈年艾，郎中不用来。因此，艾叶又有医草的美称。它长起来像蒿那样，因此又叫艾蒿，尝起来带点苦味，可以称之为苦艾，喜欢生在野外、路边，因此又称野艾，名字非常多。

广佑公用艾叶主要是用于治疗妇女子宫冷。曾经有一个妇女，五年不孕，艾根炖汤服用，就是艾草的根部，连续半个月后，就怀子，并健康生长。可见子宫寒冷要用艾叶的根。中药里也有一个艾附暖宫丸，艾叶跟香附两味药配合，是相当暖子宫的。

民间有一些疮痈，长在皮肤上，广佑公认为直接用艾叶捣烂来敷，那疮痈就会退掉，而且不留瘢痕。还有艾叶芳香能够开窍，因此感冒以后鼻塞，新鲜的艾叶配合薄荷各20g煮水，一喝下去，鼻窍通，鼻水止。还有浑身皮肤瘙痒，这时直接采艾叶，一味煮水洗澡，就可以辟恶气，去瘙痒。有些人入山以后，被草割得瘙痒难耐，洗一次艾澡以后，舒舒服服睡个觉，就不痒了，艾叶就有这个效果。

还有妇女功能性子宫出血，用艾叶的根打碎炒香，加点醋跟水一起煮，一喝下去子宫出血就止了，这是一个非常简易有效的方子，妇人得之如宝，因为艾叶能温经止血。

艾叶的叶子、全草、根部都可以使用，一般五六月采收效果好，阴干了就可以用。像艾叶这些带芳香味的药草，尽量避免在五六月天曝晒，半晒半阴干效果好，像秋天的时候，晒半干，再北风吹干它，能够保全其香气，中医治病就用四气五味，寒热温凉，酸苦甘辛咸。

艾叶温辛又带苦味。它温辛可以通血脉，它的苦可以降浊阴，因此艾叶是肠中积滞的克星。曾经有一个肠道积滞的病人，他就是服用艾叶，一次20g加苦参5～10g煮水，吃了几个月，肠道的息肉就没了。艾叶、苦参可以清肠道积滞，余老师很喜欢用这几味药，有病没病他也寒温并用，升降同调，升清气降浊是道家妙法，这是道医思路指导下的搭配。艾叶便宜，苦参也不贵，这两样至常至见的药草却有至神至奇的功效，值得宣扬推广。

当然，艾叶最好的是李时珍故乡的蕲艾，服之走三阴而逐一切寒湿，转肃杀之气为荣和，救之则透诸经而逐百种邪气，起沉疴之人为寿康。用这种对句式的文学方式来形容草药的功

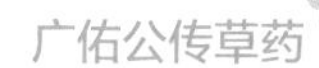

效，读了酣畅淋漓。所以我们都很喜欢用一些文学修辞手法去总结药草的功效，或者背这些有文采的歌赋，如《药性赋》《药性歌括四百味》，对仗工整，朗朗上口。

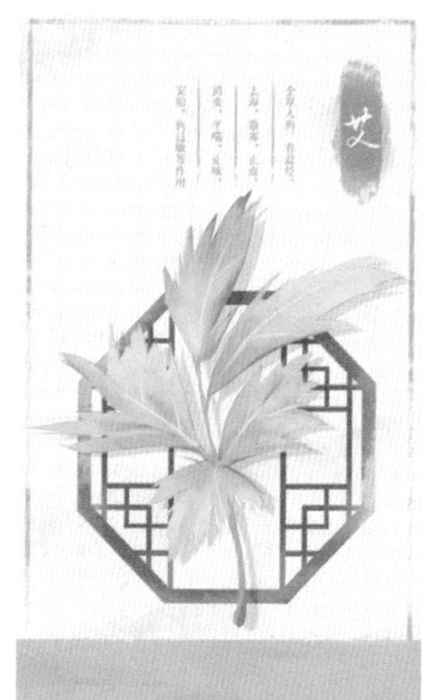

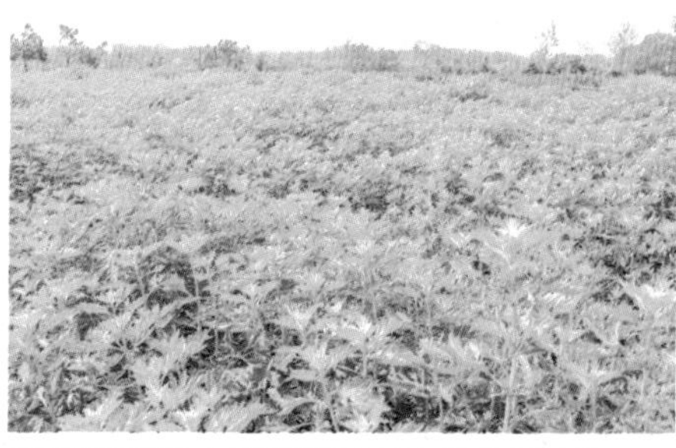

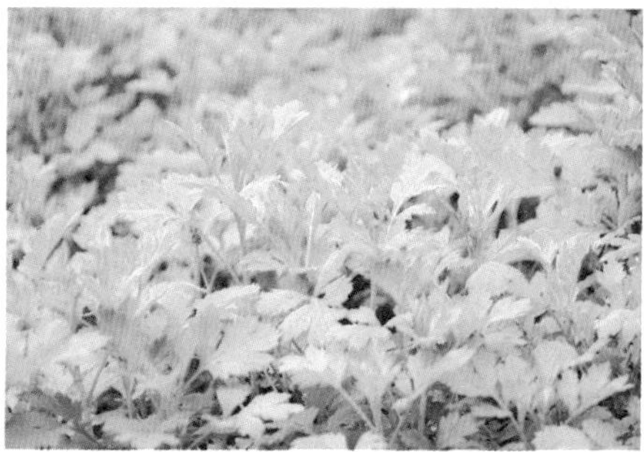

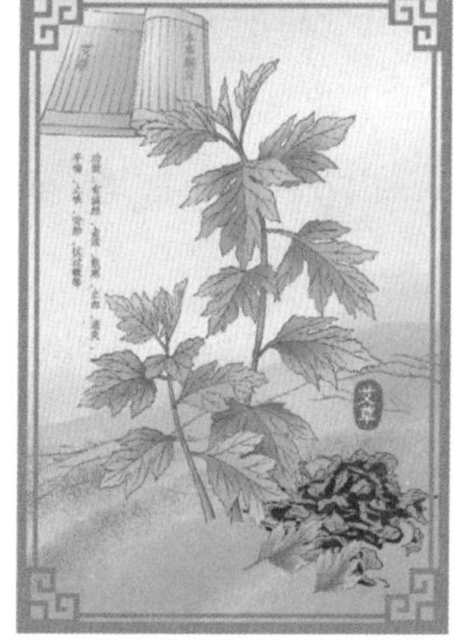

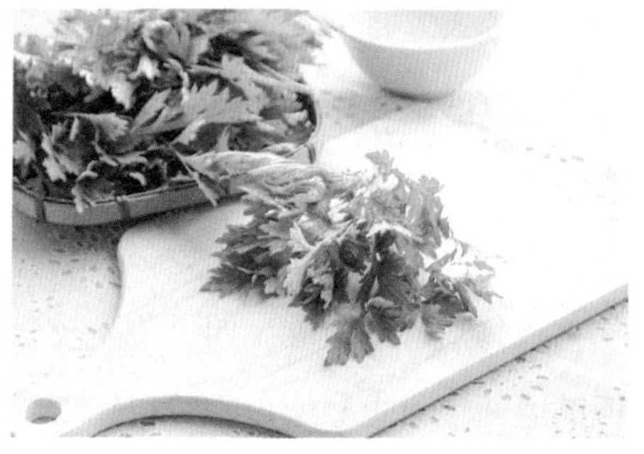

艾

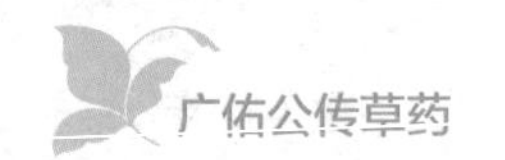

艾，它又名冰苔，所以有些人写冰苔，人家就不知道是什么药了。冰，有冰清玉洁之意，还有寒冰逢汁能化，所以艾叶能够治疗盆腔积液、子宫肌瘤、妇人虚冷、子宫积滞，用小茴香、艾叶各10g可以治妇人子宫肌瘤、盆腔积液等等，服完以后夜尿都会减少。

在古籍上讲，艾灸主百病，用艾灸可以强身健体，治疗百病。所以艾叶制成艾条它的功用就大大提高，它能够理气血，散寒湿，温经脉，升阳气。一切的心肺冷，吃凉的拉肚子，晚上抽筋，手脚冰凉，直接用艾叶。而且艾叶直接灸至阴穴可以治胎动不安，转胎位。

艾叶对现在的颈肩腰腿痛效果神奇。六村有一个叫曾婷的人，患严重颈椎病不能带孙子了，坐卧难安，就是用艾叶、山苍树各一把煮水，加一点点酒用毛巾不断地擦颈部，连续擦一个月，全好。每次都是擦一个小时，这么简单的方法就治好了一年多的颈椎病，她现在又可以带孙子了，大家都惊以为神奇，她今天才将经验讲出来，就是艾叶跟山苍树枝，都是五经富本地有的宝。

还有妇人阴道湿痒，直接用艾叶做煎剂外洗，更有皮肤湿毒癣疾，用艾叶加点醋煎水外洗，顽癣都会治愈。还有跌打伤，跌打局部瘀血肿，叫金疮。《食疗本草》讲，艾叶治金疮取其温通气血也。所以，可以用四物汤加点艾叶，对跌打伤后期恢复效果极佳。

《珍珠囊》讲艾叶能温胃，那些胃寒的人老泛清水，四君子汤加艾叶5g一吃，胃泛清水就停止了。艾叶还可以治疗腰冷，有些人呢，老觉得腰冷如坐水中，这种体会中老年人还有久坐办公室空调房的人都有，好简单，直接艾叶加杜仲煮水，可以加点姜枣进去，吃完以后腰部暖融融的，所以《本草纲目》讲，艾叶温中逐冷除湿，专治一身头颈腰脚冷疾。

《本草再新》上讲，艾叶可以调经开郁。抑郁症可以用它，抑郁症用逍遥散效果不理想，可以加艾叶、山苍枝各30g，月经调了，抑郁也开了。有些妇女抑郁以后月经闭住，血下不了就上冲脑袋，发为癫痫、痴呆、智慧不开，这时逍遥散加艾叶、牛膝，把败血往下面一引，喉头就轻松了，几块钱的药治好了多年的怪疾。

李时珍曾经讲过，艾叶喜欢香附跟醋。也就是说，一个人无事生烦恼，发火、抑郁、头痛，胸中有块垒，这时香附行气，艾叶温中，加上醋降浊，一煮出来口感又好，郁闷顿消。

艾叶还可以治疗心脏病，突然间心绞痛了，直接艾叶煮水加一点点酒服用，可以温通血脉，特别是心脏冷痛。在《肘后备急方》讲到，一个人脾胃冷痛，直接艾叶打粉煎水服用。

那些尿道炎、小便刺痛，光用车前草太利了，可以车前草加艾叶，有些老年人吃车前草受不了，车前草加艾叶专治急性尿道炎、膀胱炎。能够将一味艾叶研究透，就很了不起了，艾叶真的可以当做一篇医学论文来研究，我们对艾叶的认识还远远不够，还相当的浅薄，每一味中药都可以继续深入地挖掘其更神奇的功效，服务于时代，文为时作，药也为时代而用。

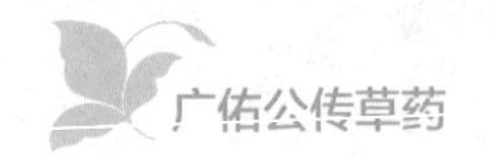

以下为回癫痫病人家属的信：

感谢信任！凡应对一事，必须全力以赴，不可三心二意，则可成！

急则治其标，缓则治其本，这是中医的基本原则。着急发作的时候，控制住，要仰仗各种先进设备，平时治疗癫痫并不难，因为我们有多例成功康复的例子，就是走养生、回归自然的路子。

孩子十八岁那年突然全身抽搐，精神异样，说明这不是天生带来的，是可以痊愈的。要知道癫痫背后的原因，癫痫看似发病在头，其实跟月经离不开关系。经水不下达，反窜于脑。鸠占鹊巢，体必为之乱。

因此，我会用到导气血下行的方法，这个需要家人孩子知道并配合，就是在山清水秀、风光旖旎的大自然中锻炼一年半载。在《品读名医》这本书上记载，一个富人家女儿，抑郁要自杀，富家女行为怪异，医生看出来了，是她的气郁，情志不畅所致！气只要条达就没事，于是建议她天天跟侍女去背草抱草习劳，出汗出力，呼吸深沉，数年都治不好的病，几个月就全好了，这种方法叫习劳治郁！习劳可以治精神抑郁！

抑郁也是癫痫的一种病因，完全可以通过大自然习劳来康复，就是要有人带，有人陪，有人随。难的就是照顾，方法很容易，坚持需要毅力。

另外，怪病都是痰作祟，癫痫要治痰，要远离零食，多吃蔬菜，使血液清澈，浊降清升，像红薯、红薯叶要大量地吃。

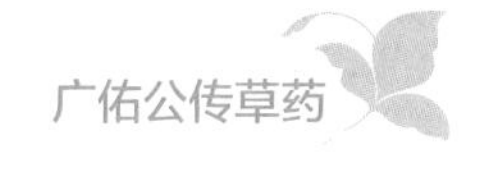

二便通畅后，一身清爽！

第二，癫痫是脑中缺氧引起，我们就要找氧足的环境。好多怪病都是缺气、血液酸化。多少人缺气，看不到生机，最后只能用强镇定药把人治呆、治傻、治痴。

许多怪病，说难也好，说易也罢，难易相成，就是要找对路。人有善愿，天必佑之。放心吧，贫无达士将金赠，病有高人说药方！只要是病，就有方子，方法路子，就看家人病人想不想去行、去走。

在这些正确的道法面前，所谓的癫痫、奇难怪病也不是什么恐惧的拦路虎。希望你们早日养成正知正见，勇敢地锻炼。

与其去担忧结果，不如相信方法，坚持锻炼。没有一种疾病，能够阻挂一颗赤诚淬炼之心！赤脚吧！踏满脚泥巴，练一身正气！

25. 香茅

香茅在五经富土生土长，在白茫坝，偏高山的地方，遍布此药。这药由于有三大特点，连解放军都很看重，来五经富都准备将香茅作为药业，提取里面的精元，做出像罗浮山百草油那样驰名中外的商标跟产品。

它的第一大特点就是治胃痛，特别有效果，我曾经引种了一批香茅在开心农场，那时金宝在，有一个村民胃痛，给他拔了三根，让他拿去煮水，痛了一周的胃病才吃了一次就好，用的是香茅。

它行气，能去中焦恶浊之气，其气香，其性如矛，它的香可以汇成茂戈冲破积滞，它的叶子像茅一样，一般茅能盖房子，没有特别味道，香茅是很香的。中医叫做芳香行气，所以香茅能够行气，治疗胃痛。严重的胃痛，香茅跟香附各20g，加点香草煮水，就是胃痛汤，屡用屡效。在农村知道这个经验，几乎胃痛、胃胀、胁肋痛、生气痛、劳损痛、跌打痛都可以治，无往不利，这就是香茅第一个功效，行中焦之气，治胃痛。

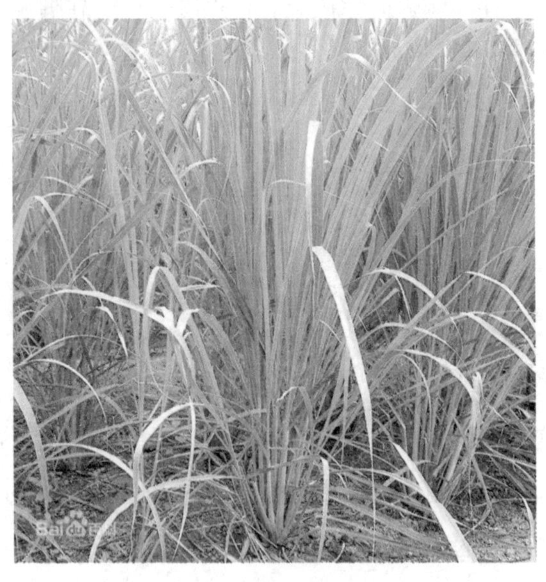

香茅

香茅第二个功效就是定痛祛寒湿。它可以治疗淋雨以后头痛，直接用香茅的油滴在鼻子里还有外敷在头上，七窍相通，它就开窍。所以香茅油可以做成滴鼻剂，也可以做成驱风油、活络油。

第三，香茅芳香开窍，治疗鼻塞耳鸣，直接用香茅30g加菖蒲10～20g煮水，就是鼻塞、生气耳朵听不见都可以用。基于香茅这三大特点，就可以开发出药业，研制出产品，销售到国外，长我中华草药之威风啊！特别是对于慢性中耳炎、鼻炎、香茅、山苍根、苍耳子、辛夷花放在一起，熬出一锅芳香汤，辟秽开窍，神清气爽。

香茅还可以广用于心脏病，吃凉冷后心绞痛，直接用香茅根头，一次要用10g左右煮水，加点红糖喝下去，立马气行血活，痹痛消失。香茅还可以治疗外伤出血。割伤了出血，直接香茅捣烂敷，或者用香茅油擦伤口，再用棉花压紧，出血能止，也不留疤。

香茅可以治疗吃凉冷后拉肚子，直接用香茅30g加上凤尾草10～20g煮水喝，拉肚子就会好。还有妇人月经痛，香茅加木香、小茴香，叫三香汤，治疗胸痛、乳痛、胃脘痛、腹痛、腰痛，效如桴鼓。一味这么香、浓郁的汤方，吃进去以后，经脉都更通畅了。

香茅可以做跌打酒，用香茅的根泡药酒，一味香茅酒，既可以喝也可以外擦，喝了气通血达，外擦瘀血顿消。香茅还可以治疗各种水肿，它的方式是什么？外洗。村民手肘、脚肿了，你就拔了香茅煮了，不断去薰去洗，小便量会增多，肿就会退，这就是香茅治风湿水肿的妙处，煎水外洗。

总之，香茅就能祛风除湿，行气活血，消肿止痛。它是辛温的，主治风湿头痛、胃痛、胸胁痛、月经痛、产后痛、跌打痛、颈肩腰背痛、各种痛。颈痛香茅加葛根，胁痛香茅加香附，腰痛香茅加杜仲，腹痛香茅加小茴香，胃痛香茅加大枣、生姜，胸痛香茅加瓜蒌、薤白；鼻子痛香茅加白芷、金银花；头项痛，香茅加川芎、藁本；膝盖痛，香茅加牛膝；脚背痛，香茅加威灵仙；小腿痛，香茅加木瓜；胆道痛，香茅加郁金；小便痛，香茅加泽泻；阑尾炎痛，香茅加败酱草、蒲公英；舌头痛，香茅加竹叶心；眼睛痛，香茅加木贼，等等。

香茅真是一味常见的药，它搭配的好，即可治通身上下痹痛，气滞血瘀，而且香茅还可以做食物、香料。它就相当于香药，一味香茅就是香药，香药的作用是让食物好吃，香茅它又叫柠檬茅，带有轻微柠檬味。也就是说，它还可以像柠檬那样治疗坏血病。因此，有些血液造血功能不太好的人，四君子汤加个香茅进去，身体造血归根，治疗贫血作用会更强。

香茅又叫风茅，身体有一些风样的病变，走来走去，不知道具体疼在哪里，忽然就来了，小柴胡加风茅30g，就治这种风性病变。香茅全草可入药，全年可采收种植。在南方，你只要洗干净，晒干就好。它是多年生草本植物，很容易栽培，一就能生二，二就能生四，它有柠檬的香气，是一味珍贵的家中

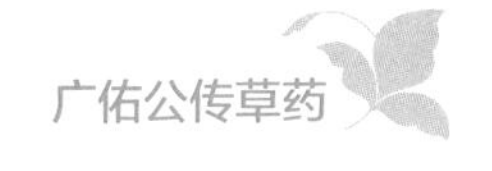

常见草药。还有一些香茅的案例，我记得在《每日一学草药》里讲到过，当时都是村民提供的。

每一味药，都不可以被小瞧，即使它是常见的食物、杂草。

赞香茅

在民间，有香茅，不可小瞧。
气芳香，通经络，痹痛会好。
逢结块，气血滞，香茅开窍。
逢鼻炎，不通气，芳香醒脑。
入中焦，能醒脾，消化变好。
当食物，助吸收，消积有效。
小儿食，增免疫，壮身有保。
此香茅，虽平凡，善用则妙。
天地间，好多草，慧眼识宝。
劝君子，莫小瞧，寻常苗苗。
制百草，炼药油，世界名标。

26. 地胆头

在五经富，地胆头的名声几乎家家户户都知晓，因为它生长于路边、田野、树下，它的根带清凉补，一味地胆头就是清补凉，清热补虚凉血。有一位癌症病人，动完手术后，胃不纳食物，吃什么都痛，家人就用地胆头给他煮粥喝，居然不痛了，连续吃三个月，完全康复。他高兴地称地胆头为救命之药。他用的是新鲜的，不是晒干的，是家人天天去采。所以五经富有些家人知道它好，自家就种地胆头。五经富集市也有常卖！

高屋村有一个孩子，食积数个月，各种东西都不爱吃，还老鼻塞、感冒、头痛，学也上不了。中医认为，脾胃主五谷，乃免疫力生化之源，就是气血生化之源，主四肢九窍。他听当地的老先生讲，用地胆头煮粥给孩子吃，连吃半个月，胃口好，鼻塞好，发热好，活蹦乱跳，面黄肌瘦变为神清气爽。这就是食疗的魅力，五经富一等食疗之药就是地胆头。

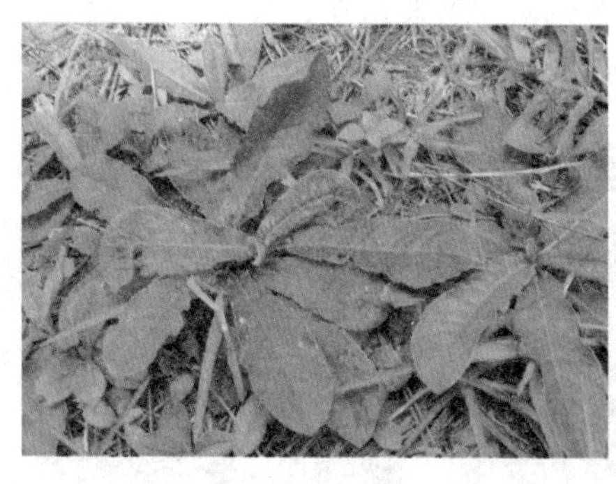
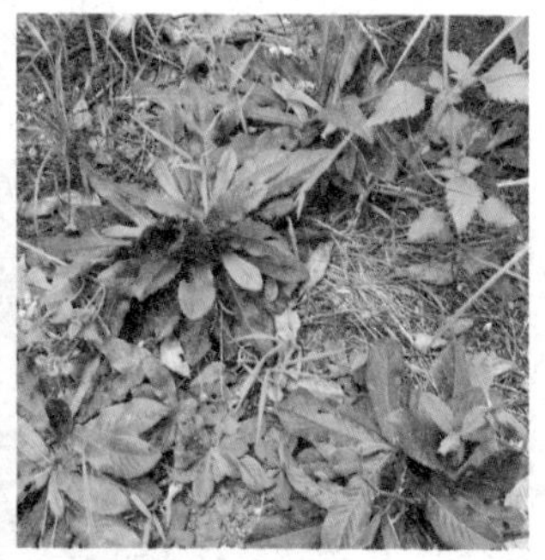

地胆头

孩子吃了煎炸烧烤以后咳嗽，太简单了，一味地胆头煮粥，吃一次就好，非常快。它能够清补凉，清胃热，补胃阴，

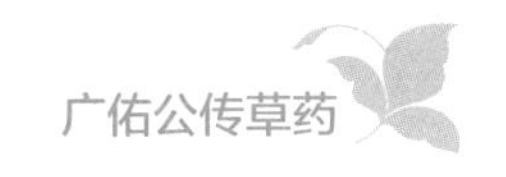

凉胃火。

又有肾炎水肿的病人，用地胆头跟益母草、蒲公英煮水，吃了水肿退，肌酐也降下来了。

牙齿肿痛的人呢，用地胆头加上玄参的根各20g煮水，牙痛的妙药，无论是风火牙痛或是阴虚牙痛，都管用。

还有天气变化以后伤风感冒，鼻塞，直接用地胆头50g煮水加点红糖，一吃，窍通，神清气爽，伤风感冒消失。现代研究发现地胆头还可以退骨髓中的热。所以一些血液病，血液发热，地胆头加丹皮煮水，可以退血分的热。

还有更年期综合征，老是发热，那么你就用青蒿加地胆头煮水，更年期发热的也会好。有一个老人，糖尿病，晚上老是口干醒，他就用一味地胆头加枸杞子各30g煮水，咽干口燥消失了。

地胆头对于焦虑症有好处。更年期燥热、发火，性格很飙，用地胆头加菖蒲、郁金各15g煮水，就是宽胸解郁又能够清补凉的良药。地胆头还能够解暑，所以夏天如果非常怕热，一晒人头晕就受不了，你吃地胆头粥，就是解暑汤，吃了以后就能耐暑耐热。

更有急性扁桃体发炎，地胆头跟岗梅根各15g煮水，就是喉疾灵，扁桃灵，扁桃体发炎咽肿，一次就行。还有病毒性肝炎，转氨酶非常高，一味地胆头，你煮了粥来调养，只要养好胃，转氨酶就会下降。而且这是吃不坏人的，它不伤肝，不伤胃，还保肝保胃，它扶正气，速度会慢一点，但它久。王道

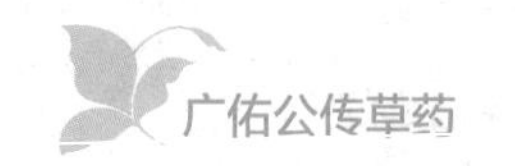

无近功，不要贪功。有些人想要治病贪快贪功，贪功要误生命啊！还有地胆头对于猫狗咬伤居然也管用，直接捣烂了外敷，可以凉血，还可以煮粥来喝，那些猫狗咬伤，都会好。

地胆头对尿道炎特好。中老年人慢性尿道炎，小便少又痛，车前草又不敢吃，怕威力太厉害，你就用地胆头根一次30～50g煮水，它既清尿道炎症，又可以补津液，还可以润肠道，叫清补凉。

还有南方人，很容易阴虚火旺，表现为牙齿痛、颈僵，用地胆头煮水，筋骨得到润以后则火自消，叫滋阴则火自退。地胆头就是滋阴的一味良药，它能滋阴、利尿、止痛。

而地胆头以新鲜的为主，你晒干了，抗癌效果也不如新鲜的。现在很多癌症病人为什么那么苦？因为他们找不到新鲜的药，也不知道这条路线。癌症的一些痛，你用新鲜的草药常比干品要好，而地胆头的根就能够抗癌症的痛，煮成了粥水来喝的话，效果很明显，本来痛到呼天抢地的，它可以减半。虽不能根治，起码起到缓解的作用。

所以，我们五经富人识地胆头的，在自家的菜园子里都有意种上几百颗，偶尔天气变化了，煮粥给家人喝，养胃。有一个经常应酬暴饮暴食的病人，狂呕、胃痛、胀，什么感觉都有，就不好。我叫他喝地胆头粥半个月，全好了，这东西真的是神啊，以前他吃胃药，吃了五六万块钱还没治好，这也是一个奇妙之处。

所以有时候医生不一定要病人给多少钱，我们给他经验，帮到他，他会觉得我们是他的恩人。授人一方，救人一命，功德无数，谓之千金啊。小小的地胆头，谁敢小瞧它的功效呢？小小的地胆头，谁的功德又有它多呢？

27. 单片牙

在古代的民间，有洪水猛兽，内外伤，这时你不可能找到人工制的消炎药，也找不到解毒药，那只有从大自然中去找。中华民族的先祖相信大自然是天地给我们准备好的宝药库，所以中国的先民都是敬畏自然的。

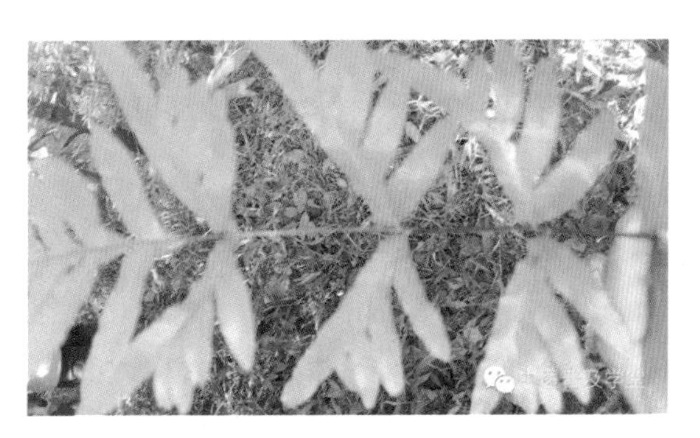

单片牙

在五经富有这样一种草药叫单片牙，很常见，生于山中阴湿之地，它的叶子如其名，单片长牙，如同锯齿一样。这种草药有一股锐气，它可以解毒，在鸭母湖陈氏有这个解毒方，耕

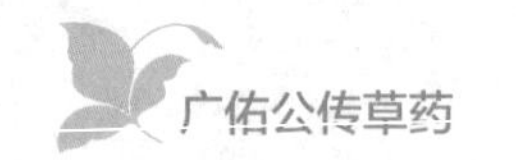

地被青竹蛇咬伤的人，就用单片牙捣烂了加酒服，药渣外敷，成功救活了数十例被虫蛇咬伤的，这是鸭母湖的九哥传我的经验。

他说如果在山里被一些毒虫、蛇还有树枝、铁锈划伤等，找到单片牙捣烂了榨出汁来加点酒，内服外敷，毒不攻心，还能够拔出，这是毒蛇咬伤的妙方。现在研究皮肤瘙痒湿疹，直接用单片牙一把，水煎了可以内服外洗。

单片牙有一个神奇的作用，几乎可以代替凤尾草。凤尾草能够治拉肚子，单片牙也可以，它们长得很像，所以你们拔错了都不要紧，因为它们两个都可以清利湿热，消肿止血，解毒。故暴饮暴食、肛门受热、拉肚子，直接用单片牙30～50g，水煎服，速愈！

单片牙又叫半边旗，它具有蕨类植物的特点，能够治疗肝炎，黄疸型肝炎直接用单片牙煮水，就能够退。跌打、瘀肿，用单片牙煮水加酒服用，就是跌打奇方。

单片牙整株用的话，它可以除湿热，带补肾效果。有一个湿热腰痛的病人，多年补药都不见效，民间草医跟他说，他的舌头都是黄腻的。叫他服用单片牙，才服用一周，湿热去，舌头干净，腰痛消失。他说困扰多年的腰痛，在药店里治不好，居然在大自然里治好了。这也是一个例子。所以以后大家碰到病人讲腰痛，舌苔浊，垢腻，口臭，食积的，你先让他积滞排出，叫做浊水不去，清水不生。

这单片牙就相当于去人体池塘里头的泥巴一样，清掉以后，池塘才能养出好鱼，身体才能再生出好细胞。所以单片牙广泛地运用到抗癌之中，那些癌瘤、肿块，叫做疮痈肿毒，效果好。还有血黏度高的问题，对于单片牙而言不值得一提！

庵背村有一个草医郎中，他就是专拔单片牙，有一些身上长囊肿包块的，他就将单片牙打成粉给他煮水吃，就吃好了。他也不告诉对方是什么药，反正对方就随便封红包，所以他生活过得挺滋润，只要没钱了就到山上去采草药，就有钱了。他非常自信，人有一技之长，一生都不愁衣食。这不过就是一个小小的经验方，他就是有这个道德，治好了任你封红包。多了，也不拒绝，少了，也不讨。用这个心态，能够将中医经营的比较好。于人无争，于世无求，于财不贪！

单片牙既然能治毒蛇咬伤，那它对“三高”、痛风、肝炎、心肌炎、肠炎、甲状腺肿等等的病毒之炎，比不上蛇毒的，它都可以清。就好比一个人能够将拳王拿下，那普通的拳击手，在他身边较量过招就像切瓜一样，所以大家要特别看好这些治蛇毒的药草，因为很多顽固的皮肤肿毒、血液毒，你老治不好，就考虑到用这些蛇毒药，单片牙就是一种蛇毒药。

这是余老师传的经验，凡治疗恶毒疮屡治不效，当考虑用蛇毒药；凡治疗恶性肿瘤瘘治不效，当考虑用蛇毒药；凡治疗痛症屡治不效，也要适当考虑用蛇毒药，只不过余老师更喜欢用蚤休、七叶一枝花，而我们五经富，这单片牙就可以代替蚤休来使用。简验便廉，容易找，花钱少，效果好！

在石印村有一个草医，他治疗皮肤癣有一套。他用单片牙

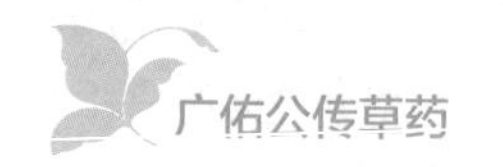

打粉煮水了给患者吃，癣疾不少被他治好。就是清血毒这条路子，他跟我讲这个秘方的时候，我也认为今人所用的奇迹，也没有超过古医典的主治范畴。单片牙全草入药，四季皆可采。单片牙，顾名思义，专治牙，单片牙可治牙龈肿痛！一味单片牙即牙痛药也！然后呢晒干了就可以用。

单片牙的别名很多，比如叫半边梳，它就像梳子的半边；还叫单片锯，单片的锯子；又叫单片旗，它像战旗一样，半边拿起来；它还叫半刀芼，有毛能祛风。半刀芼，它是可以祛风的，因此拉肚子、胀肚、胃风，直接用洗干净新鲜的或者晒干的半刀芼。煮水即服！总之，半边芼，即单片牙，它的功用有很多，值得深入挖掘，为我所用，服务大众。

莫谓寻常草，
便作等闲瞧。
其中功用多，
用后方知好！

28. 老人根（南方鸡血藤）

老人根，五经富家喻户晓，这是它的土名，它的学名叫血风藤（根），即血行风自灭的意思。从这两个名字就知道它专治老年人类风湿性关节炎疼痛，血痹，筋骨不利。它是筋骨之宝，壮筋骨妙药！

五村下油坊的阿叔腿凉痹，半年不愈，他碰到草医郎中，草医郎中让他早点去弄这个“月药”（坐月子之药）来吃。一包“月药”才几块钱，买了几十包，里面就有老人根、山苍树、枫叶，三样各100～200g，煮水外洗，一天比一天轻，洗完一个月就好了。

老人根是筋骨痹痛的良方，老人根又叫南方鸡血藤，它能够补血，有贫血的孩子就用老人根煮出药汁来拌鸡蛋一起吃，连续吃半个月，脸色煞白、嘴唇花白，头晕眼花、手脚无力的贫血就会好，还有些去献血的男子，献完血以后可以用些老人根煮水，加一些红枣，血液可以很快由残血变满血，这是很重要的一味药。黄芪50g，老人根30g煮水服，即生血如春！转虚劳为坚实！

还有营养不良，孩子营养不良会面黄肌瘦，脸色不好，直接用老人根煮水，加些糖进去服用，每次100g左右，吃完以后，气血活，萎黄的色彩就会变得红润。

老人根可是治腰病的奇方，它的根是红色的，一切开来在流汁，血红，这药入血分，能补血壮腰。一味老人根即壮腰单方！

所以老人根有一个美名叫红牛大力，将红牛大力跟牛大力各30到50g加到任何治腰肾的药方中都可以提高方子的效果。所以老人根加牛大力几乎就是治疗腰背痹痛的良药，腰椎间盘突出症的秘宝，它们既平和又有效果。

两个药联用，一个壮腰，一个补血，能够将腰骨板结痹阻打开来，将血充实进去，使塌腰的腰拔节，这是很重要的一个配对！

老人根是月经不调的良药，因为老人根可以当鸡血藤用。鸡血藤补血活血，老人根也能补血行气，疏通经络。妇人经血不调，老人根能补血调经。

在广州读书的一个女孩子月经不调，用老人根一次100g煮水加红枣，才吃三天就来了，痊愈。

老人根通行的作用可见一斑，还有中老年人风湿关节痛，通身上下，直接用老人根泡酒，一些乡村家庭都会碰到颈肩腰腿痛，家里就会泡点老人根酒，倒几杯喝一喝，痹痛就会减轻。藤通筋骨，所以这是秋冬天关节痹痛的药酒方。

一味老人根就是风湿药酒，既可喝也可外擦，还有老人根可以治疗肢体萎弱无力，中医叫萎症。就是手握不紧，脚行无力，还有中风后期，这个手抓一下没力。老人根又叫老人藤，软藤可以横行筋骨，它让筋骨有力，能壮，所以我喜欢用补中益气汤加30g鸡血藤或老人根。吃下去，这个气可以生血，血可以满于经脉，气通血壮，百病消除。中老年人亏虚以后用这个方子几乎百试百效。

老人根偏温，可以行气血，它的藤可以通经络，它还可以治疗常用手机，久视伤血的。有些人常用手机，眼珠子痛，干涩，滴眼药水都没有用，老人根就加四物汤，吃完以后，眼睛满血，可以抗辐射护眼，这可是当代办公桌一族久视伤血的妙

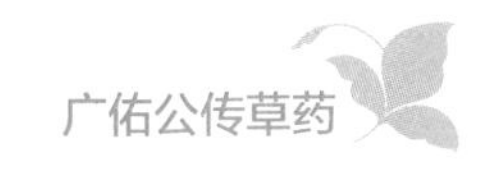

药啊。

所以一些视物不明，视力衰退，还有眼睛不灵活，涩滞，滴眼药水都没有用。老人根加四物汤，四物汤补血，老人根通周身经络，能将血运送到各处去。

所以在五经富，大家上山只要看到老人根，都想采回家里，切片了放干就可以待用。它是攀岩状的灌木，长于石缝隙中，有时一颗就可以采挖出来好几百斤，要逢到这个机缘，它喜欢生长在有瀑布、有水流的地方，攀岩而上，说明它可以通人体最大的膀胱经，可治疗肾结石、尿道不利、前列腺炎等。你在辨证方中加点老人根下去，膀胱经通了，这些炎症都会退。这就是一个血行风自灭，血行炎自消的道理。这是草医郎中的不传之秘，今天也道破。治慢性前列腺炎方：老人根30g、金樱子20g、葫芦茶20g、黄芪30g，百试百效！民间验方。

还有老人根可以治疗高血压，何以见得？那个水管把管道一扭，压力就很大。像是要炸，你把它理顺以后，出水就很顺。高血压的病人就是血管硬化，经络堵塞，血行压自降！

川牛膝、老人根可以软血管，抗硬化，防堵塞，因此你只要治高血压的药里放一点点老人根、川牛膝，用完以后，病人自动觉得压力减轻，平时觉得容易生气的也没事，因为血管变通畅了。小溪哗哗响，大江无声音。血脉畅通，它就不会烦。血脉流通，人就不易郁闷！凡闷加老人根，此乃经验也！

所以我喜欢把栀子豉汤当作去治疗虚烦失眠的时候，再加点活血的，比如说郁金、丹参、老人根及鸡血藤都好，一加下去，心神交泰的同时还畅通血脉，大气一转，病邪乃散。

老人根就能够转气血，它是补气行血的药。老人根还可以治疗一些荨麻疹，血行风自灭。荨麻疹的时候，老治不好，玉屏风散加点老人根，健脾胃的时候来通血脉。正如王清任《医林改错》云："周身之气通而不滞，血活而不留瘀。气通血活，何患顽疾不愈！"

总之，老人根的作用非常多，再开发下去还有更多，所有的药物都可以进入更精细深入的研究，深耕自丰收，深耕胜多学，得出更多好的功用。有许多功用不仅局限于现在的药书跟现在的报告。文为时作，药为时行。孙思邈讲："博极医源，精勤不倦。"与时俱进地去看待这些药物，会有更多惊喜。

老人根赞

五经富，老人根，活血真神。
藏深山，善攀爬，南鸡血藤。
遇痹痛，月子病，通络壮身。
贫血症，加四物，残血复生。
风团疹，游诸身，血活气正。
脚麻痛，老寒腿，外洗消症。
妇科病，月经乱，补血理顺。
遇五劳，逢七伤，能去萎症。
诸功效，特别多，贵在深耕。
吾辈人，当读典，慧自书生。

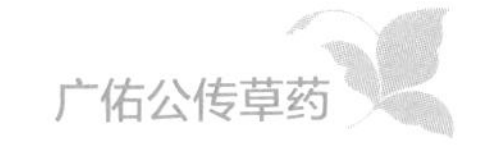

愿学子，多领悟，用药自神。

29. 龙葵

龙葵在五经富的土名叫鸡啄草。在乡村人家，鸡看到这种草会先啄，其他草都放开，因为这种草的叶子很好吃。有肝炎病人，用这种草新鲜的叶子煮汤，吃了一段时间，转氨酶就正常了。所以一些饭店用龙葵叶子做野生蔬菜汤，非常受欢迎。可防晕眩，抗病，令脑压减轻！

有个卖熟食的老板，长期对着热火，手臂上起一个疮，然后听人说龙葵的叶子可以治疮痈肿毒，就用龙葵一点红捣烂了敷在疮上，第二天那个疮火辣辣，痛感消失了，第三天软了，第四天好了。龙葵是清热消痈的妙药，它还可以治肺癌。据说龙葵降血压效果明显，一般单纯血压偏高，头胀欲裂，目珠肿，新鲜的龙葵50～100g煮水来服用，有明显的治疗效果。

还有吃煎炸烧烤后，咽痒，牙痛，口苦，这是肝肺有热，直接用龙葵煮豆腐，这是一个食疗小方。龙葵的新鲜叶子跟豆腐一起煮，那个汤水清清甜甜的，很好喝，吃完后咽干口燥、喉沙哑就会消失。

还有最严重的扁桃体发炎，两味药极效。我在铺石头的时候有位大叔从那里过，他问我要不要种灯笼草。我说灯笼草有什么用？他说，灯笼草跟龙葵各1两煮水，每次咽喉肿痛他吃了都退，所以他认为这是可以防家看屋的。客家人把防家看屋理解成为健康保驾护航，所以龙葵跟灯笼草结合是民间药宝。也可以直接将两味药捣烂了榨出汁，跟盐一起服用，随服咽肿痛随消，就是喉痛灵。

【龙葵】
性味：苦，寒。
功效：清热解毒，散结，利尿
活血，消肿。治疔疮，痈肿，
丹毒，跌打扭伤，慢性气管炎，
急性肾炎.

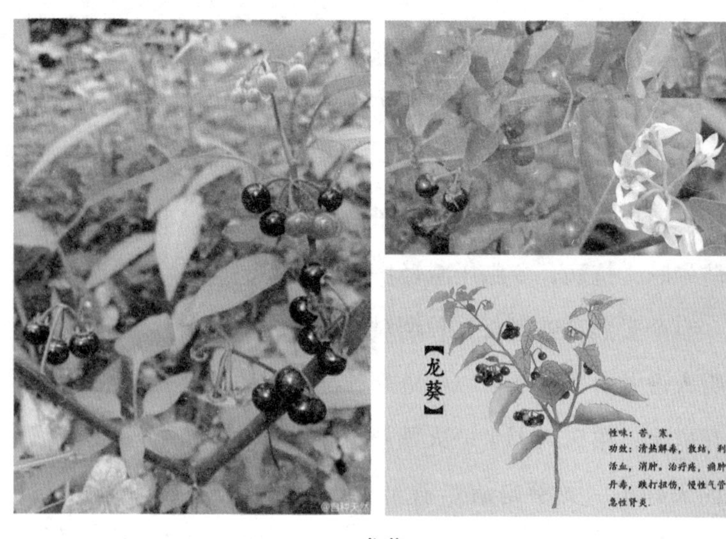

龙葵

龙葵据说对付中暑也有一手。三伏天天气极热，好多人受不了，体内热火难耐，用龙葵30～50g水煎服，加点红糖服用，就是夏季耐暑热的一个良方。特别是皮肤长疱疮，直接用龙葵跟印度草，印度草即穿心莲，两味药捣烂了加点红糖敷上去，疱疮自动就退了。还有不小心被老鼠咬伤，龙葵捣烂加红糖敷伤处，就会好。

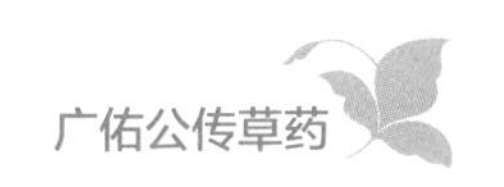

现代研究那些癌症、胸腹积水，用龙葵，一次要三两以上煮水，浓服，可以退积水，化包块。它的功用就是除痰散结，利水消肿。龙葵真是野外不可多得的野菜。

五经富人用龙葵一味治疗感冒，外感鼻塞头重痛，直接用龙葵煮水来熏蒸，再喝上一两碗，一次就好，不用第二次。五经富把这个经验都传到家家户户了，村里人十有八九都知道。龙葵，你说学名他们不懂，但是你在五经富说鸡啄草，老一辈人几乎无人不知。鸡，何其灵敏之生灵，头戴文冠，脚现武爪，晨起啼叫，呼朋唤友，击杀害虫，这是鸡的五德。

鸡独喜龙葵，它身体对自然界的百草有一种亲和力，碰到优秀的草木它会先去啄。我也观察过，一批菜园里的草，总是龙葵的叶先被啄完了，鸡才去啄其他草，说明这种草对鸡的健康有着重要的作用。

现代人容易肝火上炎，愤怒、烦恼、失眠、暴躁、焦虑，其实一味龙葵就治这些，它能够疏肝、清热、利水、降压、解毒、散结、化痰，如此多的功效，简直就是不可多得之宝！特别是妇女常见的乳腺发炎肿痛，新鲜的龙葵100g煮水直接服用，一般三到五天内彻底好。这就是龙葵治疗乳腺炎神奇之处。

现代研究龙葵对胃癌、肝癌、膀胱癌、食管癌、乳腺癌、宫颈癌、肠癌、扁桃体癌等等癌症有保健、保养作用，它是路边平常的草，却有着神奇的疗效。

关于龙葵还有更多神异之处，有待后人去挖掘。

30. 刺苋

刺苋，一般生于村边、田埂、草地上，潮湿的地方长得快。顾名思义，身上长刺，叶片如同苋菜，属苋科。苋科的植物一般都具有凉血的作用，它的叶子跟杆，都有黏汁，比较肥厚，它的梗偏红，能入血分，因此可以退血分的脂糖。有一老人常年便秘，失眠，舌头光净少苔，他去弄刺苋煮水喝，就治好了便秘、失眠。

刺苋可以润肠排毒，尤其对于舌尖红的，它效果好。刺苋带刺，有刺能消肿，这是一个很重要的特色。上车村的一个老农，牙龈肿痛半个月不好，听村民讲刺苋管用，他便去拔了刺苋的根，每次煮水加点盐，吃上三天就好了。刺苋对于严重的牙龈肿痛有凉血退痈之效，所以药书上讲它能够主治痈疽、疗结。

一味刺苋就是痔疮的专用药，痔疮就是一个疮肿，大肠中的热毒所聚，直接用刺苋的根50g煮水加盐服用，可以治疗痔疮出血，急性痔疮出血常常是服用一两次就好了。

刺苋还可以治疗瘰疬，即脖子长结节包块。刺能够开拓、破气，苋能够凉血，它能开阔包块，凉降气血，是民间不可多得的好药。在深圳有这样一位工人，脖子长了好几个包块，没有钱去做手术，听菜农讲用刺苋煮水可以治疗脖子的包块，他

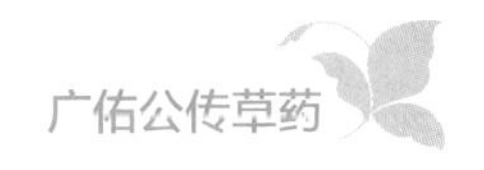

就去采了很多，天天吃。三个月，脖子包块没了，这是刺苋治疗脖子包块的经典案例。

刺苋还可以治疗痢疾、拉肚子，肠热的那种。痢疾，便血，用刺苋50～80g水煮服用，便可清热止痢。

刺苋由于能够消肠道中的毒，能够凉血分的热，所以它可以止痒。对于皮肤瘙痒，抓痕鲜红的，是血分有热，直接用刺苋50g煮水，皮肤抓痕，红肿就会退。还有，诸痛痒疮皆属于心，《黄帝内经》记载，对痛痒疮，刺苋效果非常好。譬如青春痘，回家只要清淡饮食，用刺苋一次50～80g煮水，加点盐服用，吃个几天就好了。

刺苋还能够治疗蛇虫咬伤。去拔它的时候很容易被刺扎到，刺苋就有一股开拓的力量，解毒的功用。龙山的一个电焊工人，他血脂高，血黏度高，我说山里就有能治他病的药，他说怎么可能，就叫他拔刺苋煮水，吃了一个多月。这东西不会伤身体，又有效果，管用。吃完以后血脂、血黏度都降下来，血热退了，人也好睡。

还有一例脚部老容易烂的病人，溃烂出水，那是因为有湿，刺苋能利湿消肿。刺苋跟其他药物配合服用，把湿毒排掉。刺苋并不是庄稼之敌，它是人类之友，可以拔出来晒干之后库存，碰到各种热毒疮痈出血，刺苋就能够治。刺苋可以治疗胃十二指肠溃疡出血。表面上看它是菜园子害群之马，实际上它是人类健康守护神！

刺苋还是妇科之宝。凡是妇人带下臭浊，直接一味刺苋就能好，因为它的病机是湿热，刺苋就是清热利湿。所以，但凡见湿热的本质，不管它病名是何，一味刺苋都能将它主治。

现代研究发现刺苋对一些癌症、肿毒、包块、发热管用，因为癌症很多到血分才发现，刺苋能够像将军一样冲向恶毒，本身能凉血，就将它降下来，扑灭下来。如果说癌症就像火山、火灾，刺苋就是消防员，而且身披盔甲，护体，直入病所。

因此刺苋是非常好的健康之宝，在农村它非常常见，有人把它看作害草，懂它的人认为它是宝。究竟是害还是宝，还要看大家怎么用它。许多草药之所以被埋没，是因为人们对它不了解。了解以后，就像千里马遇上伯乐，能够发挥它应有的功效。

31. 白花臭草

白花臭草，顾名思义，开白花，有恶臭。其臭可医病，以臭降臭！这种臭是它特有的魅力，治病的味道。它喜欢长在田埂、路边、沟渠，从头到脚都有臭浊味，它的臭浊可以治疗风湿，它能行气，就人不精神，白花臭草捣烂了，塞到鼻孔，就很提神。

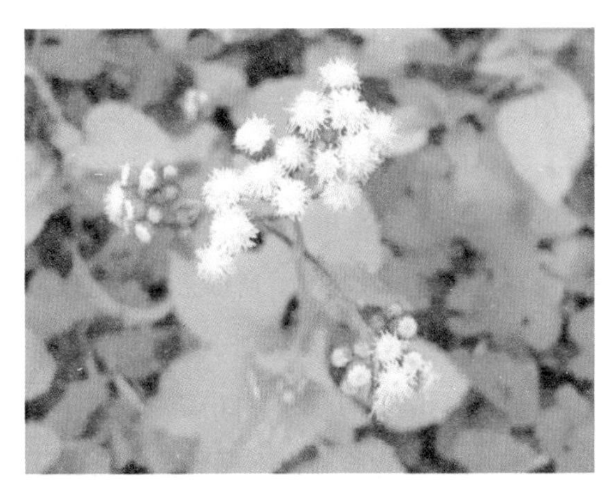

白花臭草

有一年在田地里割稻谷，几个孩子呢，不知道吃错东西了还是反胃，头晕，很不舒服，老农就到田边拔了白花臭草，用手揉碎了，塞进两个鼻孔，然后再采一把让他们嚼了吞下去。谁知还不到一个小时，便神清气爽，也不呕恶了，反胃、头晕之症状统统消失。所以我们民间知道白花臭草就等于自备了藿香正气散。所以一味白花臭草在民间就是藿香正气散，它能够扫除恶臭，以浊降浊，提升正气，以臭降臭。

白花臭草通身都有毛，这些毛很柔和，所以捣烂后止血很快，一般镰刀割伤，白花臭草几片叶子就好，揉烂了摁下去，很快止血，比旱莲草还快。因为旱莲草比较湿，白花臭草比较干爽，很快就止血，而且血止后不红不肿不痒，《药典》记载它能够活血止痛，还可以收敛疮痈。

白花臭草味辛，辛能够行，行气，行血，行经络。所以白

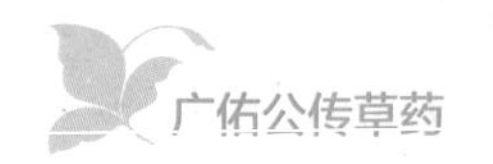

花臭草对风湿关节痛管用。有一个肩周痹痛的病人，抬不起来，晚上就用白花臭草捣烂如泥，加点酒敷肩膀，第二天胳膊就抬起来了。这是民间草药，有这么神奇之功效。所以白花臭草一味都可以做痹痛膏，一味就好。

另外，白花臭草可以祛风寒，所以感冒的时候鼻塞，不要紧，拔白花臭草几株煮水，加点红糖，就是满满的能量汤。一喝下去能量就来，鼻孔就冲开来。白花臭草可以治跌打损伤，有些人跟人家打架，鼻青脸肿，不要紧，白花臭草捣烂了加酒顿服，身体不会有后遗症。然后再外敷，外敷了瘀肿就会变轻。

白花臭草对肠胃很好，有“小藿香”之美名，可以治疗肠道的一些常见病，如肠胃炎、食积、消化不良。所以，小孩子有肠道积滞、胃口不开的，将白花臭草打成粉，筛成细粉，就可以做消积散，消融宿食，非常好。

白花臭草还是腰痛的克星。腰腿酸痛，比较难受，白花臭草活血止痛，血通则不痛。白花臭草秋冬季可以采挖全草，晒干，打粉即可备用。一味非常常见的南方植物，低贱得几乎遍地都是，不值钱，但是用好它却可带来连连的惊喜。满园绿草仙人药，一部药书菩萨方！

中医要回归民间，回归大自然，回归野外。在食物都普遍有添加剂，药物都批量生产，除草剂都猛打的年代，能够享用到天然、野生、粗长的白花臭草，也是一种福气。它的臭浊味可以通奇经八脉，也就是说，白花臭草可以治疗抑郁症。路边

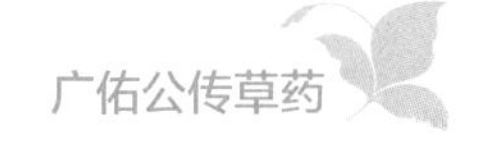

小草逢缘遇，身上恶疾得慧解！

人的抑郁就是心中沤着一团气散不了，白花臭草加姜枣茶，连续吃半个月，郁闷一扫光。姜枣茶补能量，白花臭草散气血，散血很快。它可以说就是散血方了。初期的抑郁是气滞，长久的抑郁是血瘀，严重再久的就气虚。大枣能够补气血虚，生姜能够开郁，白花臭草能够去恶，这种简验便廉，不需要花什么钱，效果又极好的民间方法，值得广传。

而且曾经还有人专用白花臭草来减肥，这是一个草医郎中传给我的。他说只要用白花臭草跟败酱草还有鸡屎藤三味药，三臭，结合在一起再加点姜枣煮水，就是那些水胖的人，两百多斤的人，吃一个月，平均减个三五十斤，不难。就是要配合七分饱，还有七公里，以及晚上睡觉七小时，这是一个秘宝。所以呢白花臭草可以用来减肥，非常好。

希望大家重视这味至贱又有至效的平常之药。

32. 菖蒲

菖蒲又叫水菖蒲、石菖蒲，生于水石之间，它的叶子像剑一样，因此又叫水剑草，它喜欢生于山溪，又有叫山菖蒲，它气味带香，所以还称香蒲或香菖蒲。它全身都有香气，香气能够通九窍，有九节菖蒲能够专开九窍心孔，所以心脏病心慌胸

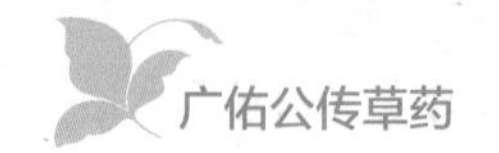

闷，常用到菖蒲一味药。

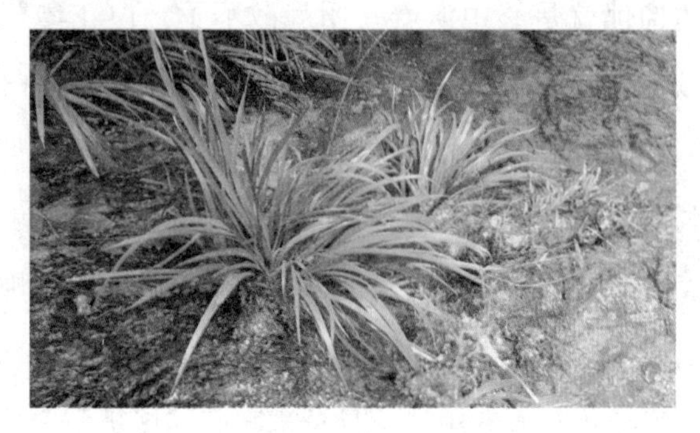

菖蒲

有病人心慌胸闷不欲食，就用薤白、菖蒲各20g煎水服用，一次即愈，这叫薤白菖蒲汤。还有老年人寒湿蒙窍以后，昏昏沉沉，讲话词不达意，吞吞吐吐，这时用菖蒲、郁金两味药各20g，开窍行气，加进二陈汤里，痰浊去则神智开，清阳升则慧光显，所以这个药对菖蒲郁金是当代人弥漫性脑萎缩、脑痴呆、反应力下降，记忆力减退不可多得的药对。

菖蒲还可以治疗胸闷，吃饭不香，最佳搭档就是菖蒲、陈皮各15g，无论大人小孩老人吃饭不香都会引起心情不好，陈皮能够行气化痰，开胃，菖蒲能够开心，心开则胃开，则饮食有味，吃嘛嘛香，所以我们把菖蒲陈皮称为吃嘛嘛香药对，因为陈皮开胃，菖蒲开心。《神农本草经》记载菖蒲可以开心悦志，让心智喜悦呀。

菖蒲开窍之功非常好，所以耳鸣耳聋不离菖蒲。在民间有这样一个经验，有一个耳鸣半年的病人，他找了几十种方都吃不好，后来一个草医郎中告诉他用20g的枫树子，即路路通煮水，吃三次，耳鸣耳聋就好了，所以菖蒲配合路路通两味药，它是开窍的妙对。而且屡用屡效，还有些人吃酒回来，耳嗡嗡响，好简单，龙胆泻肝汤加菖蒲、路路通，一剂就好，不用第二剂，因为那个酒携肝阳上冲于耳，嗡嗡作响，龙胆泻肝就下行。

还有癫痫大发作，这时用菖蒲，要用上好的九节菖蒲煎水，可以代茶饮，最好是菖蒲加上新会陈皮，打成粉服用，陈皮能够开胃，菖蒲能够开心，陈皮能够祛痰，菖蒲能够化湿。痰湿去，心胃开，则如同乌云散去一样，阳光出来，那么癫痫这种寒浊蒙神窍的病就会好，所以菖蒲真的是道家修炼的妙药，是治疗疑难怪病的良药啊，因为古人讲："怪病都由痰作祟。"

而菖蒲就能去痰湿，尤其痰湿蒙在心窍。我们形容一个人坏了，就会说这个人被猪油抹了心，就是心窍被蒙蔽了，这时就是要考虑到菖蒲。菖蒲还可以外治疮痈，捣烂外敷，治疮痈特效，特别是在五经富民间用蕨类的药，加上菖蒲共同捣烂了，敷在疮口，那些脓疮会被拔掉，效果非常好，在五经富许多老人都知道这个经验，甚至有一个老人还用这个经验在深圳赚了笔不菲的钱。平时就被别人求，他就去采蕨类跟菖蒲捣烂了如泥，背疮、胸疮、俯疮、腿疮、手疮、头疮，总之但见疮肿发热暴起，敷上去，三五天就全好。

菖蒲还可以治疗老人健忘多梦，像中老年人中气不足，尿频又健忘多梦，很简单，补中益气汤加菖蒲30g，一吃就提神醒脑，马上觉得精神不同往日，像大力水手吃到菠菜一样，劲就来了，窍就开了，干活也有劲，讲话声音也有底气，走路也有蹬力。

菖蒲还可以治疗哮喘，心胸被寒湿蒙蔽如乌云，舌苔水滑，那么小青龙汤加菖蒲，效果非常好，外感风寒饮停胸，几乎手到擒来。还有菖蒲配合豆蔻可以治疗肠道积滞，菖蒲配合蒲公英、败酱草可以治疗肠痈，菖蒲配合火炭母、救必应可以治疗胃炎，还有丹参、菖蒲，余浩老师很喜欢用，就是身体瘙痒，丹参菖蒲各10g，还有菖蒲、黄连，叫菖连饮，傅青主喜欢用，这是药对思想。

菖蒲、黄连各5～10g，只要口腔溃疡烂嘴角，痛得哇哇叫，不用辨证论治，就这两味药上去，专病专药，用了就见效，你能够配合甘草泻心汤更好，那就根治了，那些数月多年的反复口腔溃疡糜烂，甘草泻心汤加菖蒲、黄连，寒热并用，升降同调，无往不利，手到擒来。

所以要研究好一味草药，其实你可以结合药典、药对思想、中医理疗，有时一味药，它就是一个天地，用好一味药就是一个专家，要像敬爱师父一样去敬爱每味药，研究宝藏一样去研究每一味药，你才能够得其要领，用之如神。

33. 灯笼草

灯笼草，顾名思义，其形如灯笼！一见其形，终生难忘！广佑公教新寨村的人，一味灯笼草专治疗喉炎，无论急慢性喉炎，灯笼草30～50g，捣烂了，加点蜜，就可以服那个汁水。也可以直接煮水加红糖或者盐服用，总之咽喉梗阻疼痛的，现喝现效，几乎不用喝超过三次，这些肿痛就会退。灯笼草的特点就是专治喉炎，所以我们新寨村都把它叫作喉宝、咽宝、咽肿消！

有一个孩子咽喉肿痛，还发热，水都吞不下，哇哇叫，吞咽一下，痛得要死。就用灯笼草捣出汁来加一点点盐巴进去，那汁水就喝下去，因为穷人家连蜂蜜都没有，他就放盐，喝三天就好。加蜂蜜效果更好！灯笼草连水沟边都有，所以我们是体会到了灯笼草治疗急性扁桃体炎的妙处。

灯笼草还可以治疗睾丸发炎，小孩子睾丸肿大，灯笼草一次50～80g煮水服用，可以利尿消炎，去肿散结。秘方：灯笼草30g、荔枝核30g煮水去阴器肿胀，效如桴鼓！

灯笼草对于大人的淋证，如尿刺痛、尿涩、尿频、尿急等症状有非常好的效果，就是一味灯笼草50g煮水，小便黄赤痛的，吃一次就见效，特快。灯笼草结的果子就像灯笼一样中空。中空善通表里气，所以它能够通气，因此对一些包肿，气不通的，效果好。比如腮腺炎，局部肿块，直接用灯笼草50g、板蓝根50g煮水，腮腺炎肿就会消掉，这是简验便廉的方法。

灯笼草对于痢疾，效果也可以。它能够清热利湿解毒。一味灯笼草就像凤尾草那样能治痢，治一样病可以用各种药，有时你找不到凤尾草，看到灯笼草也可以用，找不到灯笼草，看到大飞扬草、小飞扬草都很好。

龙尾村一个老妇人拉肚子不能止，找不到灯笼草，她门前就有一排小飞扬草，就拔来捶汁了，加点蜂蜜喝下去，好了。这是老人家亲口告诉我的，她说这个经验可以拿来传。

灯笼草还可以治疗妇女乳腺炎，灯笼是中空的，乳腺拥堵逢到中空的灯笼草可以散开来。

灯笼草还可以治疗牙龈肿痛。所以家里种了灯笼草的千万别任其自生自灭，要好好管理，等秋天呢收一大包，放到楼上，碰到逢年过节牙龈肿痛，灯笼草煮水加点盐，喝两三次就消肿了，所以一味灯笼草就是牙痛药。

灯笼草还是疔疮克星。疔疮就是一个脓包，结实的，而灯笼草是空心的，以虚来治实，以空来治堵。所以用灯笼草煮水，通从头到脚的疮痈肿疾，一味药，不需要第二味。它效果就是这么好。对于识货懂草之人而言，江边即医院，绿草乃丹药！

陂头墟有一个人下巴长一个痈，我就看到他到江边去拔灯笼草。我问他拔这个干什么？他说他现在已经第三次吃了，下巴的痈都退下来了。所以平常人的话长一个痈赶紧到医院，他到江边，三次就把它弄好。

他说，可惜灯笼草江边越拔越少，得自己在家种一些备用。

灯笼草还可以治疗肾盂肾炎。那些尿蛋白、肌酐偏高的，把灯笼草跟蚶壳草两味药各30～50g，肾里的毒会败下来。这是民间草医心传，也就是说，灯笼草跟蚶壳草两味药可以减少尿毒症的发生。

灯笼草简直就是高血压的克星。怎么说呢？灯笼草就是让人空、通、松的，这三个字就是这味药的秘诀，你拿它的种子使劲按下去，它会爆开来，里面会跑出气，它像鱼肚子里头的泡一样。而高血压呢就是压力大，身体差，而灯笼草可以缓解压力，治疗暴躁。

我听一位老师讲，有一个精神病院就种了很多灯笼草，那些精神病科的病人，只要每个月给他喝几次灯笼草煮的水，每个都吃，不用辨证，患者当月发作次数就会减少，医护人员就会很安心。所以灯笼草不知道能不能根治狂躁症等精神病，但它肯定可以让这些症减轻。这对于时代节奏快，压力大的人群，无疑是福音！

还有灯笼草可以治疗口腔溃疡，只要把灯笼草跟蒲黄两味药各15g煮水，口腔溃疡来一个治一个。灯笼草还可以治疗现代认为的肺脓肿和大叶性肺炎，就是咳吐脓痰。两味药，灯笼草、鱼腥草各50g，无往不利，无脓不排，但是前提要用新鲜的，最好是榨出汁来直接服用。如果确实喝不下那个药汁味道，煮水也可以。它可以排肺的脓浊。

灯笼草还可以治疗糖尿病。它还有更多宽阔的领域研究。

赞灯笼草

为何恶病总难消？因为不识平常药。

识得平常灯笼草，岂会惧怕病魔妖。

劝谕世人开慧眼，莫将寻常物小瞧。

此中功效无穷尽，少有人来将其道。

34. 小飞扬草

小飞扬草，又叫小乳汁草，客家话叫乳汁母草。它能够滴出白色的乳汁，草药书上面讲，如果能够滴出白色浆液，它就可以解毒消肿，所以它对肠炎效果特好，去肠痈黏脓，其效极佳！

在龙山，有一个茶农阑尾炎发作，不能及时上医院。邻居就直接拔了门前的小乳汁草榨出汁来，兑点蜂蜜给他喝，喝下去，肚子就不痛了，排出五颜六色的大便来。这个腹部肿痛竟然好了，真是药若对症一碗汤，药不对症满船装。

因此大家记住了这味药可以治疗肠痈肠炎，我们常说败酱草、红藤肠痈不可少，其实跟新鲜的小飞扬草比，红藤、败酱

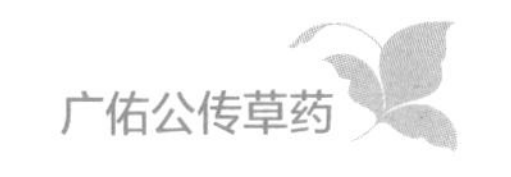

草都还要甘拜下风。

小飞扬草，它的绝活还在治拉肚子，龙尾石坑村的老妇人拉肚子，站都站不起来，听说小飞扬草治痢疾，效果极佳，她就拔来榨汁加点盐服用，一次拉肚子就止住了。鲜草有神效!

中秋的时候，二村的一个老妇人多吃了一点月饼，第二天拉肚子止不了，她的家人想去找凤尾草却找不到，结果听说小飞扬草好，就拔小飞扬草来煮水喝，也是当天喝，当天止，效果奇特。因此小飞扬草是拉肚子的妙药，特别是吃错东西急性腹泻就找小飞扬草，清热利湿止痢!

小飞扬草能清热凉血，所以痔疮出血不要紧，就用一味小飞扬草。新和村有个专治痔疮的老人，我路过他那里的时候就跟他交流经验，我讲了五个方子，他就给我讲治痔疮的专用方子，就是小飞扬草拔来晒干，凡痔疮出血的人就给他吃一把，立马不出血，止住了。所以急性痔疮出血，肛周肿痛，小飞扬草煮水，一次50到100g，它可以像野菜那样服用。

小飞扬草凉淡无毒，却能够排毒、败毒、解毒、消毒。小飞扬草居然是带状疱疹的克星，有小孩得带状疱疹，光用小飞扬草捣烂了外敷，那个疱疹就结痂收口。小飞扬草还是牙龈出血的克星。牙龈出血直接用小飞扬草捣烂了漱口，就止住了。

小飞扬草还是皮肤长赘疣的专方。皮肤表面长赘疣，看起来好恐怖，将小飞扬草捣烂了，把皮肤拍红再敷上去，那个赘疣就掉了。

小飞扬草还是妇女产后乳汁不足的食疗方，直接用小飞扬

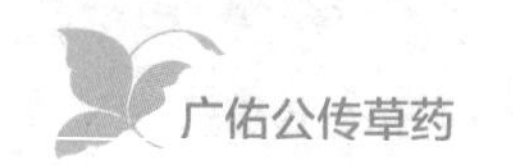

草加进食物之中去炖，服用后乳汁能涌出，源源不绝。所以它的名字又叫乳汁草，真的形象极了！

小飞扬草还可以退黄疸，它可以清热利湿，曾经有一个病人，脸部发黄，医院遍查不知是什么原因，就用民间单方，小飞扬草加薏苡仁煮水来服用，小便量变大，身上的黄色也退掉了，人面目如新。这是金昌叔传的一个经验，他老人家各个村都有去喝茶，老人之间闲聊，听到了很多好经验。真是博采众方！

小飞扬草还可以治疗小便出血，就是尿血，一旦尿血，立即找两样药，十有八九都可以止住，一样是旱莲草，一样是小飞扬草，各30～50g，取新鲜的煮水服用，服下去，尿血就止，此乃小飞扬草凉血、止血之功也！

小飞扬草还可以治疗疟疾。疟疾的治疗经验，大家第一个想到的是青蒿，其实新鲜的小飞扬草也是疟疾的克星，直接用新鲜小飞扬草一把捣烂加水酒各半就可以直接喝，止疟效奇！所以遇到了疟疾，民间方法多的是。

小飞扬草是小孩疳积的克星。小孩子疳积，面黄肌瘦，吃不下饭，其实就是肠道不好，只要将肠道的浊阴，推陈出新，他胃口就会好，就会纳食。因此用小飞扬草可以消肠道淤积。一味小飞扬草就是肠道消积药，用小飞扬草打粉给小孩子吃，就可以去积。

小飞扬草还可以收敛止痒，所以皮肤瘙痒，癣疹、湿疹，捣烂了，敷上去就好了，有龙江边种菜的菜农被红蚁咬到，痒的不得了。小飞扬草搞一把来，捣烂以后，拼命地擦那个咬口处，好了。不擦的就奇痒难耐，可以见得中草药确有奇效。这就是中华民间智慧从实践中来的道理，临床出名医啊，实践出高手。都说民间出高手，因为民间临床案例多，熟读王叔和，不如临证多。

小飞扬草生在田园路口巷边、矮草地处，喜湿润，全草都可以入药。秋冬天、夏天都可以采，直接晒干了放在柜子上，碰到急用的时候就可以拿出来。

小飞扬草又叫红奶汁草，奶是白的，它的根是红的，所以它是红白两道通吃。因此无论是经络气滞，还是血脉拥堵，或者是肿瘤包块、炎症，它居然都有消减的作用，因为体现在它一个“敛”字。

小飞扬草能够让肿瘤包块敛下来，收敛变小，这就是为何有些聪明的民间草医，他就用一味小飞扬草晒干了打粉放在家里，专门作为克癌妙药。总之一些长包块、肿块的患者，来到这里，他就抓一点给患者吃，然后那肿块就缩小了，病人就很有信心，其实就是利用小飞扬草的一个“敛”字。

譬如一个人喝酒以后，目珠胀，一周都退不下来，就吃小飞扬草的粉，吃两天就退了，还有吃辣椒又喝酒以后，肛周肿胀，老觉得火辣辣的痛，吃小飞扬草，两天就好。这是很好的例子。

还有熬夜以后牙龈肿痛，小飞扬草吃一天就退了，但是要加蜂蜜，这里面还有很多秘诀，总之身体组织局部发热发肿的，小飞扬草就有敛的功效。记住一个“敛”字，小飞扬草的功效几乎尽在掌中，可以自信飞扬了！

得其要领，易如拾芥！所以说得法以后，它的很多功效都可以发挥，甚至可以发挥师父没用过的那个效果，那么膝盖肿可不可以用？如果胆结石，胆道发炎肿能不能用啊？肠痈都可以用，胆道炎怎么不能用？还有前列腺增生能不能用？当然可以用啊，前列腺增生肥大，里面怎么能少得了小飞扬草？书不尽言，言不尽意！还有其他方面的不可以尽说，这味药真的是太好了。其实不单它好，很多药都好。

35. 野菊花

野菊花，顾名思义，菊科野种，生于荒山野岭，故名山菊花、山黄菊或土菊花。它比寻常菊花要更苦，更能泻火解毒！它既然是菊科，就有菊的特点，可清肝明目。因此，一味野菊花就治疗肝火上延，目珠胀痛，风火眼疾，即现代医学讲的结膜炎。一位货车司机，熬夜开车，目珠肿胀始终不退，用野菊花30g煮水加一勺蜂蜜，吃一次就退下来。野菊花清肝明目之功，可见非凡。

野菊花是疔疮克星，是痈肿圣药。它不单可以外敷，还可内服。新寨村有一个种树的老人，下巴长一个疔疮，整个头都牵扯到痛，转摇不得。刚好后山有野菊花，他采了一大把捣烂，加点盐直接外敷，剩下的就水煎内服。第一天吃下去就不肿胀了，第二天疮瘪下去，第三天就好了。

平常的一些疮肿，严重得发热，野菊花既能消疮也能退热。所以对于风热感冒，用野菊花、薄荷各一把煮水服用，原本咽喉痒痛，鼻痒，眼部又干涩的，就这个方子，野菊花、薄荷各10～20g煮水，一剂下去明显感到病去其半。所以风热感冒初期，用野菊薄荷汤。

还有，野菊花也是降血压的妙药。肝阳上亢，肝火上炎，脾气暴躁，脉弦硬急数的，野菊花一味20～30g煮水，能平肝潜阳，令压力下降。

野菊花居然是尿道炎的特效药。小便黄赤刺痛，一味野菊花煮水加蜂蜜，服用下去就能够清热利尿，清膀胱热，降肝胆火！

野菊花还可以防止流行性脑膜炎。所以平时孩子上学，偶尔喝点野菊花水，可以对抗一些温热的流行传染病。在学校偶尔煮煮野菊花水，可以使孩子感冒少，身体好。野菊花还可以治疗胆囊炎。它跟虎杖各20～30g，对于胆部痛，一吃就管用。

野菊花能疏散风热，所以对于焦虑有好处。那些焦虑的人，情绪多变就是风，身体烦就是热。如果情绪多变，身体又很烦，烦交通，烦人，烦楼房，烦社交，这时别急着去看心理医生，赶紧药店买一把野菊花拿来煮水，加点蜂蜜一喝，奇怪，重烦的变轻烦，轻烦的变不烦。所以人家把野菊花看作风热感冒的妙药，这简直是小瞧了它的功效。它远远不止于此，它还可以治疗焦虑症、躁郁症，乃至狂躁症。

野菊花还有一个特点。有个鱼塘的人，他去割草的时候手被小蛇咬到，立马肿起来，旁边刚好有野菊花，他顺手一抓就捣烂了敷上去，肿就退了。所以对于虫蛇咬伤，野菊花效果彰。

野菊花喜欢生于路边山坡、荒山野岭，有一股特殊的香味，它这种香味有助于消化食物，所以对于肠胃炎，还可以用点野菊花，野菊花有消炎退火之效。

野菊花降血压之功是非常明显的。现代人身体差，压力大，别忘了野菊花。像无事常生烦恼，四逆散加野菊花15g，一吃下去，眉间松，展慧中，面微笑，心从容。总之，野菊花的特点就在于一个清字，清除压力，清除毒素，清除焦虑，清除烦恼，清除炎症，清除痛苦。

一味野菊花研究好了，内可以治疗肝气导致的各种疾病，外可以调理风热、百疾，还能够治疗疮痈、肿毒，真是一药多能，难得的民间草药。

36. 枇杷叶

在五经富不少果园都可以看到枇杷树的影子，谈起枇杷，每个中国人都可以想到枇杷止咳露。枇杷止咳化痰的作用可谓有口皆碑，人人叫好。枇杷是树，它的叶子长有很多毛，它可以像扫把一样将痰浊从肺里头清扫到肠中，降肺于肠，中医认为肺与大肠相表里。对症一碗汤，果然名不虚传！

有一个吐脓痰的中年建筑工，痰稠且黄，咳得胸口痛，半个多月都没搞好，听当地老人讲，枇杷叶、鱼腥草两样药，新鲜的拔来后取100g左右拿来煮水，服完后，第一天不咳了，第二天，痰变少一半，第三天全好。所以他说，最服中草药。周周转转，磕磕绊绊，弄了半个月没搞好，就两三天，中草药就把他的病治了。

枇杷叶、鱼腥草，几乎是热咳痰黄的底牌，这招一出来，黄痰浊垢没有不下来的。枇杷叶有一个形象的说法，叫作“油烟清洗剂”。厨房久不清洗油烟污垢，让人难受。厨房久了要清洗，人体的肺就是天窗。清肺垢就是枇杷叶，有一个吸烟20多年的农民，脸色晦暗黄肿，到医院里检查不出啥问题，也没办法治，家人听说枇杷猪肺汤对身体好，就用这个枇杷叶来煲汤，吃了半个月以后，脸色萎黄全部退掉，变得红润，原来肺中烟油都被清掉了。

这个就是肺主皮毛，心肺有病，头面都可以看得清。望而知之也！

所以有些人抽烟喝酒，囤积到肺里难受的，治疗的出路在哪里，在清肺热，化痰浊，降浊阴。而枇杷叶就是清肺化痰降浊的妙品。能够称之为一个“妙”字说明它特别好。它是清肺化痰的妙药，要药，极其要紧的药。

而用枇杷叶的时候，一般要用表面的毛刷掉，要么喝汤时就要过滤，否则那些毛会引起咳嗽，许多人将枇杷叶只当作止咳的药，实在是将它功效小瞧了。把它的功能特别限制在一处，使得它其他功效被别人忽视看不到，比如说，枇杷叶可以治疗尿道炎、尿黄赤、尿赤痛，为什么呢？

肺为水之上源，你的水是热的，你的尿就是热的，好比你楼上晒了一整天的水箱是热的，那你开洗澡水的时候也是热的。你楼上的那个水缸的水是凉的，你开的时候也是凉的，所以小便黄赤尿刺痛，很多时候不是膀胱问题，是肺热也，肺就是水之上源。机头发烧，水箱必热！

像有些人，他就抽烟和喝酒，心伤肺，尿也黄赤，还有吃煎炸烧烤，尿也黄赤，都是伤到肺。这三种情况下就用枇杷叶煮水加点蜂蜜，吃一两次尿就从黄赤转清澈。

典型的案例就是来自珠海的一位女士，这个连续熬夜又应酬，尿黄赤、刺痛，眼屎也很多，问要怎么办？就果园里的枇杷叶摘来加蜂蜜煮水，喝两次就全部好。所以枇杷叶不单治呼吸系统的病，它也治泌尿系统的疾。

常人认为呼吸系统和泌尿系统，风马牛不相及。中医认为泌尿系统跟呼吸系统遥远相连，就像水与天，海天一色，就像江河流的水一定是天空下来的。空气如果受污染，那你江河流的水就会有毒，大气受污染以后，河流都会变色。

所以中医是整体观，这点认知是西方医学难以企及的。西方医院看到你这个是尿道疾病，别找我呼吸科，去找泌尿科医生，在中医看来，反正你的身体已经出现了热证，肺气肃降则诸经之热莫不服从而顺行。

如果肺降下来，身上从头到脚的热没有不降的，曾经有一位病人，他大便燥结，肛周刺痛。来到任之堂，余浩老师给他开枇杷叶50g、槟榔10g，加蜂蜜煮水，第一剂大便就润通，第三剂就全好了。眼睛布满的血丝也退掉了，我们问余老师为什么？老师说：你看他眼睛，白眼球膜都变黄而且血丝布满。原来余浩老师用枇杷叶的一个依据就是看眼睛，眼睛不够清明了，就像沙尘暴的天空，那时正是枇杷叶派上用场，大显身手的时候。

所以余浩老师，根本不会去问他，肛门以及小便排利的这些问题，看眼睛，骗不了人。眼睛白珠转黄，那一定是肺热，如果再转红了话，那一定是心火和肝火都上来了。

这个就是秘诀，所以精明的中医，有的时候像扫描器一样，看过一下，方子就出来了，不需要问，因为症已经被抓住了。抓住一点，不计其余。从那以后，我们临证的效率跟见地都大为上升。快，有的时候就是建立在反复临证跟总结要诀上。我们要对这味药像自家兄弟那样了解。

所以余浩老师讲一句话，我们终身记得，药是师友，药是家人，药是兄弟，要像了解自家兄弟一样知晓中药。学好一味药就是多了一个兄弟，多了一位朋友，多了一位良师，多了一个家人。

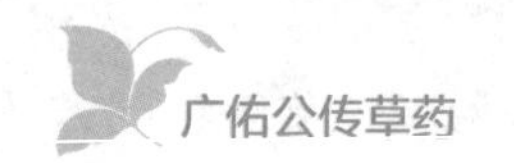

那究竟枇杷叶还有哪些奇特之效，它对于急性炎症肺热有效，那慢性有效吗？同样有效，有一例慢性支气管哮喘的病人，老是喘咳，咳痰偏白，这时怎么办？想不到余浩老师用四君子汤加了枇杷叶、黄芪各20g，一吃就好。所以这是一个很好的经验。病人感激涕零还买来水果相报，所以这个案例，我记忆尤深。记住哦！四君子汤或六君子汤加黄芪、枇杷叶治疗慢性支气管炎，而且可以反复试效，这是合方加药对。

还有枇杷叶治疗呕吐也是奇效的，何以见得？有个老板酒桌喝多了然后狂吐，跑到任之堂来，就给了他几个竹茹，几把枇杷叶煮水，当天喝就没事了。他说这东西真管用，喝了胃又舒服，气又顺，所以我们就知道这个经验了。你如果吃煎炸烧烤吃伤了呕吐，枇杷叶、竹茹各一把煮水，一喝就好。

枇杷叶对皮肤热疹、炎症效果超好，所以皮肤瘙痒，枇杷叶很多毛，它像扫把一样能帮人搔痒。所以枇杷叶治皮肤红热效果极好，有一例顽固癣疾的病人皮肤发红，一条条血痕，枇杷叶一次用到80g，煮水服用，一吃皮肤血红就隐退掉，就好像炎炎夏日沙漠突然碰到甘霖雨露，热便退了。所以一个人烦热，好像沙漠那样，枇杷叶就是下一场甘霖露雨，可以这样去理解，那么你就知道枇杷叶功效是多么的大。

还有一个冬天皮肤干燥的病人，他皮肤干裂，痛得不得了，也是湖北人，后来用食疗方，枇杷淮山粥，淮山药煮粥加枇杷叶，口感还不错，吃完后小腿的皮肤开裂就好了，所以这个经验也是很深刻的。小小食疗方，能解决多年的痛痒。秋冬养阴嘛。

所以为什么秋冬天吃枇杷膏都是补，因为顺其性，顺着秋冬收藏的性。所以有的时候秋冬天不一定要吃很多名贵的补品，你要吃点枇杷膏，顺其性，春夏天吃点生姜，秋冬天吃点萝卜、枇杷膏，这个气一顺就是大补。你会发现，人气顺的时候，做什么事情都很有力，很给力。气不顺的时候，小事情都发飙。一下又累！所以枇杷叶治什么？治发飙。发飙就是肺叶上举。

大家想要知道枇杷叶什么时候用最好？土张飞。怒目圆睁枇杷叶，这是总结的一个规律，过来的时候眉毛竖起来，怒目圆睁，最近呢像是炸弹一样，好像鞭炮芯子，一点就炸，就用枇杷叶。

关于枇杷叶还有很多使用的指征跟好处，这里不一一介绍了。但是，书不尽言，言不尽意，这些微妙之处大家只要把握到枇杷叶“肃降”两个字，就基本上得到了精髓。各种抗逆的病，如咽炎、鼻炎、眼结膜炎、中耳炎、喉炎、肺炎、胃炎、肠炎，总之就是火往上烧降不下来，你想到枇杷叶准没有错。它非常安全，无副作用，而且性平和，不会伤人。

所以平时用点枇杷叶跟甘草一起煲汤来喝，全家服用了，全家更加有喜气，更加顺气，更加能忍气，不会那么容易逆气。叛逆期的青年怎么办？喝枇杷叶煮水。枇杷叶就是顺降的，喝了就是莫名其妙觉得看很多东西看顺了，身体气机会影响情绪。诸多微妙之处，大家渐渐去悟吧。

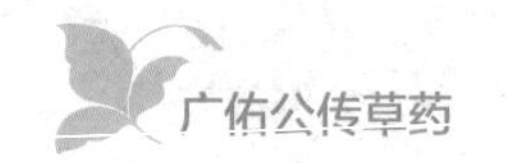

枇杷叶赞歌

枇杷叶是宝，谁人知它好。
诸多怪疾症，只要脉冲高。
炎热火上燎，血水身中烧。
不论烦与躁，还是苦与恼，
失眠症也是，叛逆期也好。
但用枇杷叶，过后方知高！
此药有秘诀，肃降为其道，
天清地又宁，何患疾不消！

37. 牛筋草

牛筋草，顾名思义，它的茎跟牛筋一样韧，一般孩子想要拉断它都很辛苦，即使在干燥的地面，还有道路上，它被车来回碾压都能存活，生命力如此之强。所以它的别名叫千千踏、千人拔，又叫路边草，还有一个名字叫牛顿草。

这些别名都在讲它的坚韧。牛顿就是地心引力的发现者，就是牛筋草的特点：它的根深深地吸在地里，耐旱抗涝是它的特点！

所以它的这个特性，这种野劲就能够下气。一味牛筋草就是下气药，何以见得？有喝酒后狂躁的人，家里人都喝止不了，用牛筋草煮水，加点蜂蜜，一喝，人就轻巧，所以狂躁病者宜用牛筋草，它可以吸引燥热下行。

关于它吸引的作用还体现在发热上，发热就是体若燔炭，就是往上走，我们要把它吸下来，牛筋草一大把煮水，可以直接防流感、防发热。以前我在中和学校读书的时候，我的一个老师识得草药，那段时间，学校流感，他就用大锅煮了一大锅牛筋草的汤水，加点盐，孩子们喝了后，就不发热，感冒一喝就好，所以当时我就认得牛筋草。想起那个年代，孩子们挺幸福，有新鲜的青草，所以我在小学二三年级，就识得牛筋草，因为当时的学校有很多地方还没有水泥硬化，有许多车棚、跑道上都长满牛筋草，因此这味草药几乎不用上山采，那个脚走过就会踩到，因此它叫千千踏。

牛筋草，因为它擅长吸到地里去，你使劲拔都拔不出，它有股韧性。这股韧性可以通利关节，因此类风湿关节炎，关节红肿的，一味牛筋草，效果好。

有个腕关节红肿的病人，数日都不愈，听人家说，牛筋草治关节肿，就拔来煮水喝，喝到第三天就消掉了这个肿热。牛筋草性平，味甘淡，也就是说寒点热点的病都可以用，非常平和。

牛筋草也是治疗腰部筋伤的妙药，那些一运动就伤到腰，痛得都扭不了，你直接就拔地上的牛筋草煮水，再加几杯酒下去，等下不知不觉，这个腰就通了，它能够疏通腰部的经络，有这等奇效，所以一味牛筋草就是医中宝。每天踩着它，不知

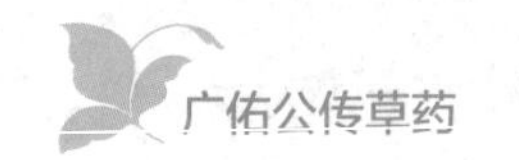

它的好。多少人怀抱金玉作乞儿，身边有宝向外找！

牛筋草更大的特点在于治疗黄疸性肝炎，有些人肝胆区肋下疼痛，面色发黄，有肝炎，不一定要找茵陈或虎杖，自己家门口的牛筋草就是宝。拔来煮水了，加一点点蜂蜜下去一喝，既能养肝阴，也能败肝毒，还能通肝气，所以一味牛筋草就是治黄疸肝炎的妙药。

还有小孩子便秘，大便不通，太容易治了，一把牛筋草煮水，加点蜂蜜，一喝就通，还有小孩子睾丸发炎红肿，一把牛筋草再加几个荔枝核煮水，喝下去一两次就好，也是非常快速的。

牛筋草还广泛用于小孩消化不良，也就是说，你家孩子不爱吃饭，就找甘淡又无毒、无副作用的牛筋草煮点水再放一点点盐下去，胃口就开，效果还挺好。所以小孩子食积的，不用着急，只要认得牛筋草。

还有孩子打架，打得瘀青红肿，不要紧，牛筋草煮水，加一点点酒糟，喝下去活血败毒，瘀毒不会攻心，瘀青就能减轻。牛筋草能清热利湿，所以对于尿道炎、膀胱胀满或者肾结石，光一味牛筋草都管用，轻度的泥沙样结石，你就盯着牛筋草，它不会伤身体，会渐渐好转过来。

牛筋草有很多非凡功效，其实它还是治各种精神狂躁病的妙药，那些脑炎、脑燥热、焦虑症用牛筋草，因为筋通筋能舒筋软筋，散筋。所以我们非常欣赏牛筋草，尽管它很普通。世上无神奇之药，只有平常之药。平常之极乃为神奇！

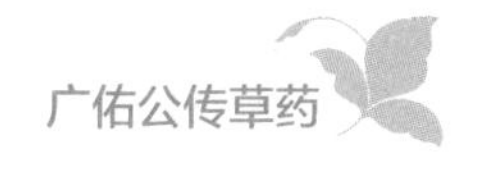

38. 金银花

金银花在五经富的深山老林有瀑布的地方，长得满山谷都是，顾名思义，开的花有金色、有白色，像金子也像银子的颜色，所以人称金银花。名字好听，它的功用更加棒，清热解毒，疏肝解郁，气得发火就找它！我们在夏天只需要采收金银花放在阴凉处阴干，效果好，它的作用究竟有多么强大，我们一一来讲：

曾经在务农时期，有一位在地主家打长工的老农，他大腿脓肿，现代医学称为深部脓肿。岌岌可危，脸色都变黑了。当时农民哪有多余的钱去买药，广佑公说就到深山里采金银花。采出来的金银花，一次都是用几两湿的煮水来喝，喝了胃口开，气色也好，睡眠也香，连续喝了一周金银花汤，那个疮口逐渐变小，退掉。全程未用一粒消炎药，堪称奇迹！

最后还不留疤痕，就是重用金银花可以治疗一些肌肉疮肿，这是民间硬经验，效果杠杠的。所以金银花清热解毒广为称道。还有小孩子风热感冒初期，咽喉痒痛，一味金银花30～50g煮水，加点冰糖，又好喝，又不伤胃，吃两三次就好了。

还有阑尾炎，这个身体单纯性阑尾发炎，小腹痛，用金银花、蒲公英、白花蛇舌草各50～80g煮水服用，从咽喉一直到

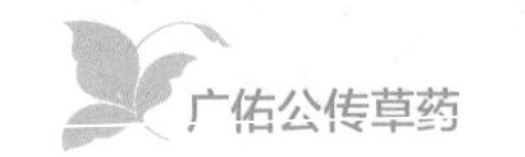

肛门的脓肿、痈肿都可以排掉，既可以清肠胃热，也可以去血脉热，是不可多得的民间良方。还有以前小孩子手上起很多红疹，红色为热，热毒所致，就用金银花煮水，喝三天就退掉了。

金银花对于丹毒效果很好，诸痛痒疮皆属于心。是因为心头有火、有热，才可以长这些丹毒，痛得像针扎一样，甚至引起发热，不要紧，一味金银花。

有一个孩子颜面上长一个大丹毒，用金银花一次80g煮水，连续服用三天就萎缩下来。

金银花是治痤疮的妙药，连身上的痈肿都可以退，何况是小小痤疮。治疗痤疮的话，用丹参30g、金银花20～30g，能够凉血解毒。痤疮是属于面，心其华在面，心主血脉，是血脉里头有毒热排不干净，丹参入心血管，金银花能够败毒热，两味药结合使用，就能去痤疮。

有些人觉得熬药麻烦，那可以直接买金银花片，或者银翘片跟复方丹参片，两个合一起吃，也能治疗痤疮。那种痤疮瘙痒又暴起来的，明显属于血热有余的可以用。

用这个方法几乎都有效果，河婆中学有一个女孩，满面都是痤疮，压力很大，就是用这个方法，服用以后，痤疮退得干干净净，秘诀就是银翘片跟复方丹参片两个中成药，如果方便的话也可以用金银花跟丹参拿来煮水服用。

金银花还可以治疗乳腺发炎，用金银花跟菊花各30～50g煮水，吃了就会退下。还有妇科的宫颈糜烂，以及阴道炎、尿

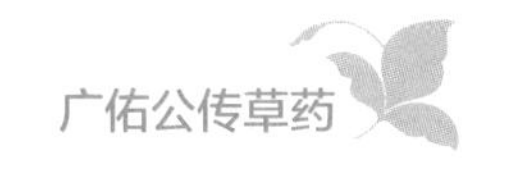

道炎，那都是金银花的拿手治疗范畴。

金银花又叫双花、二花，所以医生有的时候为了减少写字笔画，写快一点会写二花，一看二花就知道，这是金银花，它清热解毒，专治从咽喉、扁桃体、头面，到肺，到胃，到肠，到阑尾，到子宫，肛门，从上到下的炎症都可以用金银花，它的效果就是这么好。

金银花还可用于流行性感冒，以及禽流感等等，也就是说，平时家里人要提高集体免疫力，可以偶尔煲点金银花水，整家人，每人都喝上一两杯，会减少感冒次数，这是中药的预防之道。

预防上面用一分钱，就可以减少治疗的一百块钱。所以中医之妙在预防。

小小的花朵煮出的水，如净瓶柳条遍洒甘露水，以解世之烦恼热扰！其为佛为菩萨乎！

39. 白小娘

白小娘，五经富山脚下遍地都是，它的名字听起来很温柔，可是它的功效却有点霸道，为何这么说呢？有一个草医，他专门挖白小娘的根，每年要寄到珠三角给一些妇人用，妇科诸疾，用白小娘。一个闭经两个月的病人，头痛颈肩酸，胁

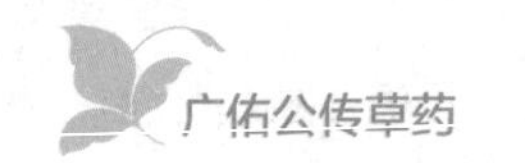

胀，食欲不振，用白小娘煮水，一次50g左右，三次就好了。

他亲自带我到山上告诉我，哪种药是白小娘，它是妇科的良药。它的名字都叫小娘，即妇人也，为妇科之药。

还有五经富单方，艾根（艾叶的根）、白小娘根各30g，煮水加点酒服用，专治妇女产后受风引起的一切关节痛，从头到脚百节痛，就这个方子。

在五经富的草医店里头有这样的流传，草药店的曾郎中跟我讲：他用这个方子治好关节痛的妇人不计其数，有些痛到手不能弯曲，还以为是类风湿呢！他就用艾根跟白小娘根煮水，给病人吃，大多十天半个月就好了。他说这东西不值什么钱，但他却收到了很丰厚的回报。

白小娘的根真的是非常神奇，它可以柔肝活血，也就是说能够把肝脏按摩柔和，让刚强的肝变柔和，肝主筋，也就是说筋硬，筋刚，筋短缩，筋痹痛，筋硬结，白小娘一味药可以让肝柔。

白小娘的特点就是孔夫子讲的温良恭俭让，更神奇的是五经富的曾壁臣郎中，他治疗妇科百病就是四物汤加本地药白小娘的根20g，妇人经期痹痛、头晕、颈僵、头痛、腰酸，都是这个方子，屡试屡效。这是经老人家一致同意后的家族口口相传告诉我的，也就是采访家乡五经富时，我得到的经验。

当时幸好坚持义诊，大家都愿意将经验告诉我，比起义诊治好人的病来说，我更喜欢的是病人能够再回馈一些民间经方验方，每个民间郎中都得自觉要有这个使命，收集当地的经方

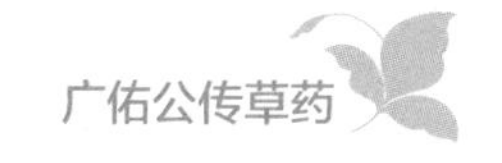

验方，奇效秘方，然后用之临床，传之后世。

这就是总结的魅力，因此我们碰到妇科杂症，认得白小娘，不怕妇科百病痒，而且这味药在五经富种地的许多老人都认得，你给他一百块，他就会给你挖一大堆。

白小娘还可以治疗骨髓里的炎症，有些骨髓里发炎，百治乏效，用白小娘、地骨皮、五加皮、茜草各30～50g，煮水服用，骨髓里的炎症就可以退，还有更年期综合征，只要骨节发热、骨蒸痨热，半夜热醒，咽干口燥的，白小娘一味药配上知母、地骨皮，丹皮各10～20g，一吃下去，周身清凉，那种更年期脾气暴躁的症状也会消失，会显得更加温柔，因为白小娘可以柔肝，就是让脾气更温柔，我们可以理解白小娘就是一个温柔的药。既温且柔，它对于各种关节拘挛疼痛，屈伸不利都管用。曾经江西有一关节痛的患者，没法弯腰，上厕所都不能屈伸，怎么办？就是用新鲜的白小娘根来煲汤，连续吃了一周以后，膝关节能动如常，膝关节退行性病变就这样被白小娘给制服了。所以我们中医如果运用得好，那些颈关节麻痹、腰僵，膝盖不能弯曲，还有脾气暴躁，都是可以治好。就是用白小娘，这味药20～30g加到逍遥散里，真的是如春风拂柳，遍地枝条皆翠绿。

白小娘还是肝炎的克星，它对于乙型肝炎、转氨酶偏高的，白小娘一味药，新鲜的根30～50g，水煎服，你可以看着那个指标在好转。白小娘是治疗小孩子烂口疮的灵药，你只要煮了水漱口，就管用。

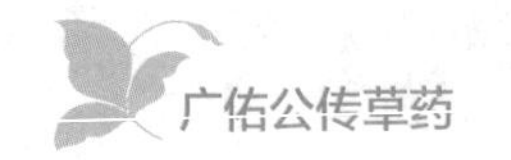

药书上面记载，它还可以治疗子宫脱垂、胃痛、白带量多。大家都认为白带很难治，白带就找白小娘，它就是为白带而生，所以各种白带疾患加入白小娘，就是这个特效药，专病专药。

还有外伤出血，用白小娘，因为白就是肃降，出血就是往外溢，所以跌打损伤就是专用方，还有中耳炎、结膜炎、腮腺炎等等各种带炎的，白就能降炎。我跟大家讲，红火就是炎热，白秋黑冬，人过世叫要做白事，它就能肃降。

一切躁扰，逢到白事都会安静，就像秋天一到来，万物安静。知了不叫了，虫不鸣了，静悄悄。所以白小娘最重要的一个功效就是治现在的癫狂、狂躁症，有些家庭买不起药，孩子逐渐躁狂抽动，要打人，控制不住情绪，煮一些白小娘水给他吃，那脾气都会不同程度地变温柔，变得柔和，白小娘便是中医的秘宝。

有很多秘药，大家都可以深入挖掘，只要掌握住小白娘能“柔肝”两个字，对于治疗现代的一些疾病，几乎无往不利，信心满满，非常有底气。

40. 佛手

佛手，又叫佛手柑，它是柑橘科植物。柑橘科有疏肝理气

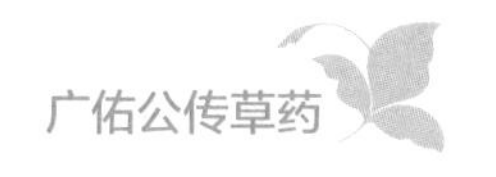

和健脾和胃的特点。它结出来的果实真的像佛陀雕塑上面的手指，十分形象逼真。那么佛手它有哪些常用之效呢？我们来记一下。

新寨村一位老人，咳嗽多痰，数月不愈，就用佛手柑来煮水，代茶饮，一天比一天轻，吃了一周左右就好了。用他话的形容就是，一吃就顺气，佛手柑真的是顺气，气顺则身之痰降无踪迹。佛手真的像心中的佛菩萨，双手抚顺心中不平之气。所以佛手的功效很容易记，就是有一股慈和之气，能够理顺人体经络、血脉、脏器。所以，一味佛手专治痰湿。

还有一个小孩子，大半月都食欲不振，医学上叫纳呆，纳食呆滞，家里人也着急。邻居说，这容易啊，把珍藏了多年的佛手柑拿出来，泡茶给孩子喝。喝一次，孩子就有点胃口。连续喝三次，孩子就索食了，吃东西就香起来了。一味佛手柑就是食欲不振的灵丹。尤其是佛手，它跟陈皮一样，你留在家里保存于阴凉处，留越久气越沉，像酒一样。因此五经富家家户户以前都有存佛手、香橼的习惯！

佛手还是治肝胃气痛的良药。曾经有一个开推土机的老板，他胁肋痛，到局长那里喝茶，他问怎么办，局长拿出佛手柑茶给大家喝，他喝完后当天晚上就不痛了，第二天就来报喜。原来，浓的佛手柑茶可以治疗肝胃气痛，这也是好经验。肝主情志，胃主消化。也就是说，消化不良，情志不畅，就喝佛手柑茶，这是非常好的。所以五经富老牌的佛手柑茶也算是

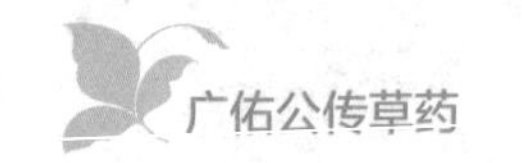

一个良好的地方土特产。

曾经有过番的一个泰国人，他常年中脘闷胀，医生说，他这或许是思乡吧。然后从五经富寄了一批佛手柑给他吃，吃了就不闷胀，好了。所以他在番批泰国书信里头说，感谢家乡的特产，让他感受到家乡的味道。所以佛手柑有家乡的味道，它像家乡慈母之手，能够抚顺心中的各种不愉快。

所以五经富的土特产店里一般都有佛手的制品，是居家旅行、异地居住的老少咸宜，不可多得的土特产。

以前新寨的园篱里种满了佛手，每年都要晒一批来腌制，然后放到柜子下面。当碰到红白喜事、吃撑吃涨、消化不良，有贵客远来时，就泡几壶佛手柑茶，吃了就开心开胃。你想一下，人开心开胃，那交流就顺畅了。所以，聪明的生意人，他会用佛手柑茶来招待客人，因为客人一喝以后就开心放松，开胃呢胃口就好，食量就大，然后要谈生意就很容易。所以佛手柑茶真的是五经富一道亮丽的名茶，它有医药效果，有保健作用，有延年益寿之功，有许多不可说的、微妙的功德。

佛手柑理气之痛，它还可以治疗生气以后从头到脚的痛。有人生气了眼珠痛，佛手柑配点菊花各15g煮水，马上眼珠不痛。有人生气了咽喉痛，佛手柑配桔梗各20g，服用了就不痛了。有人生气后咽干口燥，佛手柑配沙参、石斛各15g，一吃，咽不干口不燥。有人生气以后痰很多，佛手柑再配一点点枳壳，各10～15g，一顺气，痰就化了，消了。有人生气后腰痛，佛手柑配杜仲煮水喝，腰也不痛了。有人生气后四肢酸软，佛手柑加黄芪，补气又行气，四肢酸软也会好。有人生气后气喘，那么佛手柑配苏梗各10～15g煮水，气就不喘了。有人生气以后食欲不振，叫木克土，胃发堵，饮食不化变毒物，佛手柑就配山楂、麦芽、神曲，叫焦三仙，服用以后，气也顺了，胃也好了。

所以，五经富人将佛手制到茶叶里头，可以舒肝健胃，可以助消化，可以开心悦志，可以畅情志，解决工作生活压力，去除紧张、激动、拘挛带来的不利，治疗亚健康。

现代研究发现，佛手跟败酱草各20g煮水，可以治疗小儿肝炎，转氨酶偏高。还有呢，佛手配合蒲公英各20g，可以治疗幽门螺杆菌感染的胃炎，一吃就见效。佛手配合鱼腥草各20g，吃了可以净肺，让肺干净。还有，佛手配合丹参，两个联用可以清血毒，治疗饮用那些不干净的水导致的血脉浑浊。有人加了紫草，效果更好。血毒的表现就是嘴唇部暗，人烦躁，吃下去就会天清地宁。

总之，佛手是岭南之宝，它以佛之名来命名其药，有慈悲之意。它可以做成茶，四季常服，老少咸宜。可以理周身之气，减少恶病。可以治胃病，可以有病早治，真是五经富一张亮丽的名片。希望大家喝饮佛手柑茶时，能心存慈和，身必安然。

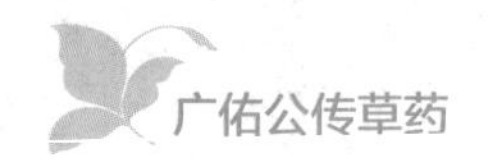

41. 骨碎补

骨碎补，听它的名字，就可以想到它功效。碎骨能补，它是跌打药。

有一次新寨村的老农拉板车拉伤了肩膀，痛得不得了，广佑公说，骨碎补可以治跌打伤，马上到半山腰挖骨碎补，然后水煎服加酒，吃了第二天就减退一半，第三天恢复如常。对于筋骨拉伤，骨碎补就有修复作用。骨碎补的别名又叫碎骨补、猴姜，它的作用是能够让疏松的骨头变得致密。

庵背村有一个老人走路容易软脚，走着走着就软下去，检查是骨退行性变，骨质疏松。可是按照西医的补钙方法却没能好转。然后找到新寨村的曾学馨老中医，老中医就给他开了骨碎补50g，白芷、杜仲各10g煮水，加点姜枣作为食疗方，结果吃了半个月，这个走路软脚的病就好了，这是病人亲口告诉我的。如今，五经富学馨地方名医已经驾鹤西去，而这个方子却独留人间。因此大家以后碰到这样的情况可以用这个单方，简单有效。

骨碎补对付牙齿松动有好处，因为肾主骨，牙齿就是骨余气所化，牙齿松动是肾虚的体现，直接用新鲜的骨碎补，50～80g，捣烂了煮水服用。一味骨碎补就是治疗牙齿松动、疼痛的特效药。这是余浩老师的心得。如果满口牙痛，就是一味骨碎补80g，效果奇特。

骨碎补的作用是壮骨。大家想一下，骨为什么会不壮？耗散太多，还有衰老，流失过度。现代人焦虑、耗散太多，流失过度。初则伤气血，久则伤筋骨。有一位广州的白领，他过度用脑后膝盖肿痛，百治乏效，问我有什么方法。我让他骨碎补30g加牛膝50g煮水，直接服用，可以配点姜枣。先吃个十来八次，那筋骨原来上三楼都痛，现在上十楼都不痛，对膝盖非常好。他至此当为宝，把这个方法推广给家中长辈还有同事，都获得好的口碑。这是个小小的食疗方子。

人不一定要等到跌打或者骨折以后才想到骨碎补。骨碎补是平时保健的要药，它能抗老，能令人阴平阳秘。所以有人劳累以后耳朵鸣响，太简单了，骨碎补、枸杞子、菊花各20～30g煮水，一服用，那耳朵就通利，嗡鸣声就减弱。

骨碎补还是治关节风湿痹痛的良药。因为很少活血的药能补肾，补肾的药能活血，而骨碎补就是活血又补肾，它还祛风湿，止痛。所以，汗出当风入水中，被冷水伤到，关节痛，一味骨碎补加进四物汤里，几乎通治所有血脉、骨头风湿痛。因为血行风自灭，四物汤让血脉通行，而骨碎补保护骨节。所以大家可以把骨碎补理解为壮筋骨的药。

在古医籍上面讲，碎骨和续断，伤科不可少。也就是说，骨碎补和续断两味药是很多伤科少不了的。曾经有下田村的一个老农，他说他每年都要崴好几次脚，不知道什么原因。我说他是心神不定。怎么办呢？让他弄点骨碎补跟续断各20g煮水

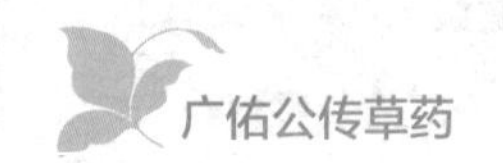

服用，平时就喝。他这个方子喝完以后，每年几乎都不会再崴脚。他说这是什么原因？其实就是肾不藏精了，骨碎补、续断巩固肾精，精一藏，骨髓密实，密实后就不痛了。所以这是一个心得之方。

骨碎补还有很多神奇的功效。比如说，有些人过度使用抗生素后，导致皮肤过敏和听力下降，直接用骨碎补20～50g，还可以加路路通、菖蒲各10g。骨碎补叫猴姜，也叫申姜，药名藏道。猴是很灵活的，能够攀岩，反应敏捷。它的名字暴露了它的功效，也就是说骨碎补是一味灵敏的药，它不单修复骨损伤，它还让筋骨灵活。

古代的中医跟道医区别在哪里？中医致力于研究人如何减少病痛，道医致力于研究人如何变得灵活、强壮、延年益寿。也就是说，中医是普罗大众的保护伞，道医是上医，想要有更高追求的，要学习的。在中医来说，骨碎补就是把它应用到伤损，而道医用骨碎补就是，没有伤都要用骨碎补，然后呢用来练。像少林寺里用骨碎补泡酒，然后擦在手上，练习攀岩，身体就强壮。

百岁老先生都要这样的秘诀，叫“蚁食，猴步，童心，龟欲”。蚁食就是要细嚼慢咽，消化好，它的代表药就是白术，缓慢，助消化。猴步就是腿脚灵便，它的代表就是猴姜，即骨碎补，当然了，肾强以后脚灵活。童心，开心，它的代表药是菖蒲。龟欲就是清心寡欲，它的代表药是栀子。所以，中医里将栀子、菖蒲、骨碎补、白术结合在一起，就是脾肾并补，心

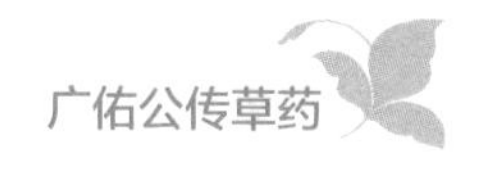

窍同开，延年益寿之药。这才是道医的一些修为，给一些健康人要追求强大而准备的。

以前，我们讲课时也有提到这点，这次重新提到一点，使大家学习中有更多的取法上的追求。

42. 金不换

金不换，五经富人叫金谷换，你拿金色的谷子我才弄几片叶子跟你换。这里有“一叶一金子”的说法。它究竟是多么贵重？不知其者贱之！大家不要认为它土生野长就贱视它。

曾经呢，一年农忙，一个老农割着稻谷，就头晕目眩，恶心难受，呼吸急促困难。刚好田埂上有几颗金不换，懂的人就立马采来，揉烂了就擦他的人中，然后再弄一点给他嚼。弄完以后，人就恢复如常，没事了。原来金不换就有去邪恶，复正气的功用，它可以当作民间的救心丹，就是吃了不干净的东西，胸脘痞闷，心慌心跳，弄点金不换。它是芳香的，芳香能够辟秽，它可以做香料。

某一年新寨村打鱼，一个孩子一下子吃太多鱼了，出现呕吐、头晕。广佑公不慌不忙说，村前的金不换即解药也。然后就抓金不换来，锤烂了加一点点蜂蜜，还可以吃下去，吃一个好一个，立马没事，一次就好。金不换解鱼蟹毒，功效不亚于紫苏。

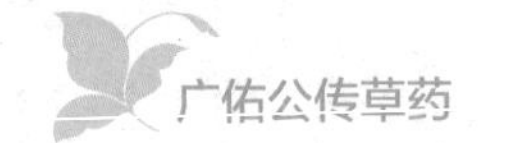

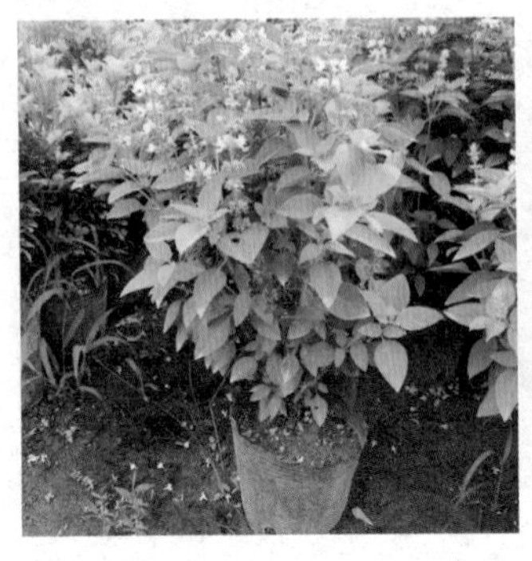
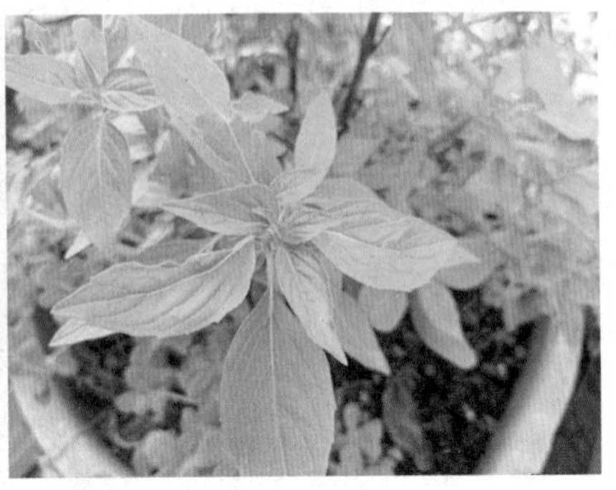

金不换

某年春分，大家正忙碌着，冒雨也要出去干。结果回来以后，不少村民都鼻塞、头晕，村中的长辈赶紧摘来金不换，用石臼捣烂了，煮粥了就可以抓一把，带粥一起喝，吃一个就好一个，一碗热粥就解决风寒感冒，鼻塞头晕。这就是金不换，拿金子都不跟你换的。岭南多瘴气，金不换解之！

金不换还可以治疗跌打伤。当时我在中和学校读书时，一个同学打篮球的时候撞到了胸，一个星期胸口还痛。有一位长者说："这个简单，用金不换，心带叶，就是说一心两叶，摘个一二十个捣烂了，跟酒一起炖来吃。"结果吃一次就好了，小孩子脏器清灵，随拔随应，所以这个经验我现在都知道。

后来我又得到一个更好的经验。有一次，珠三角一家人出了车祸，车祸留下了后遗症，胸痛老不好。普宁的一位草医讲，可以用金不换的根，乃跌打药也，直接拔整株取它的根，捣烂了加酒，蒸热来服用，连续吃三天，胸中瘀血全部散掉。

我问他为什么要用根？他说，叶子能够去表浅的瘀痧，根能够去筋骨层面的旧伤。所以肌肤的跌打肿痛，用叶子就好；如果是肌肉层面，就要用梗；如果是到骨髓层面，尽量要用它的根。这就是用药的层次问题。

金不换还是蛇虫咬伤的克星。被蛇虫咬伤，金不换、半边莲、半枝莲，然后十叶一枝花，其中两三样拿来捣烂了，冲点酒服下去，毒就不攻心。金不换，芳香能疏肝理气，肝下络阴器，所以小孩子睾丸痛，直接用金不换煮水外洗，洗一次就好一次。

金不换还是治鼻炎的妙药。有些鼻炎老好不了，不要紧，那是慢性鼻炎，脾虚九窍不利，四君子汤加黄芪、金不换各20～30g，明显发现鼻子通利了很多，平时闻不到味道吃后都能闻到，所以金不换它是开窍药。厨师嗅觉不够，或者中风后嗅觉失灵，只要弄点四君子、黄芪、金不换、菖蒲也好，或者紫苏，可以苏醒嗅觉。结果，吃个十来八副，嗅觉一点点变好，变得更敏锐。所以金不换是让人敏锐的一味药，让人的孔窍灵通，反应敏捷。它的芳香可以透到神经细胞，深层次的令人神爽心悦！

在岭南，金不换在我的眼中，作用不亚于十大广药。因为它外能发汗解表，解决了感冒，肌肤蔽塞，伤寒伤冷的问题，如空调病等等。内又能通宣理气，可以解决胸闷气滞。它下可以健脾消食，解决食积，中间又可以芳香行气，解决气滞血瘀，跌打痛。还可以活血通经，解决闭经、血瘀；还可以行气止痒，直接治疗皮肤瘙痒；它还可以做香料，解决鱼虾中毒，辟腥臭，相当于紫苏来用。

所以它的功效真的是涵盖了中医数十种中药类别的过半，你说它解表药对，说它理气药对，说它开窍药对，说它化食药对，说它活血药对，说它行气药对，说它祛风药对，说它解毒药对，说它消肿药也对，说它止痒药也对，说它是香料也对。说它呢是骨伤药，都对。它的功效不可思议啊。

金不换，千两黄金都不跟你换，这就是岭南草药的自信，药名含道！五经富道地之药。现在五经富一条街巷里，家中都会种一些金不换，那是祖上传的，要种，但是却不知道怎么用，只能肤浅地用它来煮煮鱼汤。其他很多深层次的妙用，不经名师说，不知从何知啊。

乃作《金不换歌》：

岭南金不换，枝叶真芳香。
根名跌打药，瘀血可清光。
叶宜收汗表，芳香可开窍。
茎枝通气机，人服乐逍遥。
全身皆入药，真乃民间宝。
鱼蟹毒可解，鼻炎能令消。
捣烂加酒服，不怕毒虫咬。
活血可通经，妇科用之妙。
还可消积滞，平时做食疗。

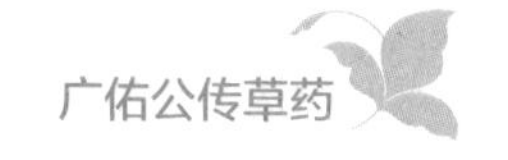

醒脾开胃口，服之人称道。

能识此中妙，便是医众高。

43. 穿心莲

穿心莲估计大家都不陌生，在20～30年前，穿心莲片一包1～2块钱的时候，多少人凭借这药退了火、消了炎、清了热、排了毒。穿心莲是苦寒药，苦能泻火，苦寒药对于火热病效果超级好。扁桃体急性发炎、肿痛，穿心莲买一包来可能还没吃完，咽喉痛就好了。还有拉肚子、肛门灼热的，这是热痢，吃几次穿心莲片就好了。

五经富曾经有一个鸡场，当时流行鸡瘟，他的鸡居然没有事。人家问他为什么，他就说专门用穿心莲粉，拌在饲料里给鸡吃，能够抗瘟疫。这个经验被一个猪场老板知道了，在某一年流行了猪瘟，他的猪一只都没事，特点就是喂猪的时候就用穿心莲这种草打成粉，掺杂进猪饲料里头，猪吃了肠胃很好，肠胃好就不生病。中医认为人的抵抗力在消化，消化好、病魔跑。别人家的猪瘟疫死掉了，他家的猪相安无事，秘决就是平时适当用些穿心莲。

还有西北沙漠的骆驼，它们定时喝含有大黄、穿心莲的水，寿命可以增长十年！此乃牧民经验！

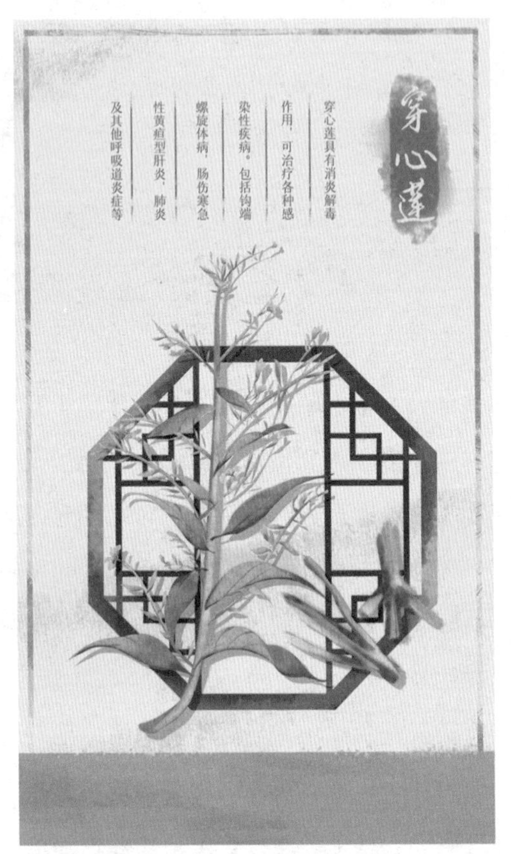
穿心莲
穿心莲具有消炎解毒
作用，可治疗各种感
染性疾病。包括钩端
螺旋体病，肠伤寒急
性黄疸型肝炎，肺炎
及其他呼吸道炎症等

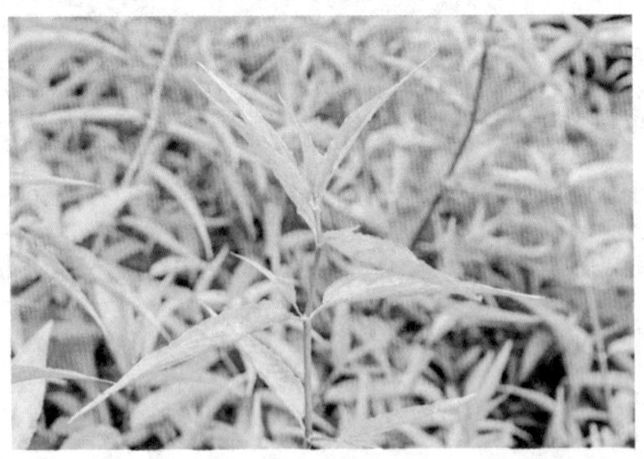

穿心莲

五经富有许多地方种有穿心莲，新屋肚和见龙围都有，它很好种，一把籽可以种一片。鸭母湖也有，因为鸭母湖天气太热，老人晒得都吃不下饭，眼睛又痛，他知道这是缺水发炎了，用穿心莲这种草煮水服用，一吃下去第二天就好了，所以他家田里都会种一排穿心莲备用，等到秋冬天就采收起来，晾干打粉，装在罐里头可以防家护屋，以保身心安康。

穿心莲对火毒效果好，《黄帝内经》讲，诸痛痒疮皆属于心，所以那些疮肿，你直接用穿心莲拌蜂蜜，敷在局部疮肿就会好，还有外疮内服，人长疮几乎就是心火，火曰炎上，所以疮是往上走的，如同火山往上往外爆发，泻其心火即可，穿心莲一味药就是泻心火。它的名字又叫印度苦草，非常苦，即使像印度那热的地方，这种草也能清解下来，名字很形象。身处如印度热带之状态，穿心莲此草可解！

如果热毒上泛于耳，中耳炎会发炎，这时穿心莲一味药煮水服用，中耳炎就退下来；如果热毒入肺会得肺炎，急性肺炎更好治，就穿心莲、鱼腥草各一把煮水，喝下去肺炎也退，胸腔里炎症也熄灭了。它就是人体消防队，谁要形象地理解了穿心莲，可以把它想象成消防员，无论脏腑、经络、穴位何处有炎热，穿心莲皆可熄之。

所以它的药方记载是治多种炎症及感染，皮肤创口发炎老不愈，穿心莲片吃几天炎症就不扩散，还有一种泌尿系统感染尿刺痛，穿心莲片吃下去小便会通利，所以有些人膀胱发炎以后，小便老是频急不舒服，穿心莲片吃几天就好了，还有结膜炎眼红肿吃穿心莲片，心主血脉，眼红肿就是血脉发炎，穿心莲片吃一两次可以退血脉炎症，前提是这些炎症脉象都是比较数急的，实则泻之效果好。

另外有一些妇女的妇科炎症如盆腔炎、附件炎，用穿心莲片急则治其标。还有虫蛇咬伤局部发肿，穿心莲片不单清热解毒，还能消肿止痛，所以瘀肿、疼痛，穿心莲片都可以解。穿心莲片集中体现在清解两字，所以有些病人生气着急烦躁，情志之火皆出于心，穿心莲片可以治。所以你碰到近期无事常生烦恼、愤怒、急躁、拍桌子瞪眼、面红脖子粗、眉毛往上嘴又撅，各种愤怒的情感表情出现，就用一味穿心莲片。

所以中医治到最后，经验足的时候，观其象，用其药，看到有这种火热病象就会用一种药去对付它，而穿心莲片无疑就是退热毒肿疮最好的选择！

穿心莲赞

一味穿心莲，火热消不见，
不怕口腔痛，何惧咽喉炎，
若逢腮腺肿，再遇火上炎，
心情急烦躁，口若咽如煎，
此时印度草，清凉乃现前，
从头降到脚，热毒立收敛，
猪瘟可预防，鸡瘟可全歼，
浊降毒消灭，骆驼更延寿，

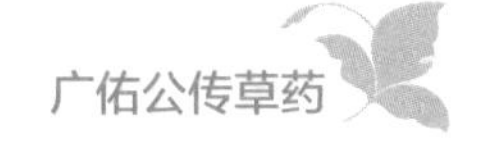

岭有此草药，好比菩萨莲，

予人清凉露，欢喜逐笑颜。

44. 节节花

节节花，顾名思义，节节开花，开着极其精致的小花。它是苋科植物，苋科植物大都有凉血作用，能让沸腾的血脉凉降下来。我最早接触节节花缘于一个牙医，他采了一把送给一个尿道炎的病人，小便出血刺痛，吃了两次就好了，病人后来还封了红包。小时候就认为节节花一把就能换一个大红包，因此有了一个深刻的印象。新鲜的节节花50～100g煎水，加点蜂蜜，可以治疗尿道发炎，小便刺痛，这是五经富地方常用秘方，偏方。

对一般炎症，如牙龈肿痛，用苋科植物，比如马齿苋、节节花效果特好。所以，牙龈肿痛、浮肿，马齿苋、节节花各一把煮水服用，随服随消。如果肿痛痛入骨髓的，可以加10g两面针，效果特好。两面针能够止骨髓痛。此中医搭配之妙！

节节花还能够利湿消肿，像肠痈，积液，都可退掉。节节花捣烂榨出汁，直接放点盐就可以服用，它就能够败肠毒，去脏毒，可以让脏毒腑出。节节花凉血的效果非常好，节节开花，顾名思义，纠结处都可以解开，心花怒放。它就是丹栀逍遥散，一味节节花专治肝炎、肝郁化火、两个火就是炎，众火

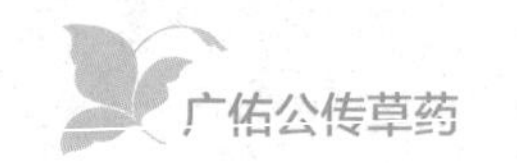

就成毒。所以，严重的肝炎，转氨酶偏高，口咽干、目眩，一味节节花榨汁，然后加点蜂蜜温服，就像烈焰遇到甘露，炎症渐渐熄灭。因此，节节花在五经富被一些乡中草医看好。它喜欢长在溪边水湿丰沃之处，甚至水沟边。凉利之药生于湿地，比如，肌肤皮炎，有些人要买皮炎平治皮肤瘙痒，你懂节节花便大可不必，自己就可以制造“皮炎平”。皮肤瘙痒就节节花捣烂了，榨出绿汁来擦在上面，那个痒就会消掉，炎也会退掉，红肿就会停止。这就是一味节节花能顶皮炎平。

民间草野有奇珍，民间草药有无限的可能，有众多的作用，它有时藏在民间草野之中，藏在临证里，藏在药典上面，藏在自然保护中，需要有心人去发现。这句话素来为人所称道：这世上不缺乏美，缺乏发现美的眼睛。对于中药世界而言，也不缺乏好的药草，就缺乏能发现他们的人。世无伯乐便无千里马，若非良医好药，亦同杂草埋没，实为可惜。

在二村有一个做早餐的妇人拉肚子，她的丈夫就在田里拔了节节花煮水，跟鸡蛋一起吃，吃了就好了。这也是一个神奇的民间验方，信手拈来尽璞瑜！还有，据说疟疾用节节花的嫩叶尖来煮稀粥吃，也会止住疟疾。还有咳血，抽烟多了肺热咳血，用节节花榨汁了加点盐服用，血就会止。还有，痔疮出血，直接一味节节花捣烂，取汁来服用，痔疮就会血止肿消。

节节花还可以治疗肺结核、疔疮肿毒、胃出血，属血热旺型。同时，节节花还是现代人急躁烦的克星，人急躁烦了，节节花就能够散结解郁，使心如水流花开。因此，节节花用一个词语来形容就是水流花开。

节节花嫩叶常可以做野菜、饲料啊，喂那些鸡、猪。节节花又叫红花墨草，旱莲草叫白花墨草，它们有共性，都能凉血，让血气静下来，安定下来，对于那些无事生闷气，像鞭炮性子一点就炸，还有口鼻出血，节节花煮水，吃了性会和缓，止住，不会那么炸裂。还有焦虑症、狂躁症，节节花一味煮水，送服朱砂安神片可以将精神狂躁给降下来。

有关节节花还有很多精彩之处，值得进一步深挖。深入一层，获益无限。

45. 杠板归

杠板归是学名，五经富人只认得犁头草，它的草和叶子呈三角形，如犁，它的梗又长满刺，因此又叫犁头刺。

中医界里有这样说法：叶边有刺皆消肿。叶中有浆拔毒功。像马齿苋含有浆，黏黏的，它可以拔毒。肚子长一个疮痈，吃了马齿苋，毒就被拔走了。

而刺呢？刺能够消肿。最典型的就是皮肤肿，一位见龙围村的大叔在田里割草，莫名其妙不知被什么昆虫咬，皮肤肿了，我就叫他在田埂上就地取材，身边即有好药，马上用犁头草捣烂了外敷，肿痛顿减，随之即消。所以无名肿毒用一味犁

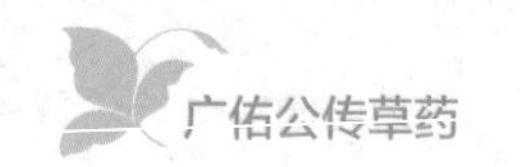

头草最好，这是五经富老经验。

犁头草在五经富长得很普遍，它很会攀爬，能走窜，又带刺，它就像将军骑快马，能战又能跑。犁头草是叶成尖角，代表它有一股锐气。万物成圆形的比较平和，成尖形的，像金字塔那样，带有一股穿破之气。犁头草就能穿破肿毒，比如带状疱疹，又叫蛇串疮，一初起，立马用犁头草捣烂，加点盐敷到患处，那个疮就退了。

在圆墩有一个老爷子，经常被人求带状疱疹的药，就一罐药水卖50块，擦了就好，这里面主要的药成分就是犁头草锤烂了挤出汁来，那汁液擦带状疱疹、湿疹就能够退，他临走前跟我讲这个经验，并说："医生，我凭这个小经验治无名肿毒，既不用儿子给钱，也不用领退休金就能吃饱。"所以他对民间的草药充满了热爱、敬畏跟感恩。

犁头草还可以治疗小儿老咳不好，叫百日咳，用犁头草30～50g煮水加糖，最好是先炒过后，煮水加糖代茶饮，炒后能够去寒性。凡药物炒以后再煮水，可以驱寒，所以碰到咳嗽，晚间加重，那青草你炒一下就可以去肺寒。

犁头草还可以治疗蛇毒咬伤，俗话讲："身藏杠板归，吓得蛇倒退。"蛇虫怕犁头草，用新鲜的犁头草捣烂榨汁加点甜酒来服用，普通的蜂毒咬伤，那毒就不会攻心，还有新鲜的叶子捣烂了，外敷在伤口肿痛处，随敷随肿痛消，效果就是特别好。

犁头草还能消肿祛湿，有个尿路结石的病人，他用车前草吃了结石排不下，后来听人说犁头草也管用，合在一起吃，结石就排下来了。

犁头草对于急性扁桃体炎发作，效果也好。

它不单能够消尿道肿，它也能消咽喉肿，所以用犁头草30～50g，直接煮水加点醋，咽喉红肿火烧火燎的，就会熄灭平复。

犁头草在五经富非常多，田埂水沟围栏，一长就一大把，采集的时候要戴手套，因为它有刺，要扎人。由于它擅走窜，所以一味犁头草就能疏肝理气。还可以用另一种说法，叫疏肝破气，比如乳腺增生、乳腺小叶结节，就用犁头草、陈皮各30g煮水，吃完以后，放几个屁，这个胸就不闷，胁就不胀了。犁头草还可以治疗胆囊炎，犁头草治疗口苦咽干目眩，胆道发炎，犁头草加郁金，各30g煮水，口苦咽干之感顿时消解，以其能够清热利尿解毒也。

犁头草带有酸，酸涩收敛皮肤，所以它对于身体血管的污脓有洗涤作用，一味犁头草配合丹参可以让血管干净，延年益寿。因此犁头草去除血管斑垢与毒素的作用慢慢被发现，它的很多勾刺就像钢刷，像洗碗盆的钢丝团。钢丝团能够清除那个垢迹，同样犁头草也可以去身体血管、肠道、脏腑的积滞垢毒，因此有经验的人，每年吃几次犁头草，身体就不会长包块，包块在小的时候就被灭除了。中医之妙，在有病早治，未病先防！

所以犁头草洗涤污秽、消肿解毒之功，现在开始被运用到癌症的治疗上，由于它粗生野长，非常多。势必会在未来世界得到大用，今天大家不晓得的药草，也许明天能大放异彩。

杠板归赞

小小犁头草，名为杠板归。
身上长满刺，能将毒逼退。
叶带三角形，消肿它为最。
皮肤痒又痛，一洗即好回。
即便蛇串疮，它也可击溃。
若逢火发炎，舍我还找谁。
长在篱笆沿，或生在边陲。
为人所忽视，并不会自卑。
我有大功用，不将名利退。
安然隐乡野，只为识者贵。

46. 芦荟

芦荟，它的品种有数百种，主要产自干旱的沙漠，它是肉质很多的常绿草本，性寒凉，能够耐旱、耐热，因此它对烫伤效果奇特，提起芦荟大家就会想到它治烫伤的效果，治疗烧烫伤是它的特长。热者寒之！

低坪村一个小孩被热水烫到一直哭，芦荟一贴上去就不哭了，凉凉的也不痛，这个伤口也没留下疤，所以芦荟不单治烫伤，还可以去疤，不少人在厨房、阳台种一两盆芦荟，家里难免会有水伤火烫，小面积的伤，你就用芦荟捣烂了如泥敷在上面，那个火辣辣的痛自动就退下，效果真是太好了。

新塘村有一个老人，他种了很多芦荟，每年就晒一批，弄干了以后打成粉，我问他要干什么？他说经常被人家求，周围有老人大便数日都不下，肚子痛得不得了，他就搞一些芦荟粉给他，一吃就通，胃口也好，所以老人都很喜欢送点礼物给他。这也是种芦荟的一种快乐，它既能帮到人，所谓为善最乐，世间真正的快乐，最快乐的，大多是从为善中来，这算一个。

这位老人的收获是多方面的，耕耘劳动到身体，制成药帮到他人，还收到糖果红包的回馈，因此我们要感恩药业，感恩岐黄神农，感恩天地滋养百草，才有这么多的功效给我们用。

芦荟做成护肤品，尽人皆知，有芦荟软膏、芦荟洗面奶、芦荟洗手液、芦荟护肤膏，这对于秋冬天肌肤干燥有润滑作用。一位营盘村的老人，他秋冬天皮肤老干裂，他从秋天就开始擦芦荟，冬天就没事了，一连三年都这样，所以他对芦荟赞不绝口，说芦荟真能治疗老人皮肤开裂，这是他的亲身体验，说这个经验并不值钱，送给了我。

我其实早就知道了，因为我从初中就开始研究芦荟，小学就种芦荟，我家里种有十多盆芦荟，我很早就到白塔、揭阳去买芦荟，到揭阳市的作家书店，离五经富有三十公里的自行车

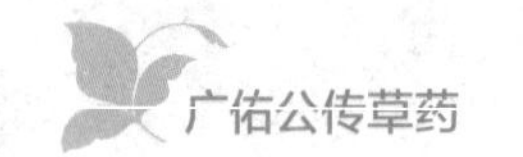

骑程，我初中的时候骑自行车，去买芦荟的书，一次买三本。所以我知道芦荟有几百个品种，这都是从书中来的。

后来我研究芦荟，真研究出了一点点门道，因为书中讲到芦荟可以治疗一切火热上头。新寨村一个老人，鼻子长了一个疔，痛了四五天还没好，我就叫他用芦荟汁去点那个疔，而且要使劲摩擦，当天弄了，当天不痛，第二天就消退了，第三天全好。他脑瓜一亮说，怎么眼前有药却不知晓？我就回，世间多少宝与好药和贵人都在我们身边，只是没有认识到而已。

正如一位师父，他开悟就因这一句话："尽日寻春不见春，芒鞋踏破岭头云，归来却把梅花嗅，春在枝头已十分。"只要自己在默默等待，春天就会到来，不需要到天涯海角去找。

芦荟还可以治疗虫积、疳积，小孩子肚中有积滞，口干舌燥，喂芦荟，一吃了，就会润肠，消掉积滞，恢复胃口。芦荟还可以治疗人狂躁，为什么呢？狂躁属于火，中医认为五脏十二经之火皆从六腑泻出，叫脏邪还俯，又叫阳明经火热下降，诸经之火皆熄灭。而芦荟就是专清阳明经之火，排肠毒，使心肝脾胃肾之火下行，因此有些人莫名其妙烦躁，控制不住自己情绪，就想打人，或者被人打。很简单，就生吃芦荟，吃下去，大肠泄空以后人就清爽。

这就是芦荟的效果，所以有些人将芦荟晒干以后跟茶叶一起泡，专门排肠毒，精神急躁易怒，它就可以平息。

芦荟可以治疗高血压头痛，属于肝火上炎的，原理就是泻火平肝。芦荟还可以治疗疮痈肿毒，捣烂了，敷下去，它叶中有很多浆液，叶中有浆拔毒功啊。

叶中多这些黏糊糊的浆液，它可以拔毒，所以皮肤癣疾、疮肿，敷上去，就退了，这是芦荟的好处。有人专门收取芦荟的枝叶，然后再蒸发，冷却凝固就成为芦荟膏，直接就可以用，称之为芦荟拔毒膏！

所以一味芦荟，可以将一个药业搞起来，我很久以前在五经富就想搞个芦荟基地，然后沿着水边种很多芦荟，干的就可以做成通便颗粒，湿的就可以做成美肤用品，这些打粉的就可以做成治精神热疾的良药，还可制成洗发水、牙膏，皆有助于清脂、减压、去火。只要精心将一味药研究好，它产生的价值都无比之高，感谢芦荟清热泻肝、通便去火。

乃作《芦荟赞》：

芦荟药，叶多浆，能治疔疮。
性寒凉，可去火，诸痛肿胀。
肝气怒，头又胀，制粉肃降。
逢便秘，吃芦荟，可以润肠。
遇痤疮，可外擦，效果杠杠。
皮肤燥，能润滑，养颜有方。
烧烫伤，直接用，不会痛痒。
急躁烦，火上越，服之清凉。
阳台上，种一盆，看似平常。
用得好，解除苦，人人赞赏。
中草药，不简单，值得发扬。

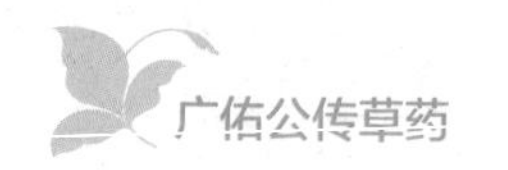

47. 葱

葱，是食材也是药物，中医讲药食同源，能吃的都有它的药性，它最大的特点就是香。善医者，以食为药，无功可言，无德可见，而人登寿域！中医认识香有三大特点：

第一，香可以行气，所以小孩子遇到风冷、鼻子塞，一味葱白捣烂了敷在鼻子上面，一下就通开了。或许直接将葱锤烂了，开水冲加点糖吃，就可以开鼻窍、治鼻塞，因为香能行气。凡淋雨、受凉，食葱汤以开其窍，行气解郁！

第二，香能醒脾化湿。有些孩子消化不好，厌食、挑食，直接用葱姜各一块，锤烂了煮水服用，就是葱姜开胃茶，专治小儿消化不佳，湿气内停，因为葱能够芳香、化湿、开胃，像面条里加一把葱花，吃起来饭量就特大，因此，街边的面馆都会把葱花放在碗里，汤一倒下去面再放下去，能够开胃纳食，葱气味芳香，不能久煮，它做菜要后下或者直接开水烫下去就好了，不需要久煮。中医里凡带芳香的药都不耐久煮，煮久以后芳香之气会挥发掉，失去药物芳香化湿行气之效。

第三，芳香可以辟秽，像有些病人吃了不干净的东西，呕吐、恶心、腹胀，是因为浊阴不能升降，用整根葱捣烂加点盐，拿到锅里炒一下，再放点水，叫葱汤，服用以后可以通九窍、降浊阴，这是葱的效果。

小小的葱可不能小瞧，它还可以通阳利尿。有病人小腹胀、尿不通，用葱捣烂了贴在关元穴，尿就通了，这是民间外治法，效果挺好，还可以加热水袋，膀胱一气化小便即通达。有民间还用这个方法外敷加艾灸脐，治肝硬化腹水，治人无数！

葱能够开窍行气，可以治疗痈疮，痈疮在《医宗金鉴》上认为是气凝血滞之产物，所以用葱整棵加点醋，捣烂如泥，直接敷于疮痈处，随敷随退。这是家里最安全有效的食疗方子，因此痈疮肿毒，厨房就有它的克星，就是一味葱。还有家里难免有跌打损伤、磕磕碰碰，逢到打架、踢球、打球、撞伤了，局部瘀肿，直接用葱捣烂炒熟，热敷患处，敷下去瘀肿一天比一天轻，一味葱就是跌打膏。

在民间方法总比困难多，碰到问题、障碍，你只要将中医的口诀："辛香定痛祛寒湿"，背在心中，那些寒、湿、痛、痹、肿等等现象皆是一味辛散之药可以解决之。还有妇人乳房胀痛，用葱捣烂以后加盐、炒，热敷患处，胀痛即消。又有小孩子肚子痛，鼻又塞，用葱白30g，淡豆豉10g煮水，心肺通畅，服之即愈。

《药典》记载，葱能发汗解表通阳利尿。葱是中空的，中空善通表里气。一个人，吹了风以后老容易头痛、鼻塞，一味葱汤宜常服，而且早上服用最好，早上用葱跟一块姜，捣烂加点红糖喝一碗，那种怕风冷的感觉就没了。这是很好的食疗方子。还有一位五经富90多岁的老人，每天要散步好几公里，人家问他秘诀，他说早上就是葱花加点小黄酒煮汤喝，吃完以后呢，血通气活，就能够到处行走，这是他的养生长寿食疗方。

葱好像没有像三棱、莪术、元胡、川楝子那么猛烈地攻克这些顽固结块，它以平和而著称，它是平和将军，看似只解决这些皮毛疾患，可《黄帝内经》讲："善治者治皮毛。"你稍有堵塞、孔窍闭塞，察觉到了就引起重视，用这些芳香开窍之药，一通开来病就不能进一步发展，这才是中医的快，平常之药早用、善用，就是神奇。先下手为强，遇风冷，窍闭神郁，以葱开之，即为妙医手。

有一本书叫《葱姜蒜》，是讲治病养生的，书里就将葱姜蒜平常之物，作用、功效发挥到极致，大家可以去参阅。古今许多重要的知识记在典籍上，见病不能治，皆因少读书。读书是一件快乐的事，也是一件福报之事，无事读书大福报！

48. 含羞草

含羞草，在五经富沙滩边龙江河畔长了不少，它喜欢长在石缝隙砂土中，干燥的地方，它是众草药当中极其特殊的，碰到它，它立马会周身垂下，它的特点就是：收敛，美名含羞。利用这个特点可以用来治疗神经衰弱，焦躁不定！曾经有一个

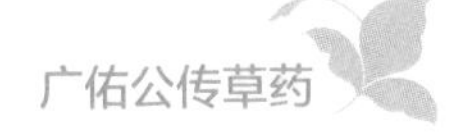

妇女暴躁，她说控制不住，一暴躁起来要摔杯子，后来用含羞草煮水加点醋服用，这种行为居然没有了。这个案例给我们一个启发，精神暴躁属于阳亢为患的，含羞草可以收敛。因此，在民间缺医少药，你碰到暴躁上亢的患者，让他弄些含羞草煮了加点醋或者蜂蜜，一吃下去燥气就降了，见效就这么快。

含羞草还可以用来治疗高血压，这是一个珍子围村患便秘、高血压的老者说的，他严重的时候，头胀裂、大便不通，就用含羞草、玄参、钩藤各15g，煮水服用，吃完以后头不胀、大便通、血压降，他说这个方子是一个江湖郎中传的。

含羞草又叫感应草，非常敏感，所以有些失眠的病人可以用它，失眠的人，只要有一点噪声就睡不好，含羞草能安神止痛，用含羞草煮水以后，可以适当加点醋跟盐，有助于收敛、沉降，就是晚上的安眠方。含羞草收敛的作用，体现在性凉，凉可以清热，因此小孩子一些发高热，含羞草10～20g煮水，服用就能够退热、降火。

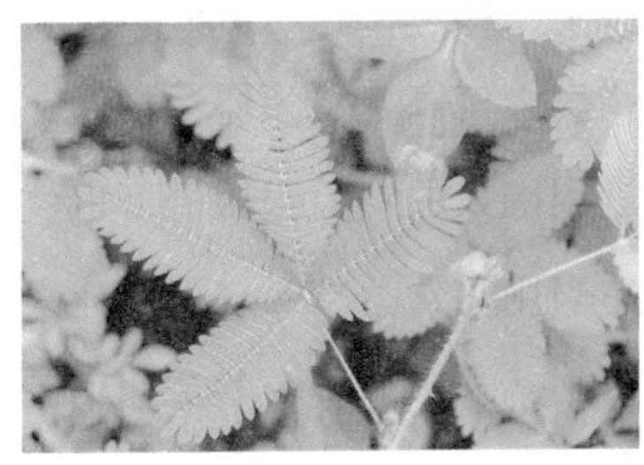
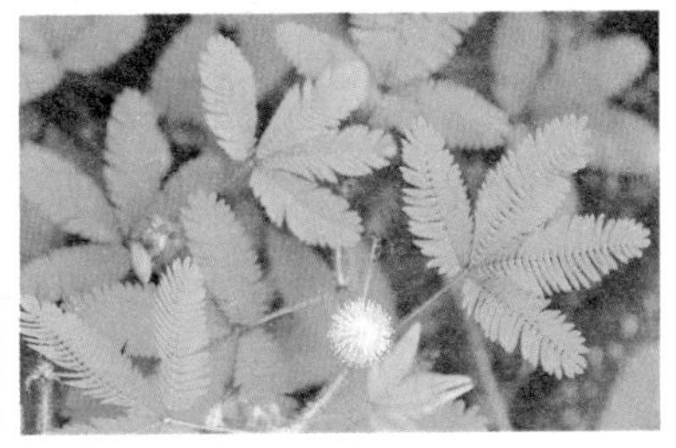

含羞草

含羞草治疗骨鲠在喉也是能手，含羞草、威灵仙各15g，

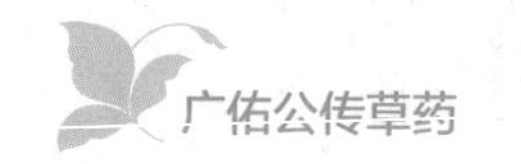

煮水加点醋，含服，一般的骨头几乎都可以化掉，身体里的骨刺也有效，这是民间草医的经验，有些人膝盖、脚跟，长骨刺痛也是这个方子。

含羞草捣烂了，那个汁水外涂可以治带状疱疹，它遍身长有刺，有刺能消肿；身上有毛的，有毛能祛风，所以带状疱疹、肿痛又火辣辣的，含羞草可以清热降火。

含羞草还是泌尿系统结石的克星，许多人都知道车前草效果好，车前草加含羞草，治疗尿道小结石效果特好。含羞草外治跌打损伤、疮痈肿毒，就直接捣烂了外敷，它就会退肿。

含羞草还可以治疗急性眼结膜炎，还有秋燥，秋天干燥引起眼痒干涩，二村就有这样一个老人，他就是用含羞草、白蒺藜、夏枯草一把煮水，这个秋天眼睛干涩，觉得有东西老是在那里刺住眼睛，用这几味药煮水，一吃就好，这是民间小招。

含羞草它对阳亢效果好，所以它又叫夜合草，晚上合下来，在治疗高血压的方子里可以加点含羞草，天麻钩藤饮加含羞草降压效果好，含羞草又叫羞耻草、遮羞草，人羞的状态就是气肃降，所以我们临证看到有些病人气高亢、颈僵、腰僵，整个身体表现出傲慢之象，听不进周围人的劝阻跟话语，也就是说三省吾身的修养不够，可以适当用些含羞草，它可以让人向内观、向内收，这是用药的一点精髓，因此，含羞草如果用得好，真的是现代人的一剂良药。

莫向外求，当往里修，讲的就是含羞草，人能修身克己，定可致百福千祥。

49. 软枝埔必

今天讲这味草药，是五经富山脚下最常见的，长在路边，匍匐生长在地上，即使下大雨，它照样不会被淹死，它能够清热利湿。

新寨的老人几乎都知道软枝埔必治疗妇科的奇效，这是曾学馨传下来的经验。凡妇女白带异常，找软枝埔必煮水，补肾利湿效果好，它不光利湿，还带有补肾作用，这味药是非常好的。在我们新寨村时常有一些本村寨周围人来求草药，就是妇女白带异常，然后在新寨村山脚就挖很多软枝埔必，晒干了放在袋子里头，一个人给她七团，吃完以后带下黄、臭、异常的，就好了。

这味草药，我从小就见我爷爷用过，所以我对它印象深刻，曾经庵背村有一个肾结石的老农，他来新寨村就用这个软枝埔必，吃了半个月，小结石就没了。

在五经富有这样一个人，他会生产电鱼机、也会做小船、还会编竹篓、更会养牛、还会医病、也会开车，他还能种菜卖。因为他样样都会，但是没有一样能够超越常人的，研究到至精至微的，所以五经富人讲，百样通不如一样精。如果艺不精，艺多反累身。也就是说一味药草，如果没有研究入微，具备匠人精神，不是药草没用，是你负了药草！就像开车、

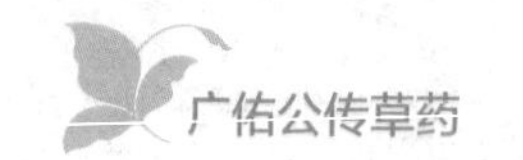

养牛、医病，并不是说这些技术不能够养家糊口，是你没有学透。包括软枝埔必，它的价值究竟有多高，我就自己的切身经历跟大家讲它的奇效。

新寨村有一位老农的腰腿痛，走路颤颤巍巍，就用这种软枝埔必煮水，它能够解毒、利尿、补血、壮腰，它是补带利的，一味软枝埔必就像六味地黄丸，结果吃了半个月，腰腿痛、酸软的全部好，胃口也好。

还有另外一位高村的妇人，骨头痛说是风湿，痛起来没法下田干活，就用软枝埔必，连续吃半个月，骨头痛全部好，一次就用一团，一团大概100～200g，煮水加点盐，口感好，带点涩涩的味道，甘涩甘涩的，甘能补，涩可以涤污脓。所以这味药是补泄一体，它性平，是一味平和之药。

还有一个病人，肺部咳吐脓浊，当时找不到鱼腥草，就用软枝埔必，吃了三天脓浊变清，吃了七天以后脓浊就没了，所以它对肺里的脓浊有非常好的作用。

对现在吸烟、空气不好、污染重的城市环境里，软枝埔必无疑就是保健良方，它清肺净化的作用，必将大放异彩！所以来五经富旅游，别忘了带软枝埔必。我以前去过南华寺旅游，当地有五指毛桃、鸡骨草、软枝埔必，我就问那个卖草药的人，这个有什么作用？他说本地有人得了肠炎，老拉肚子不好，就吃软枝埔必，吃三次就好了。还有呢，得了恶毒性皮肤病，浑身上下瘙痒溃烂，连续吃软枝埔必，半个月全部好，这也是奇迹。

所以这味药在我记忆里，它是补中、解毒、利湿的，现在不少人都小瞧了药草，没有深挖，里面的功效知之甚少，所以都认为它作用不大。软枝埔必长在山上非常多，它一长就一片，一采就一蛇皮袋，量非常大。《药典》记载软枝埔必还可以治贫血！它有小四物汤的美誉，它关键的作用不亚于鸡血藤，因为它带有一点酸涩、收的作用。它使血气收敛，不会耗散那么厉害。所以四君子、四物汤、八珍汤加软枝埔必，补血效果更强大。软枝埔必还可以预防流行性发热病，平时四季感冒，软枝埔必服用以后疫情不近身，这是中药里的预防医学。

这味草药非常好，真正的草医郎中他一两味草药就够了，并不是说他懂得不多，而是人身体的病就那么简单，降浊阴、排毒，身体就会清阳上升，软枝埔必就有这个作用。我们去拜访一位梅州西宁的名草医郎中，他的药柜里有软枝埔必，我特别问这个药的作用，他说他用来治白血病、恶疮、骨癌。我当时就一愣，这是很平常的药啊！他笑着说，世间很多人有奇才，但是他却很平常，人家都看不出来。那一次的走访我很震撼。从此，我对草药就更多了一份敬畏，说不定你眼前的一种平常的草药，就是癌瘤的克星，你能否熟悉它的真实作用、真正价值、真正威力呢？能否驾驭它？不能驾驭，千里马也同野马，驽马一样折辱于奴隶人之手，骈死于槽枥之间，不得见用。

其实韩愈的那篇《马说》用之于草药也十分恰当，故曰：莫小乡间寻常草，需知乡野有奇珍呐！

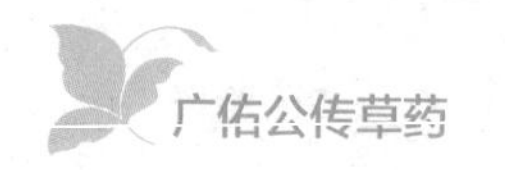

附：

马说

唐·韩愈

世有伯乐，然后有千里马。千里马常有，而伯乐不常有。故虽有名马，祗辱于奴隶人之手，骈死于槽枥之间，不以千里称也。

马之千里者，一食或尽粟一石。食马者不知其能千里而食也。是马也，虽有千里之能，食不饱，力不足，才美不外见，且欲与常马等不可得，安求其能千里也？

策之不以其道，食之不能尽其材，鸣之而不能通其意，执策而临之，曰："天下无马！"呜呼！其真无马邪？其真不知马也！

草药说

世有良医，而后有灵丹妙药！丹药遍地尽是，妙药四时皆有，而慧眼之医不常有，故虽有白花蛇舌草、软枝埔必、旱莲草，埋没于乡野田间，枯槁于秋冬之季，不以灵丹妙药见称也！

药之起沉疴，疗恶疾者，多由辨证得当，养生调和，深信医嘱，起居有常！若服药而不惜元气，何尝求医而不爱其身，无功！虽有良医妙药，亦不可挽恶疾憔悴！

服药不遵嘱，求医不爱身，食饮无节，起居无常，致万病缠身，乃谓天下无医，世间无药，其真无医药也？其不遵医药也！

50. 生姜

生姜，已经是司空见惯，再平常不过之物，厨房都离不开它的身影，它能够融入百姓的生活，祛掉恶浊、发散风寒、增加精神。在典籍上记载它能通神明。

以前西山村有个八九岁的小孩子，感冒老好不了，广佑公曾讲过，生姜者，生出人体疆域也。疆域就是底气，皮肤就是人体的疆域，即抵抗力！这孩子早上服用姜枣茶，天天早上喝一碗，连续吃了三个月。从此身体满壮、胃口变好，不再感冒。姜枣之功有胜于人参矣！

多少人知道生姜、大枣、红糖水可以强壮身体，但是没有耐心将它一直服下去。而且最适合服用的时间是清晨，阳气生发，要趁热喝。姜枣茶既可以治疗风寒感冒，也可以预防风寒感冒。姜，黄也，枣，红也，红红火火姜枣茶！

生姜的“姜”通疆域的“疆”，它像人体的长城边疆，固卫气与肌表，卫气就是保卫身体的气。

生姜的主要特点是辛温发散。因此，晚上老咳嗽，肺受凉了，弄点姜红糖水服用，咳嗽也会减轻。还有吹空调、吃凉饮，肚子老冷痛、大便不成形，此乃中焦虚寒，这时只需要找生姜加进四君子汤里，或买附子理中丸，一吃完肚子就暖洋洋。所以四君子汤加生姜就是暖肚妙方。

生姜可以解鱼蟹毒，那些吃海鲜的地区常常少不了生姜、紫苏两样。它能散寒气、除秽浊、去腥臭。姜丝蒜末，可为餐桌常客，开胃散寒，保身护体。

生姜还可以祛关节冷痛，治疗风湿痹症。见龙围村有一位老人，出汗后常洗手致关节冷痛，多年不愈，后来就用生姜跟山柰两样，煮水服用，代茶饮，连续吃了三个月，关节冷痛都好过来了。足以证明中医讲的，经脉一遇到寒就收缩、疼痛，遇到温就会通畅、放松。《内经》之旨：寒则痛，温则通！而生姜就是温经通脉之品，所以，桂枝汤里少不了生姜，它能够使周身经脉暖洋洋。

生姜还可以治疗水肿，上车村有一位老人，他放牛时，两边的腿经常淌湿气、肿胀，问我该怎么办？我说他自家田里就有药。他问是什么？我说，生姜。用生姜来煮水内服，要浓姜汤，因为他舌头偏白。偏白属于有寒气，病寒饮者当以温药和之。这个脚肿也是属于寒气水饮内停，需要姜汤，温阳化气。

据他反映就是吃了生姜饮后，小便特别多，这就对了！膀胱者州都之官，气化水液就能排出来，尿量变大之后，腿脚就变轻了，水肿也减轻了。

很明显，他这个脚肿并不是什么肾病，而是阳气不够，生姜能够直接增加他的阳气，使他小便通利，然后脚肿随之消去。一味姜汤治肿如神，便这样得来！

从这个案例里我体会到，中老年人腿沉重瘀堵，就用生姜，病人服用半个月以后好了，高兴地说以前迈门槛都有些吃力，现在上楼梯都很轻松便利。

生姜，它最常用的是治疗妇女的痛经，无论痛经多么厉害，总少不了生姜这一味，许多人吃了效果平平，她没有连姜渣都嚼下去。姜渣嚼下去后，它才能入到下焦，慢慢发挥作用，所以要嚼姜渣、吞红糖，就可以暖肚腹，治痛经之效！

生姜还可以治呕吐，这是它止呕圣药美名的由来。那些老容易晕车、晕船的人，平时早上喝碗姜粥就会减轻，所以船员、飞机乘客还有到各地长途旅游的人，适当喝一些姜汤、姜粥，晕吐感就会消失或减轻。

古代的草药郎中入山居然带姜，山中那些山岚瘴气它可以辟掉，辟恶、毒气，它可以恢复消化能力，人消化好、胃口好，抵抗力就强。因此，疫情期间大家怎么提高抵抗力？适当服些姜粥、姜茶，让胃暖洋洋，肌肤的卫表之气变得更加彪悍，相当于长城更加牢固，则外邪无以进入。

因此，著名的小柴胡汤还有桂枝汤，全部以姜、枣、草收尾，生姜、大枣、甘草这三味药叫培土三宝。

因此，中医里不论是哪种慢性病，总离不开健脾胃，所以用这培土三宝：姜、枣、草，总能够有一点效果。我们曾经碰到一例晚上腿脚抽动的病人，他这是怪病，怎么也检查不出问题来，我们就干脆用姜、枣、草，生姜50g、大枣12枚、甘草30g煮水服用，吃完以后那个腿安安静静一觉到天亮不再抽动，这就是典型的，以平常药治疗疑难怪病的案例。

因为生姜、大枣，一个黄的、一个红的，炙甘草，国老，甘缓，能够补气补血。甘草能够培土，脾胃气血充足则抵抗力增加，颤抖之感就消失。

我还碰到一例常年抽筋的病人，也是培土三宝：生姜、大枣、甘草各20～30g煮水，才吃半个月，腿就不抽筋了。以前钙片都达不到的效果，这个方子达到了。因为钙片能补钙不能补阳，而姜、枣、草能补血、补阳、能培土健脾胃，让消化吸收能力变强。土主缓，一切躁急抽动之症，皆可培土伏之！一分阳气，一分生机；十分阳气，十分生机！

所以张仲景在《伤寒论》里讲到，百病小柴胡，小柴胡汤里姜、枣、草就占了半壁江山。这多么重要！如果把人体的功能比喻成行动将军，那么姜、枣、草就是粮草。兵马未动，粮草先行。粮草一溃，万众立散！一个人要做任何事情都得要有气力，姜、枣、草就是倍气力方。

关于生姜还有许多妙处，大家慢慢去发现，主要是要把控到它温阳、暖胃、发汗、解表的功效，它乃人体免疫武装也！

51. 鹿角�

鹿角芼顾名思义，其形看起来像鹿的角遍身长着毛尖，如果说抗青，五经富人都认得。老一辈人在山上割柴草当火烧时，会经常碰到鹿角芼，因为它四季常青，因此，称它为抗青。它的毛很像小猫咪脚上的毛因此又叫猫脚芼，它的角好像龙角所以有人称为龙须草。名字非常多，共同都指向它舒筋活络的功效，它的药性比较平和。

曾经有一位石头工匠得了肠炎，一拍片检查肠子长了一个包块，他没有过多的钱做手术，他选择去找民间郎中，然后凤阳草医传方给他，单味鹿角芼煮水服用，吃了一个月以后再去检查，肠子里的包块没有了。这不单惊讶了石工，也惊讶了医生，原来天无绝人之路。鹿角芼治疗包块、痈肿的效果就这样被传开来了。

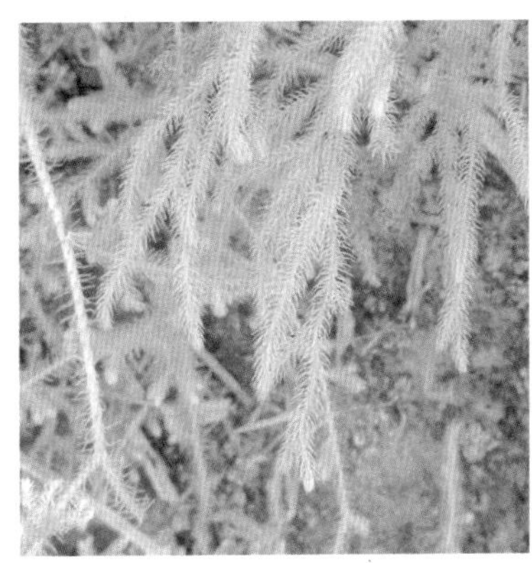
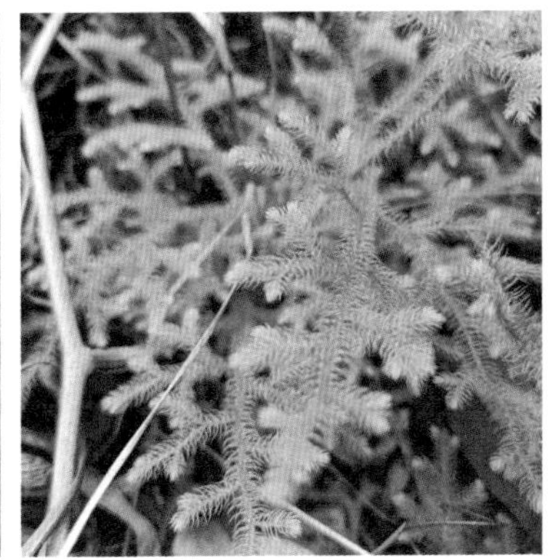

鹿角芼

鹿角芼全草都可以入药，全年都可以采摘，只要去掉泥巴晒干来存放就好了。在高村有个老阿婆她是五保户，曾经找我义诊，她连拿出吃中药的钱都很困难，我跟她说你认得抗青吗？她说认得啊，山上到处都有，我给她说她的筋骨痛就用一

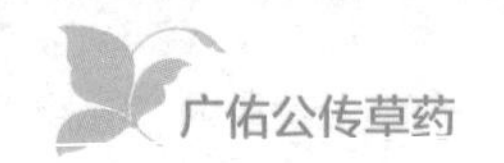

味抗青就有办法，用抗青即鹿角芼30～50g煮水，然后加点酒就可以服用，酒行气血，鹿角芼可以祛风除湿、舒筋活络。她吃了大半个月，浑身筋骨痛全好了。民间草药，简验便廉，从中可见。

上天有好生之德，或许这鹿角芼就是上天给风湿痹痛老人的一件宝啊！识得鹿角芼，风湿赶它跑啊！因此，在民间假如你身体有各种病缠身，别忘了草药。

鹿角芼还可以治疗鼻出血，鹿角芼炒过以后拿来水煎服，可以止血，尽量要把它炒黑一点，炒黑可以止血。有些把鹿角芼炒黑了打成粉，放在罐子里也不会坏，流鼻血了就抓一把来煮水，服下去鼻血就止，对吐血和咳血也有效果。在药书讲鹿角芼有止血之效，便是这样来的。

鹿角芼还能治跌打伤，它是伤科用药。有一位拳头师傅他常年都收集鹿角芼，只要到山上去他就会背一蛇皮袋下来，晒干以后拿来泡酒。无论是跌伤、撞伤、扭伤、打伤、摔伤、踢伤，局部瘀青难耐，就喝鹿角芼酒，药渣就敷在患处，对瘀肿都有效果，快的话3～5次就好过来，所以他对鹿角芼活血之效赞不绝口，而在《药典》上也记载鹿角芼能活血通经络。

现代研究发现鹿角芼还可以治脂肪瘤，一位病人长期大鱼大肉，身上长了7～8个脂肪瘤，然后到民间求医，就是用鹿角芼煮水服用，忌鱼腥、奶酪，连续服食三个月，身上的脂肪瘤消无芥蒂全部消去。一味鹿角芼是攻克现代富贵包、皮下脂肪瘤的妙药，值得深入研究。它毛茸茸，像洗碗球一样，可以团

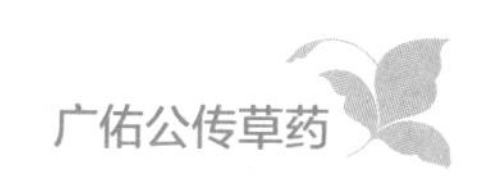

灭污垢！

鹿角芼对于肝炎小三阳，居然有奇效。转氨酶偏高，口苦咽干目眩的，新鲜的鹿角芼一次100g左右，水煎服加点红糖，就可以退肝脏的火气，那些肝脏热气、火爆、头晕、目眩，鹿角芼可以疏肝降压。因此，气出的病，气发不出，就用鹿角芼！

它身上带很多毛刺，中医认为有刺皆消肿，一个人生气了叫生气包，气得面红脖子粗，气得身体每一块地方都好像要炸开、发肿一样，这时鹿角芼就能够疏肝降压。所以鹿角芼就是一味逍遥散、一味柴胡疏肝散！从这个角度看的话，鹿角芼可以治一切气病。

鹿角芼对于盗汗也管用，人盗汗以后，鹿角芼拿来水煎后外洗，就有效果。还有风火眼，一个人眼目赤肿，一味鹿角芼煮水100g左右，服下去眼肿就退。还有尿路感染，尿频、尿急、尿刺痛，一味鹿角芼30～50g煮水，能够利尿、止痛。

鹿角芼喜欢长在林荫湿地，是长得不高的草木。它浑身长毛有点像钢丝球，把它揉成一团，如洗碗球，所以可降浊阴、排风湿、祛痈脓、扫瘀血，这是它的象。中医的现象，法天则地，是认识药草的高级思维！它对于皮肤病也有效果。皮肤湿浊，一味鹿角芼！

每一味药都值得深挖，深挖一层获益一片。所有药物，能够发挥它至精至微之效，都是长期厚积薄发的结果。书要看，

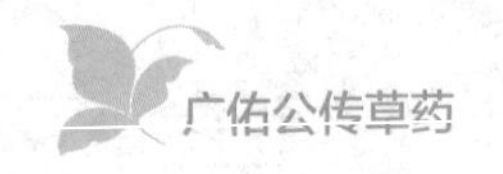

大自然要悟！

鹿角苇赞

鹿角苇，名抗青，乃是好药。

涤污脓，去肠痈，真乃至宝。

祛风湿，通经络，痹痛可消。

形如角，身多毛，将肿打掉。

跌打伤，瘀血积，可一肩挑。

脂肪瘤，肿块聚，煎服没了。

生气痛，火炎上，服之逍遥。

即简验，又便廉，可称高妙。

民间草，识者宝，不能小瞧！

52. 咸酸草

咸酸草顾名思义味道带点咸、带点酸、带点甘，中医认识草药的学说叫四气五味，只要知道它的味道，就可以大致了解它的功效。比如说甘味的药都能补益、缓急、培土。酸味的药能够收敛、够安静、止痛、安神、排毒。咸味的药能够沉降、软坚、消肿。

咸酸草五经富称之为布谷酸。布谷是一种鸟，拿一把放在嘴里嚼酸酸的，所以它有一个美名叫酸草。因为它的酸可以治疗失眠，在锅厂有一个小店老板娘，老是睡不着觉，她也找了不少医生，没有治好，后来一位乡村医生给了她一把草，说这个吃了有效果。她一吃当晚睡得很沉，隔天又去要，连续吃半个月失眠就好了，后来一问，他说这个药名叫做三叶草，哦，原来这个就是三叶酸草，就叫咸酸草，它的叶片呈三瓣，每一瓣都像一个心形，充满了爱。

它能够酸敛安神，所以我们称它为小酸枣仁，酸枣仁极其贵，可是三叶草到处都是，很便宜。三叶草一味打粉，既能治失眠，所以能够将三叶草采集晒干了，然后做成粉剂，那些失眠、睡不沉的，弄一点煮水灌下去，还可以加点醋，晚上多能安枕，高枕无忧草也。

咸酸草居然是跌打的要药，中医认为酸涩收敛涤污脓，人跌打了就是一团瘀青在那里，就叫污脓，只要将咸酸草捣烂了加点酒炖服，把汤汁服下去，再用那个药渣来敷患者就好了。所以一味咸酸草就是跌打要药。

有病人腰搞伤了，就用咸酸草加威灵仙两味药，隔水炖再加酒，吃下去腰就好了。

有些胸气伤，咸酸草加枳壳两味药，各20～30g煮水，吃完以后胸中瘀血就会破掉。还有指尖关节痛，叫风湿痹痛，一味咸酸草捣烂了加酒来炖服，人觉也睡得好、痛也减轻，非常好。因为人痛的时候晚上是睡不着觉的，而咸酸草既能活血通络、散气止痛，还可以安神助眠，它是平常草地里最多的草，新寨村遍地都是，可是并没有多少人会用它。每一味草药都值得深入去研究，它就像藏在石头里的矿，你不去提取得不到它的价值。

咸酸草，它治疗出血效佳，无论是鼻子出血、小便出血、大便出血、还是肺咳血，一味咸酸草捣烂了榨出汁来，兑点蜂蜜，喝下去血就止了，特好，它效果不亚于旱莲草。所以急性炎症出血属于血热的，一味咸酸草能凉血止血，因为咸能够降，酸能够敛，一吃下去血管就收敛了，那个血就止住了，气一收血就止，气一敛血就降，所以吃了辛辣、烧烤、咳血、胃出血、鼻子流血，一味咸酸草就解决。

小孩子口角生疮，痛得睡不着，一味咸酸草捣烂榨出汁来给他一饮下去，疮火平了、也有个好觉睡，所以一味咸酸草就是火气上炎的妙药。

鼻子长颗疔，脸上长青春痘，目珠长个眼疮，耳朵中耳炎，嘴巴烂口角，舌头生疮，这些所有的病，名字不一样，实质没分别，就是火曰炎上。一味咸酸草，咸能降，酸能敛，就将那个气火收敛下去。所以有些人说，我气得胸都要炸了，气得目珠撑，气得口吐脏话，气得面红脖子粗，气得头顶可以煮鸡蛋，都不要紧。一味咸酸草榨出汁来，加点蜂蜜一喝，觉也好睡，气也消了，火也退了。这就是咸主下，酸主敛。说白了咸酸草就是制造一股秋冬收降之气，它能够封藏气火，它可以顺降肝风，因此它有平降血压的神效。风火平，天清地宁！

有人扁桃体发炎，痛得水难灌入，用新鲜咸酸草一把，捣烂了加点盐，就灌在嘴里喝，当作饮料，喝完就好了。这是很棒的一味药，还有人带状疱疹，直接用咸酸草捣烂了调点雄黄，雄黄很容易买到，敷到患处，带状疱疹就退了，这么见效。

所以识得民间草药，那么大自然就是你的药库。你识得民间草药，房前屋后都是你的宝。还有人牙龈发炎还出血，一味咸酸草60g，用水煎服，加点蜜一喝，牙出血止了，炎症也退了。还有妇女乳腺发炎肿痛，直接用咸酸草捣烂了加点盐敷患处，肿就退下去。

所以中医眼中没有消炎药，它只有青草，只有四气五味、升降浮沉，只要给你咸的、酸的，你的炎就给我乖乖降下来。给你辛的、辣的，你的血就给我动起来。给你甘的、温的，你的力量就会提起来。给你苦的，你的火就会泻下去。

识得四气五味，天底下的药草任你调配。

咸酸草还可以治疗妇女带下，这就是秘诀。懂得这个秘诀，几乎治带无敌。凡妇女带下无外乎就是水湿收敛不住，或者湿毒，这时一味咸酸草把它晒干打成粉，每次服5～10g，直接空腹服用，那带下就会好。所以有些草医郎中，它有事没事就到田边拔一些咸酸草，人家都不知道他干什么。在家里晒干了，打成粉，现在妇女哪个没有一些妇科杂症的，给她一把，然后用温开水服，吃了觉又好睡，带下又能收敛，人又轻松，然后就坐等红包。

所以民间郎中这样讲，识得一两味草药，一辈子都有收不完的红包。叫作能识一二药，终身烟酒用不掉。这是一位草医的心声。他跟我讲，他就懂这一两味药，他一生的烟酒，别人送的，他都用不完，这就是民间中医活得比较自在出彩，既能帮到人，又能受到别人的供养。

这种钱不能叫作收费，也不叫医药费，而是别人欢喜给你的，叫作供养。所以民间中医本来就是应该活在供养的欢喜之中，这样我们再去采药用药，心态都不一样。而不是为了碎银几两，动机不同，效果各异啊。

关于咸酸草还有很多奇妙之处，有待大家继续去深挖。

咸酸草赞

咸酸草，是个宝，降火真好。
痛痒疮，能肃降，清解毒妙。
逢失眠，难入睡，令心肾交。
遇出血，主清凉，降气火消。
有疱疹，加雄黄，外敷妙招。
若生气，面赤红，高压变小。
脉上越，火冲头，用它最好。
咸能软，酸可收，气火即少。
平肝火，降炎症，心宽寿高。
小草药，虽平常，蕴含大道。
吾辈人，要传承，重光草药！

53. 铁马鞭

铁马鞭，五经富称之为马鞭草，它结的花籽像一条条马鞭，极其形象。它主要的作用就是解毒、清热，曾经流行肝炎的时候，有些患者满脸发黄，就用马鞭草跟溪黄草两样各30～50g煮水，吃完以后脸上黄色就退掉。连服七天，安全有效，所以这个经验在治疗肝炎的领域里是有地位的！

现在五经富不少人都知道溪黄草加马鞭草能够退肝炎、解肝毒。因此，你熬夜了，口苦咽干、胆囊炎，就直接找马鞭草30～50g煮水，吃下去的话，这个咽干口燥的感觉就消退了。

马鞭草，它是全草入药的，它有更美的名字叫龙牙草，牙能够破，所以对于瘀血一味马鞭草就可以解决，像踢球，小腿踢得瘀青肿包不退，直接用马鞭草30～50g炖酒服，药渣敷到伤口，一两次那个肿就消退掉。这可以看出马鞭草活血化瘀之功效。

还有凤阳草医传一味马鞭草专治妇人闭经，在四村锅厂有一个闭经的妇人，她就是在刘屋桥江边拔马鞭草，吃了三次月经就来了，排出那些恶血。因此，马鞭草，一味药就是通经下瘀血的药，在《药典》上记载它可以下瘀通经。

一味马鞭草，还可以利尿消肿，它可以让小便量变大，因此，那些高温工作者，平时憋尿、尿又点滴难下，膀胱憋胀，很简单，马鞭草、车前草各30g煮水，一吃下去小便量变大，火热退下去，叫作阳随阴降。阳热之气随着小便的阴水排出体外，人就天清地宁、神清气爽。

马鞭草还是医风热感冒的良药，总之如果最近觉得眼干涩、咽喉痛、鼻塞，风热感冒初起，直接用马鞭草30～50g煮水服用，服完以后眼也不涩痒了、咽喉也不痛了、鼻窍也通了，一味马鞭草就是风热感冒极效药。

马鞭草又美名：狗咬草。那些猫狗咬伤的话，可以用马鞭草，它可以解毒。还有小儿疝气、睾丸痛，马鞭草、灯笼草各30g煮水，可以治疗小儿疝气，那个药渣可以敷患处，肿痛就会消退。

由于马鞭草解毒、消肿之功好，因此，它广泛用于疔疮、无名肿毒，小孩子从小到大总会有个这肿那肿的，肿痛以后就选择马鞭草50～80g煮水，随着肿痛的轻与重，这个药量可以调。诸痛痒疮皆属于心，马鞭草就能够清心火、利尿，心火一撤掉那肿就瘪了，所以马鞭草治疗疮肿奇效如神啊！

马鞭草也是治疗痛经的良药，它能够清热、活血、化瘀、止痛，妇女痛经马鞭草、香附各20～30g煮水服用，气行血化、瘀滞排出、其痛遂止。这是妇科妙药。

马鞭草的作用非常多，它还可以治疗肝硬化腹水、肠胃炎、急性肾炎、痢疾、疟疾，作用十分广泛，许多人在田边、山脚、旷野之地看到一大堆马鞭草，但都不知道它有这

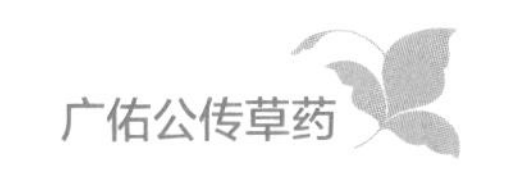

么好！

一个有眼光的草医郎中，平时就收集好各种草药，他入山就相当于入宝库，收集好了平时之草，临时之用啊！闲时之物，急时可立功啊！马鞭草就能够在关键的时候立功，扬眉吐气。

马鞭草赞

马鞭草，形如鞭，能医肝炎。

痈疮肿，热毒聚，煎水消减。

妇女病，闭经血，下瘀通宣。

疝气肿，肝气结，外洗水煎。

疟疾苦，痢疾痛，服之不见。

尿道痛，胁肋胀，可以消炎。

这一药，真是宝，爱地敬天！

54. 红葱

红葱，它不是菜市场上的那种葱，它是治风湿关节痛的草药，又名红葱头。在五经富不少人家有种植，谢屋寮有一个老人，脚不能屈伸，用这红葱煮水外洗，然后就好了。

现在谢屋寮村种红葱的家庭有不少，在20年前，新寨村也种了不少红葱，传说是能够治疗肝炎、肝硬化的，而红葱非

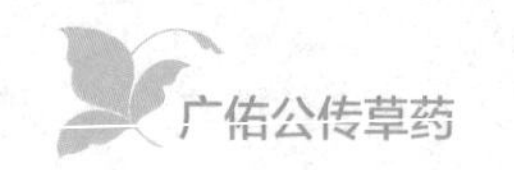

常容易种植，它不需娇生惯养，只要勤浇水除草，它就会长得很快。

在新寨村果园里有一片红葱，曾经长满了橄榄树底下，当时会种一批，是因为有很多乙肝流行、转氨酶偏高的年轻人，他们挖这个红葱的头去煮水，吃了就会降下来，所以红葱在五经富治肝的美名，早已在民间流传。

药书上记载它可以清热解毒、活血化瘀，还有喜欢泡酒的乡民，把红葱的头挖出来晒干、切片以后放在酒里泡，发现有一定壮阳、增强体质的作用。中医讲阳主升发，身体有些疤痕不能愈合、关节疼痛、体力不够、疲劳易累就喝这个红葱酒，喝了以后握拳都会比较大力，走路也会比较起劲，也能够耐寒暑，这是红葱一大特色。

红葱顾名思义它的头非常红，红的像国旗那样，它入血分，因此，它可以治疗局部肿痛。曾经新寨村的一个老人，在劈柴的时候，被柴弹到小腿，肿痛难耐，当时就用这个红葱，捣烂加酒蒸热以后，喝酒，药渣敷在肿处，第二天就退掉了，第三天瘀青就没了。可见红葱对于局部瘀肿效果不错。

红葱还可以治疗盆腔积液，有些妇女憋尿或者尿没力，盆腔就会有积液，这时就用红葱煮水，加点酒来服用，血行气畅则积液顿消，口感也不错。

还有一些山民关节疼痛的，就直接用红葱煎水来外洗，关节痛就会止住。红葱对于妇女闭经也有效果，或者月经疼痛，只需要用浓浓的姜枣茶，跟红葱一起煮水，生姜、大枣、红

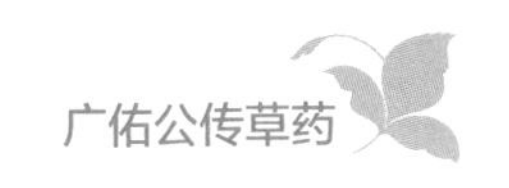

葱，它就能够补气血通经络，使月事以时下。所以，一些地方就种红葱来煮鸡蛋，是专治妇人月经不调的食疗方子。

红葱因为可以食疗，所以广受欢迎，不少人把它引种到家里、田边、庭院，零星的栽培，以备不时之需。像这种可以当食物的药材，值得去推广。

《草药志》记载，红葱可以治疗吐血、咳血、痢疾等等。由于它能够开小花，因此还可以作为景观植物来养，真是功能多样。总之在五经富，使用红葱主要用于肝炎、肝热，因为红葱入血分，活血化瘀可以凉降，它能够让肝降温，清凉下来。不愧是当今快生活、焦虑人群的一剂清凉之品，它可使嚣张的血脉平复下来！

关于红葱还有其他有待开发的功效，我们再深入研究。

55. 车前草

在五经富，几乎没有人不识得车前草，因为它太常见了，而且它的功效，几乎被普罗大众搬上了神台，就这一条——利水神效！

低坪村一个大叔，尿道结石尿刺痛，用车前草80g煮水，浓煮一碗汤来喝，连续吃5天以后，结石都排出来了，去检查结石没了，前后没花一毛钱，有的只是一点煤气的钱。民间验方出奇迹！

车前草在江边、路边都有。它能够治疗泌尿系统急性炎症发热，这种功效举世都是它的口碑，所以谁人识得车前草，就能够将尿热、尿痛、尿血、尿道结石等膀胱水热治好，它对于实证热证的膀胱炎、尿道炎效果非常好！理论依据是：实则泻之，热者寒之！

还有另外一个三村的妇女，带下臭浊，色黄，属于泌尿系统跟生殖系统感染，口又臭，几个月都不能够缓解，很痛苦。一日，我在江边铺石头路，她问我这件事时，我说，现在就把江边这些车前草拔回去煮水，服了就会好，因为你嘴唇红，舌尖也红，是火热。火热了，人身体就会臭浊、口苦，她说对的，就是天天口苦。用车前草的一个指针就是口苦、咽干、急躁，一派火热上炎之象！

谁知吃到第三天，小便黄赤变清、口干咽燥全消、睡眠也变好、黄带臭带全部消掉。车前草真的能让天清地明、神清气爽，感觉像雨后天晴那样舒服，这是她服药后的感想。

想不到识得街边、路旁一两种的草，就能够造福人间。指点迷津，造福人间，凭的是老祖宗的点滴经验！才学能识世上草，闭门亦有人来求。后来在少年宫带孩子的时候，西山村也有一个大叔，他过来说他的腿部肿，问该怎么办？我一看他舌苔发黄，凡见黄浊、滞涩，都是火上炎。

车前草能够退黄浊、排瘀堵，叫他拔新鲜的车前草煮水来吃，吃了三天以后，腿肿退掉了，就是每次用100g左右煮水，

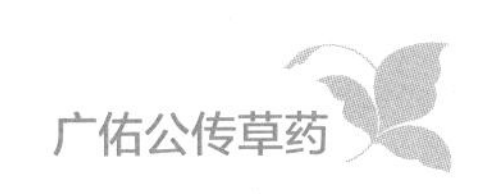

加点盐。他高兴地拿来橘子报答。

五经富人喜欢带橘子来谢恩，因为橘子代表圆、头圆尾圆，又代表红色、红火、开心，乃礼尚往来首选！

车前草喜欢长在路边，连学校操场都有，我有次在北山中学漫步，泥地里全部是车前草，它居然被学生跑步踏过去，还顽强地生长。因此，它有个美名：踏不死。你在药单上写“踏不死”，那些精通抓药的先生就知道，这是车前草。

据说那种被踏过后重新生长的车前草，修复尿道损伤效果更好，因为植物受损以后重新再生长，它有修复力。所以擅采药的人，他看到那个车前草被踏得乱七八糟，再重新生长，反而更高兴。这是历经磨炼后的车前草，采来效果更佳。

车前草治小便黄赤效果好。龙山有一个砍树工人，连续高温作业，身体津液被榨干，尿都拉不出来，痛得晚上饭都吃不下，赶紧彻夜拔车前草煮水，水一喝下去，尿就出来，刺痛感消失，换作别的地方，立马要送大医院里打点滴了。就是车前草让他尿道好，因此，车前草是尿道发炎的宝啊！它是人体的水利疏通剂。

车前草还可以治疗疮痈。有些人长了疮痈老不好，车前草用开水烫过以后，捣烂贴在疮痈患处，疮痈就会收口，这也是一个神奇的功效。还有一些人的眼睛长疮肿、麦粒肿，直接用车前草捣烂以后敷患处，敷完以后就退。

有些电焊工人，不断进行电焊作业，焊光刺目，眼睛痛得睁不开，苦不堪言，要上医院又费事，那你家门前的车前草赶紧拔来，捣烂敷在眼睛上，眼睛的红肿随之消啊！疮肿妙药车前草！

所以车前草就有治疮痈神药的美称，许多人知道蒲公英治疮痈，红藤败酱草治疮痈，不知道车前草治疮痈效果也非常好。

车前草还可祛痰止咳，这效果一般人不知道，特别是那种肺咳脓痰的，日本就对这方面研究很多，他们用车前草制剂，治疗大叶性肺炎、咳痰喘、咳脓痰，鱼腥草、车前草两味药联用，各20～30g，肺咳的浓痰腥臭、恶浊，吃一两次就见效，简直就是专方专药，极其有效，是反复验证的真理。

上车村一位砌墙工人，他连续工作疲劳，咳脓痰、还发热，大家都怕他传染，然后用民间的经验，就是车前草、鱼腥草，各抓一把，捣烂煮水来服用，第二天热就退了，痰液清了，第三天全好，只吃了两次！

我们亲眼见过车前草加鱼腥草能够退痰痈、脓浊之效，对这味平常草药，由衷升起格外的敬意！是民间这些草药，为中华民族的健康延续、繁荣富强，默默做出伟大的贡献啊！我们不能忘记车前草。有人经常说这些草药，科学研究不够，而且成分不明等等原因，那是因为大家都没有真正切身去体验，真见过它的神效以后，你对它的认知会有一百八十度的大转变。

关于车前草还有其他重要的功效，比如它可以明目，那个眼睛干涩看不清是膀胱经不能排泄，一旦车前草利尿膀胱，眼目就恢复清亮。

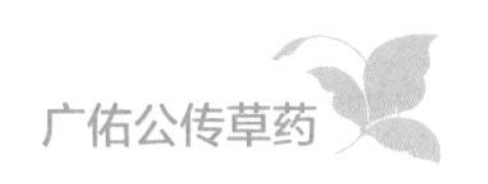

车前草，它能调人体的水道，因此，人体的各种积液积滞问题少不了它。盆腔积液、肺积液、胸腔积液、脑部积液，各种各样的积液，一味车前草下去，它能够通利膀胱，令身轻如燕。

当大家都在看路边杂草多的时候，那些慧眼识宝的人，却是在欣赏这些草药的神奇功效。

56. 叶下珠

叶下珠的别名叫珠子草，顾名思义，叶片底下挂着一颗颗的小珠子。它喜欢生长在路边、田埂，还有石头路上，它的根茎发达坚韧，尝起来苦甘苦甘的，能够降肝火、解毒。

在新寨村，曾经有孩子被毛毛虫搞到皮肤发肿，广佑公的经验就是叶下珠用石臼捶得烂如泥贴上去，那个肿就消了。为了防止肿毒攻心，可以用叶下珠捣烂如泥，挤出汁来兑点酒服用。这对于蜜蜂蛰伤、虫咬伤，肿毒攻心有清解作用。

我们称它为龙珠草，也就是说龙得珠就安定，这叶下珠，它的外形很像含羞草，好多人被它骗了，以为它是含羞草。它是假含羞草，含羞之意就是收敛。

叶下珠有明显的收敛作用，所以它对肝炎效果非常好。曾经流行乙型病毒性肝炎，转氨酶偏高，当地的草医就用新鲜叶

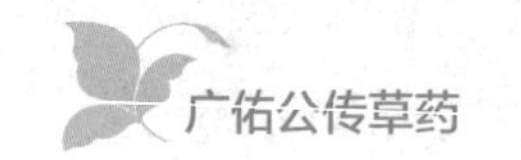

下珠的根配合穿破石的根，再配合茵陈各一把煮水，治肝炎效果极佳。急性肝炎大多是实热，实则泻之，这三味药都有疏泻通利的作用。叶下珠以珠能通眼珠，它是目珠（眼睛）肿痛的良药。

在20世纪90年代，庵背村的小学曾流行过一次红眼病，严重的目珠肿大，孩子发热，这时候用叶下珠、夏枯草、桑叶三样煮成水，边喝边消，效果就这么快，所以目珠肿痛剧烈，叶下珠是专方专药。

现在有许多人怒目圆睁，像土张飞样，眉毛竖起来，目眦欲裂，属于暴怒型的就用叶下珠。眉毛凌乱为肝经郁怒，久之必得怪疾，此时用四逆散加叶下珠就可以梳理眉毛，令肝气调服。

叶下珠的另一个别名叫午时合。它到午间的11时至13时，叶片会自动收敛，像含羞草那样合起来。凡具备这种特点的，它都有调经络、调心肾的效果，有助于心肾交泰。

所以叶下珠可谓是小交泰草，它治疗失眠是一绝，那种燥热失眠效果非常好。这是鸭母湖一位草医的经验，只要口干苦、失眠，睡不着觉，你就拔一把叶下珠、一把印度草。印度草，它的学名叫穿心莲，煮水喝一两杯下去，当即睡觉舒坦，心肾交泰，口干苦消失。

叶下珠又叫珍珠草，珍珠的作用就是安神定志，所以叶下珠对于心急火燎的人特别好，如珠在渊，代表气沉丹田。叶下珠能沉浮躁之气，下潜。有些人肝火旺，尿黄赤，用叶下珠和

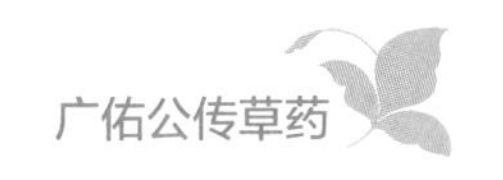

龙胆草各10～15g，吃一次，黄赤的尿就变清澈了，特别是那种脉弦硬又快的。

叶下珠还可以治疗三伏天人热的静不下来，直接叶下珠1～2两煮水以后加点蜂蜜，一喝下去就是安静汤。暑热、发热的情况都会收敛。

叶下珠还用于治疗狂躁症，有些妇女更年期狂躁，那么用甘草、浮小麦、大枣加点叶下珠，吃下去躁动的现象减少，而且在家里吵架发火的现象也减少了，能够转暴怒气氛为和平。

要用叶下珠，关键就是要切脉，脉象洪大有力的，可以优先用。像一个头疮的病人，肿痛，讲话声音又大。这明显实热症，直接用叶下珠一把煮水，吃下去热退疮平，还不用动手术。

叶下珠还可以治疗小儿疳积，新鲜叶下珠跟鸡屎藤配在一起。小孩陈年疳积，脸色发黄的，脏毒排出，脸色就会变干净。叶下珠还可以治疗结石，叶下者，胸腹之下也，所以胆道结石，胆囊壁毛糙，我们可以用四逆散加叶下珠，它可以让胆部通利。因为叶下珠入肝胆经，能清肝利胆。

叶下珠在夏天、秋天可以采收，晒干了就可以直接用，新鲜用，解毒力量更强。

叶下珠治疗拉肚子也是一绝，用叶下珠配合金银花，可以治疗肠道发热、拉肚子。叶下珠外用也是一绝，把叶下珠捣汁调点雄黄，就是带状疱疹专用方。

长带状疱疹的，门前的叶下珠捣烂加点雄黄，研成粉，一

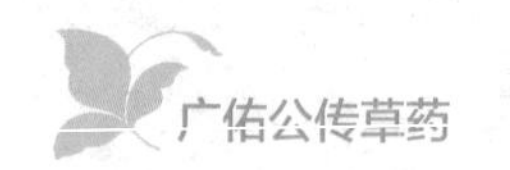

擦在患处就有收敛作用。如此平常的叶下珠，它的作用居然这么多，在国外，能够流传百十年的都会引以为豪，而中国的医药五千年仍然有如此良效，却少被赞美，了解多一点草药，你会对草药有更高的看法。

57. 洋姜

任之堂余浩老师，与当地政府联手，做了一个“新农村富乡项目”，所谓“两手茧花芳岁月”，就是老茧开花，岁月流芳的意思；“一生农艺富山乡”，一生做这些农活的艺术，它也会让山乡富裕。

余浩老师不仅至心医术，他还关心乡村振兴。余浩老师多年来发现，洋姜这种药食同源、一物两用的平和之品。既可以让肠胃炎症得到食疗康养；也可以健脾胃、令血糖稳定、预防消化道肿瘤。因此推出洋姜系列产品，深受大众欢迎。比如洋姜面，真有长寿延年之功！可谓寿康面。

洋姜，它的外形像生姜，可是它没有生姜的辛辣味，它还带点甜，“甘甜益力生肌肉”，能健脾、缓急，它可以让人强壮，它有扶正之力。甘味能缓急，它能让当今时代焦虑、紧张的人，变得松缓。所以，有些在单位里工作，精神紧绷，回家也不能放松，然后就吃点炒洋姜、腌洋姜，吃完以后身体就会放松。这是洋姜甘能缓急、清热降火的效果。

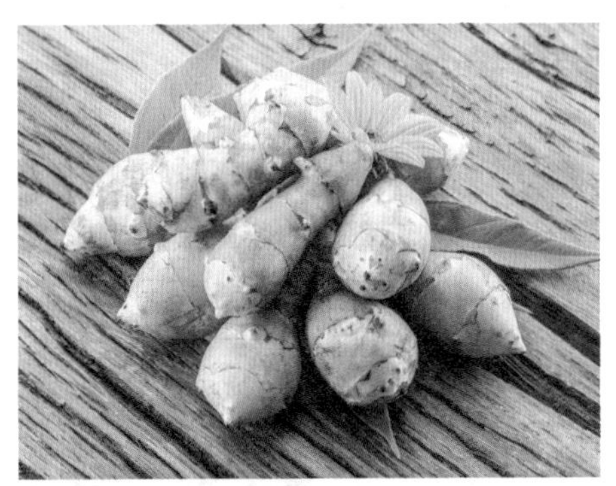

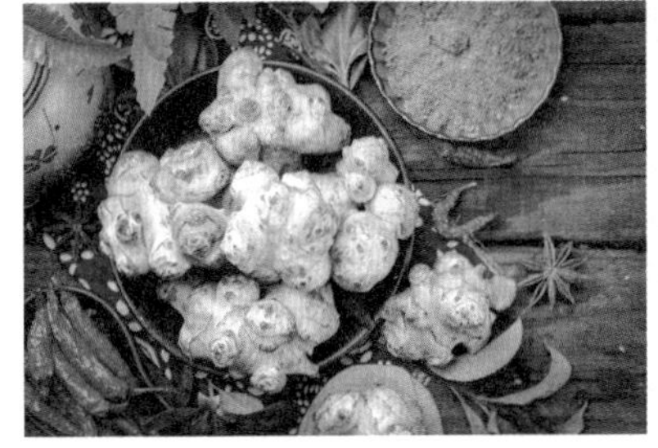

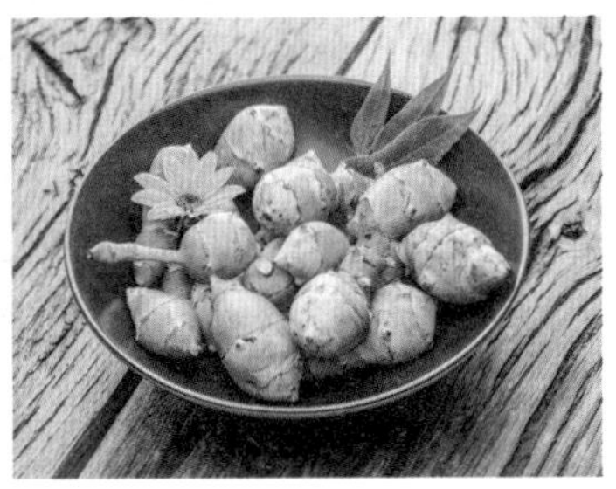

图43　**洋姜**

洋姜对热性体质、热性疾病的效果很好。它性凉，凉药能降火，它能够凉血，经常牙齿出血的人，可以吃点洋姜食疗。还有大便痔疮出血的，洋姜可以说是预防痔疮疾病的一味很好、很平和的药物、食物。有痔疮病人，吃完洋姜以后，发作次数有变少。

洋姜能消肿、止痛。所以那些跌打、撞伤、局部有瘀血，用洋姜捣烂外敷或食疗，能够消肿、祛瘀。

洋姜最重要一点，它可以增强胃肠蠕动，使肠道滑利，令

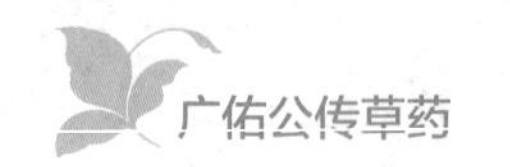

大便更容易解。洋姜本身纤维含量非常高，因此，服食洋姜可以减肥、降低饥饿感、使大便变得通畅，中老年便秘患者服食洋姜效果好。

现代研究发现洋姜居然可以养颜、美容。其实，中医古籍里早就得出结论：但凡能够让肠道干净之物，它就有美容之效。因为，人体头面都属于肠胃经所管。

所以，有人脸上有斑，妇女更年期色素沉淀，这时没必要去抹脸，你只需要去清理肠胃就好了。可以买些洋姜制品，比如洋姜面，余浩老师推出的洋姜系列食品，健康、安全、有效。服食以后，脸上的暗斑、色素斑都会不同程度减淡、减轻，真是不可多得的食物。这是一味吃着像食物，但是却具有良好药物作用的物品。因此，值得推广！

洋姜还可以做成腌制的酱、果脯等，味道还可以，它能开胃生津。因此，碰到一些胃口不太好的人，服食洋姜以后，胃口都变好了。而且，孩子老容易吃零食的，零食养病不养命！你就用洋姜来取代零食，既能开胃健脾，又可以解馋。

洋姜，可以明显降低血脂。有血脂超标的病人，服食洋姜以后，血脂就降低了。还有脂肪肝的病人，通过减少肉的食入量，增加洋姜的食入量，甘油三酯就正常了。

还有痛风的病人，全靠吃洋姜，而让关节疼痛得到制止。为什么它有这么好的效果？因为，它能够吸收血脂、降低血黏度、祛除血里的垢积，按中医讲的就是降浊阴。洋姜的一大特点就是降浊阴！

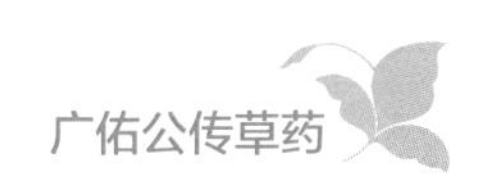

洋姜，它本身除了排邪外，还能扶正，现代说法是提高免疫力。现在已经有人开始研究洋姜饮料、洋姜药膏、洋姜保健粉等等...洋姜，它容易种植，块茎繁殖，可以煮食，煮粥、腌制咸菜、制成洋姜干、制成洋姜酒。

希望好的食物、药物，能够进入更多的寻常百姓家。余浩老师的大愿，必将受到更多大众的支持与欢迎！

58. 溪黄草

溪黄草是五经富常见的草药，它喜欢长于水边湿地，在刘屋桥边、还有学老坑，现在都有一批溪黄草，由于它清肝的功效好、口碑好，许多人家里都去种植它，然后收成的时候就晒干，存在家里待用。五经富客家方言叫：闲时物，急时用。

低坪村有一位快递员，他得了肝炎，转氨酶达200U/L，吃溪黄草半个月，再去检查，转氨酶正常了。每次就一把，大概100g左右，新鲜的效果更佳。所以，溪黄草被认为是治肝炎降转氨酶的特效良药，这一点不单五经富人在用，珠三角有不少专家、教授也认可这个道理。

还有南华寺门口，以前有药农专卖溪黄草、鸡骨草，作为广东凉茶，专给游客买回家，保健养生。

在药书上记载，溪黄草可以清热利湿、凉血散瘀，专用于

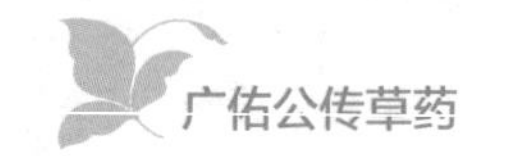

急性黄疸型肝炎。有些人脸色暗黄迟迟退不去，或者印堂发黑，这时可以适当用新鲜的溪黄草，30～50g煮水加点盐，吃下去那些黄浊就会排出体外，它会加强肝、肠、膀胱的代谢能力。用现在话讲：溪黄草可将人体黄浊的病气通过小便排出体外！故得此美名！

五经富人把这些黄浊之色叫做黄水，出汗就是排黄水，所以有些人不喜欢去出汗、发汗，那些病理产物，就在身体停居，这时一方面可以选择草药，另一方面可以选择养身锻炼。比如说《拍打强身术》这本书，大家可以在空闲时，专注去熏修。因为，养好身体就等于增加了资本，身体就是革命的本钱，是创业的后劲，是未来！

溪黄草对于跌打损伤也管用，跌打损伤大多会伤到肝。因为，肝主疏泄，跌打以后疏泄不利，这时用溪黄草20g左右，煎水加一半的酒服用，加酒可以增加活血化瘀的作用，溪黄草可以败毒、散瘀、清热，跌打的局部肿热，它就可以退。

有次犁田，一位农夫被拖拉机把手打到胸肋，局部发肿，晚上发热、口干渴，痛得叫苦连天，就用溪黄草和水、酒各半煎煮，服用第二天就退掉了，第三天全好。

所以，在以前缺医少药的时候，人家怎么治疗身上这些跌打瘀肿？就是靠青草药。中国的青草药，中华青草，有五千年历史，它跟人类是相生的，人类有病痛，首先要在大自然中寻找解决的方法。

溪黄草还可以治疗胸痛咳血，有些莫名其妙的心胸疼痛、

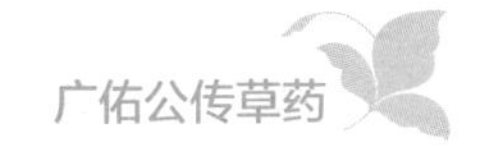

咳血、肺结核，经常想不开的，像林黛玉那种体质，这时溪黄草20～30g，煎水喝，还要加点童便，就是童子尿。这两样一结合，无论是忧伤、恨伤、怒伤、久伤、劳伤引起的胸痛咳血，吃完以后瘀血下化，遂得痊愈。

这是民间偏验方，大家记好，这是不怎么花钱，却能够解决疑难的办法。学得民间中草药，遇到紧急问题，不至于会慌了手脚。

溪黄草还是治妇女乳房胀痛的良药，因为乳房属于肝经所管，溪黄草最清肝败毒。所以，溪黄草捣烂冲酒，把汁液服下去，剩下的渣就敷在肿痛处，内外兼治，很快就把肿痛克得就像浪打沙那样。所以，急性乳腺炎、急性痈肿初起，用这个方法，百用百效。

庵背村一位草医传的这个方子，有位妇人在深圳都没治好的乳房疮痈，说要动手术割掉，妇人就害怕，找到草医，草医就给她拔这一味溪黄草，捣烂了水酒各半煎服，剩下的渣就外敷，连续半个月，疮痈没了，也不用动手术了。

五经富像这样的草医，我所知的在20年前还有好几位，现在随着老一辈人的作古，跟大家习惯服用西药以后，中医这方面的伟大传承，渐渐的只存在古籍里了。

溪黄草还可以治病后体弱，有些人生完病以后，脸色蜡黄蜡黄的，不好看，这时用点溪黄草、五指毛桃、牛大力，煮水，吃完以后，身上的黄水退尽，体力就复苏了。所以，它是可以退黄水、复苏体力的。也就是说，溪黄草可帮助身体新陈代谢，推陈出新。

溪黄草还可以治疗中暑、身体发热，将溪黄草拔出来，它的根更有效果，煮水最好加点布惊或者苦刺，那种中暑、肚子痛、胸闷，一吃下去就好，不知道救了多少人。

五经富有一位叫金昌叔的，他有一次去汤边洗温泉，路上一位高个子，“扑通”一下倒下去，中暑了，他刚好在温泉路口，看到一棵布惊树，摘上几片新鲜叶芯，揉烂以后塞到他嘴里，然后使劲掐几下人中，人就醒过来了，随即身体没事。中医里，这些小草药就是救心丹，像一味苦刺心、布惊叶芯，都是救心丹。

溪黄草治疗胆囊炎、胆结石效果特好。所以，那些熬夜、应酬多的人，觉得肝、胆梗堵，平常喝一些溪黄茶，现在已经有专门做的溪黄茶了，网上也可以买得到，溪黄茶就是解决这些应酬、熬夜、喝酒伤肝的，它是保肝茶。用溪黄草、田基黄、鸡骨草各10～15g，对于喝酒伤肝的，就可以排肝毒。

还有急性胆囊炎发作，胆痛得如针扎、刀割，我们碰到过好几例，其中一例就是工厂的工人，就用四逆散加溪黄草、木香、郁金、香附，各20g煮水，不到5块钱就解决了。所以，这是一个很好的急性胆囊炎发作的秘宝！

溪黄草，它毕竟是苦寒之品，所以不可以久服，体虚寒之人应该慎用！

溪黄草夏秋收割，收割以后直接晒干存起来，就可以备用。所谓“凉利之药生湿地”，溪黄草就是凉利之药，喜欢生

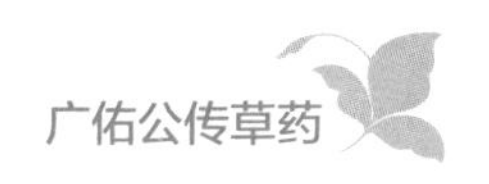

于水湿之地。对于当今湿热病人来说，它就是宝。

每一味药，都有它独到之处，要能用得好，就像“孟尝座下有三千客”，鸡鸣狗盗之辈，最后都能够帮到孟尝君，何况是这些百草良方，中华本草，大自然的娇宠儿呢？

59. 虎杖

在《广佑公传草药》系列里，有一些草药不是五经富特有，也有一些不是广佑公传下来的，但也会归入这个系列。因为，借助广佑公传南方草药之名，来讲更多好的草药。所以，这系列可以称之为“广传”，广泛地传授中华的本草、中华的医药，草药五千年历史文化，广传到中华大地，乃至世界去。

我们看虎杖，它名字好凶，专门打老虎的杖，这是什么样的一把杖呢？古人把恶病称之为虎狼，来势汹汹，像严重的类风湿关节痛，叫白虎历节，痛起来像被老虎咬、痛入骨髓。

还有各种结石疼痛，痛得像被针扎、火烫一样，可以称之为“其痛如绞”，受绞刑是多么的痛苦？这时，一味虎杖，就专门治疗胆结石痛，这是余老师常用的经验。曾经在实验室，有一位高管，胆道结石，疼痛到打滚啊，余老师让他用80g虎杖，煮水服用，吃完以后若无其事！他说痛的时候万念俱灰，都想到死，虎杖服用后，通开来以后其乐融融！

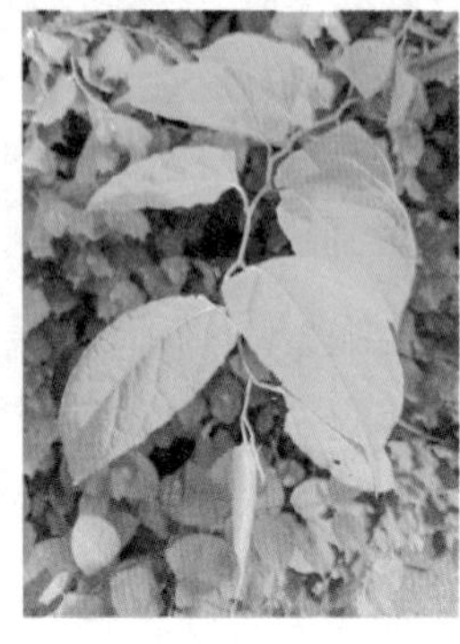
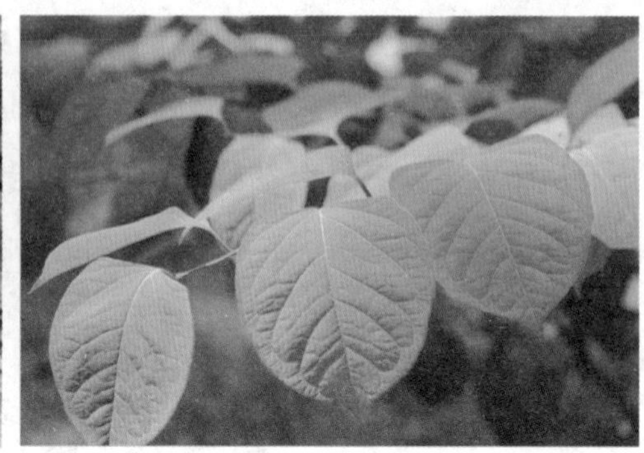

虎杖

一味虎杖治疗胆绞痛，经验就是这样来的。余老师说，这是很多民间草医的共识，不是他单独一个人的经验。所以，余老师特地带我们上山采虎杖，让大家去认识虎杖这味药，它能够败六腑恶毒、清五脏炎热，说白了就是炎症像老虎那样，来势汹汹，而虎杖它就像一条神仙的打虎杖，能够将白虎驯服。白虎，有西方肃降之意，中医看虎，就看到它的色白主肃降。一切炎火红热赤烈，逢秋凉白虎之气，皆退收。故一味虎杖，有白虎汤的美意！

所以，虎杖就能肃降人体气机，专治从头到脚的炎症。

比如：牙齿发炎，虎杖、玄参各20g，一剂即退。

比如：咽喉发炎，虎杖、板蓝根各20g，水煎代茶饮，服完咽痛减。

比如：痤疮痛，虎杖、蚤休（七叶一枝花），专治疮痈，各10g煮水，吃完痤疮痛减。

又比如：胆部绞痛，虎杖、郁金各30g煮水，或者单用虎

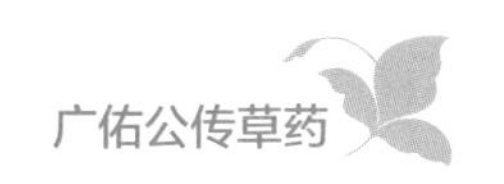

杖80g，一剂见效。

又比如：肠痈疼痛，虎杖、红藤各30g煮水，能止痛。

又比如：烧烫伤，局部火辣辣痛，虎杖、鱼腥草各30g煮水服用，烧烫伤会减轻，尿量会增大，痛感会减轻。

又比如：便秘、口舌生疮，虎杖又名土大黄，就是有大黄的效果，一味50g煮水，服完以后，舌疮退、大便通。

又比如：带状疱疹，火辣辣的痛，叫腰缠火丹，那种痛来势汹汹，如同虎狼，这时用虎杖、贯众各20g煮水，可以止带状疱疹的痛，慢性的还要加瓜蒌、红花各10g。

又比如尿道痛、尿路感染，虎杖、车前草各15g煮水，服完以后尿道通利，痛即止。

又比如：结石痛，虎杖配合海金沙、金钱草各15g煮水，结石痛可解。

又比如：外伤跌打疼痛，虎杖的根部，拿来切碎、晒干、泡酒，连泡半个月，就是风湿跌打药酒，一味虎杖药酒，专门治跌打伤痛。

又比如：坐骨神经痛，一味虎杖，新鲜的煮水，加一半的酒，水酒各半，就是虎杖酒，服用以后，坐骨神经痛明显减轻。

还有黄疸，久治不愈，有许多药都可以治，而虎杖就是其一，单用虎杖20～30g煮水，服后就可以退黄，效果也不亚于金钱草！

还有妇女各种宫颈炎、尿黄赤，记住！这是实热证，虎杖

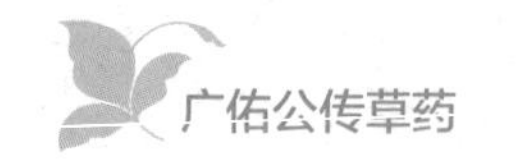

50g煮水，常一两次就见效，明显感受到它的好。

虎杖还是毒蛇咬伤的妙药，毒蛇咬伤其痛如虎，它可以败毒。所以，虎杖又叫蛇抱管、大叶蛇总管，它的味道还带点苦酸，酸又能收敛，所以又叫酸杖，大家写“酸杖”就知道是虎杖。

所以对严重失眠的，人很急躁，昼夜喝水都不解渴，虎杖30～50g，煮水加点蜂蜜，一喝下去咽干燥就没有了，失眠也好了，效果是非常好的。

酸涩收敛涤污脓。虎杖可洗涤六腑污垢脓浊！

虎杖还有很多奇效，譬如：病毒性肝炎、流行性肝炎、流行性热病、流行性热感、流行性瘟疫，只要是热性的，一味虎杖50～80g煮水，不用其他的，这就是中医世界里的关圣，过五关斩六将！它能够过五脏之毒、斩六腑炎症。所以，刚才讲的从咽喉到肛门之毒，它都可以斩，包括痔疮便血，平时食疗方最好是什么？鱼腥草、虎杖各30g煮水，一吃完便血就减轻了，为什么呢？肺热一清、肠热一撤，疮肿就发不起来，非常好!

有关虎杖，还有很多精彩之处，在中药世界里，你掌握了虎杖，就等于掌握住了广谱消炎药、广谱解毒药、广谱止痛药、广谱安神药，它的作用非常广泛，草药有很多不可知的，它也有很多可能性。

我们既要学习古医书，了解它的性能、经典案例。同时，也要开发它的新用途，每一种草药，它的能力都不能小瞧，都能表现得更好、更高。

60. 龙眼肉

龙眼是水果，果肉也是中药，中医的滋养强壮剂，甘甜益力生肌肉，它的名字叫桂圆，同时也有人写元肉，它的果肉可以补元气。

在五经富，有这种说法“七月七，当泥乌，龙眼毕（裂）”，也就是说，7月7日前的龙眼，大部分已成熟。龙眼在五经富，是童年美好的回忆，夏天最好的果实之一，龙眼肉最大的特点是补心脾。

六村有一位贫血的病人，连续吃了半年龙眼肉，贫血得到治愈，他买的龙眼肉，是泰国的，比较高级，泰国那边日晒时间比较长，高档的龙眼肉，口感特别不一样。他的吃法就是：龙眼肉一抓，加上几片高丽参。如果嫌火热，就可以用泡参隔水炖，吃了一阵子，煞白的脸就转红润了，所以病后体虚，也就是这个方子。在《药典》上讲：龙眼肉可以温补脾胃、助精神。心脾血虚龙眼补！

还有孕妇产后浮肿、身体虚胖，不要紧！龙眼肉、生姜、大枣煮水一起喝，阳气一足、血气一满，浮肿就退；还有大病以后体虚，龙眼肉、大枣煮水，甘甜益力生肌肉，就补脾胃，吃完以后，腿脚四肢渐渐涌出力量！

还有那种拉肚子日久，虚泄大多是脾肾，这时只需要龙眼肉14g，加生姜3～5片煮水，阴阳并补，龙眼肉滋阴，生姜暖阳，吃完以后，拉肚子现象就会消失，这是不怎么花大价钱的食疗方子。

中医的食疗方子，常常少不了龙眼肉，因为，它是补虚圣品！它的名字叫元肉，元气跟肌肉生长之品，所以有些老先生、老中医，他嫌龙眼两个字笔画多，直接写元肉，好写而且大气，有时写元子，药房如果不熟悉，就不知道那是什么。

总之，龙眼肉就是益心脾，有一种说法叫做“心慌龙眼尝”，一个人老觉得心慌，那是缺血了，血能养心。所以，当地的食疗方，是用龙眼肉、竹叶炖猪心；也有一些用龙眼肉干嚼，嚼了心就不慌。

所以，有些低血糖、贫血，还没到饭点的时候，头晕眼花心慌，袋子里准备一把龙眼肉，放到嘴里反复嚼，嚼成浆，甘甜益力生肌肉，他就不慌了。

因此，著名的归脾汤里，就用龙眼肉作为主打，把龙眼肉、黄芪、人参配在一起，可以治健忘。有些老年人容易健忘，出门忘带钥匙，这种现象一出现，你就买点黄芪、龙眼肉、人参一起泡水，喝一阵子以后记性就恢复了，不会老忘东西。

还有些老人，走路容易崴到脚，这是气血虚，也是健忘的一种体现。“血不摄足”，因为足受血而能步，这时你只需要开点黄芪、龙眼肉、当归、牛膝，各1～20g煮水服用，吃一阵子后，脚掌有力，而且不再崴到，浑身是劲！

还有龙眼肉也可以预防流感哦！它主要从正气的角度入手，你可以周六、日的时候，就煲一锅龙眼肉的汤水，大家喝了甘甜益脾胃，四季脾旺不受邪。这是《黄帝内经》教言，要补好脾胃，吃一些甘甜之品，力量壮了以后，虚邪贼风就奈它不何。这叫虚邪贼风，它如果不是逢到脾虚力弱之人，它是伤不了的！所以，很多人在害怕流感，他应该害怕自己正气虚，“正气虚，万邪欺，正气足，百病除”。

五村有一个高寿者，95岁的时候，还中气十足，讲话洪亮，他平时就是偶尔泡点龙眼肉、大枣的水来喝，这是养生茶。

这些小经验都值得去学、去用！书上讲龙眼肉能够养血安神，它对于关节痛管用，不是所有痛都是堵，有些是年老体虚而痛，叫“无虚不作痛”。

关节失去血液的濡养也会痛，叫不荣则痛，不滋养，也会痛，这种痛是隐痛，不是那种剧烈的痛，总之就是痛的不舒服，温温和和痛的那种痛，你立马服龙眼肉，要记住！从头到脚那种不剧烈、温温和和的痛，很喜欢你去摸，摸了就会减轻叫喜按，喜按的痛大多是虚痛，你就直接开四君子汤，加龙眼肉30g，一吃下去就止这些虚痛；实在想要效果更好，你就加小建中汤，小建中汤一加到里面去，从头到脚的虚痛都会好。

所以，有些老人说他这痛那痛的，好像忍忍又过去了，但

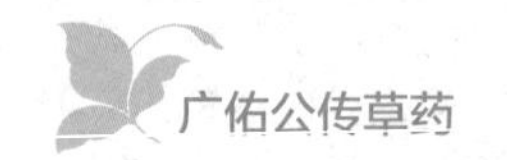

是又不好受、又不至于去医院，这就是非常温和的痛，龙眼肉一补虚，人一强了痛就没有了。

所以，脾主益，龙眼肉能补脾、补益，就是有些人，意志力很脆弱，就手脚磕到一下，就唉唉叫几天的，就要补益、补脾、补龙眼肉，你直接开四君子汤、桂枝汤再加龙眼肉，止一切虚痛。

龙眼肉还可以治疗中老年人失眠，尤其是那些短气、乏力的，你只需要龙眼肉加点竹心，煮水喝既能够清心、也可以除烦、还可以养气血，效果非常好。

在余浩老师那边，这个方子帮了很多虚人失眠。有些人说不想吃药，好，那可以食疗，抓一把龙眼肉，再到江边采几条竹心，7～11条都好，一起隔水炖，就喝下去，甘甜缓和啊！脾主缓，脾的气是和缓的，一旦得到甘缓之气，紧张的神经松开来，觉就好睡了。

所以，我一看到一些瘦人失眠，第一想到就是瘦人多阴虚、多火旺，用竹叶心清热、龙眼肉养阴血，阴虚火旺一平，睡觉就好，更年期综合征，通通不在话下！只要这个食疗方一出马，病就转好。

关于龙眼肉，起码可以讲一本书，老师给我们指路，走路要靠自己！叫做“指路靠贵人，走路靠自己。”我们要借助龙眼肉这些闪光点，去寻找、挖掘出更多的价值！

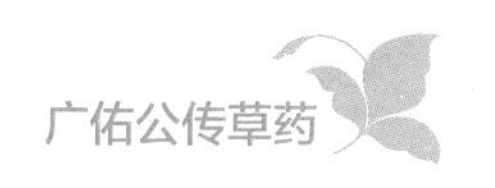

61. 旱莲草

在五经富，旱莲草讲出来，知道的人很少。但是，你讲白花乌墨草，老人就知道。书名少人知，绰号天下晓。它开的花像莲花那样，不过偏白色，小小朵，它的汁水是黑的，血见黑则止；所以，又叫白花断血草。

在五经富，老一辈人割草喂鱼、割草喂猪、砍柴烧火的，每个人都经历过被镰刀割伤、碰伤、刮伤，这时，只要看到旱莲草，心就很稳，一抓过来，放到嘴里嚼烂，敷到伤口，拿绳子或布条绑来，就可以立马干活、不碍事了，那血见黑则止，旱莲草一下去，血就止。

它效果究竟有多好？有一个撑船的人，他在龙颈水库要上岸时，被船板一刮，整条腿血出如涌，刚好旁边有旱莲草，他拔了揉烂一按下去，拿布一包扎继续干活。第二天打开来完全结痂，最后痂掉了以后还不留痕迹。

所以，旱莲草的外用止血功效，是民间反复验证百千年的口碑，毋庸置疑！

那么它对身体里面的出血，管不管用呢？比如胃出血、大便色黑，管用！有一些慢性胃出血的，乱吃东西、胃又痛、大便色黑，他就知道麻烦了，一检查是胃溃疡出血。我就叫他一方面不要暴饮暴食，他饿的时候饿到胃扁扁，看到好吃的又撑

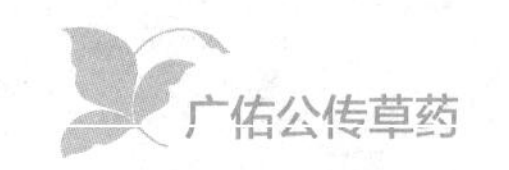

得饱，暴饮暴食就是暴死，叫自寻死路！“天作孽犹可恕，自作孽不可活”。第二条就简单了，可以用四君子汤，再加旱莲草20g，吃完以后，胃黏膜壁就修复好了。所以，这是很好养胃、治胃出血的方子。

还有痔疮出血，有些人大便以后，看到鲜红的血，这是痔疮；如果在胃叫远血，远血经过消化系统后会变黑，那肛门血一出来就是红的，这是因为最近吃辣的或久坐、喝少水引起的，这时要怎么办？直接旱莲草30～50g，如果是新鲜的可以用200g，为什么呢？因为，旱莲草是可以当菜吃的，你畏畏缩缩用个几十克，效果还不理想，200～300g都好，治疗急性痔疮出血，一吃下去那个痔疮就软了，血就止住了。效果就这么理想！要想口感好，还可以加点红糖，就是痔疮出血的单方、斧头方、名方！

旱莲草还有一样功效，五经富许多人都用过，很多孩子回忆起来都知道，小时候老是偷吃零食、煎炸的食物，结果肺热，咳嗽停不住，家里人就会用一种方法，百试百效，旱莲草拿回来，石臼锤烂以后，跟鸡蛋混一起，隔水炖，一般吃一到两次就会完全好！

这些经验，我小时候经常受益，而且也经常分享给其他邻居、朋友，都获得好口碑、大拇指点赞。所以，有些人在非议中医，如果碰到这些燥咳，你试下这个方子以后，你对中医就会肃然起敬！为什么呢？这个又不像吃药，就是典型的草药食疗，即好喝又有效，而且没毒没副作用。

我碰到一个最严重的是二村的一个小家伙，咳嗽十多天，彻夜咳，咳得像裂钟一样，人听了都可怕，好像肺要裂了。我跟他奶奶说：旱莲草一味；她说要不要多开几味，一味怕顶不住；我跟他说，关云长过五关斩六将，一将功可成，就一味旱莲草，捣烂跟鸡蛋搅拌，就放下去隔水炖，吃一次就好。真是单方一味，气煞名医！

真是“药一对症一碗汤，药不对症车船装”，因此，我经过二村的时候，有些村民会喊我神医，大都是他们受过这些偏方、验方之益，受益了他们就特别尊重你，人心都是这样的，你帮到他了，他就对你特别尊敬。

旱莲草还可以治疗读书用眼过度眼睛痛，有些人读书读得眼睛血红，过度用眼、忘了喝水，这时一味旱莲草，再去买点豆腐，一起煮水，叫“旱莲豆腐汤”，非常管用，豆腐跟旱莲草可以一起吃了，吃一次眼睛就清晰一次，吃到后来，视力都会有所提高，这就是旱莲豆腐汤；还有吃煎炸、烧烤后咽喉痛，用旱莲豆腐汤都管用。

旱莲草还有凉血之功，所以你看到有些人，皮肤瘙痒，一抓大腿就起一条条血痕的，完全就是血热，旱莲草一味煎水，喝它个一两碗，然后剩下的拿来外洗皮肤，内外兼治、其效必速！用这种方法治好的血热瘙痒，不计其数！

旱莲草也是疮痈妙药。它能够凉血，那痈就是血毒生，“疮痈原是火毒生”，火毒一逼那个血脉，血脉就爆一个脓，这时只要一清血、凉血，那脓就瘪下去，叫引热下行。所以，

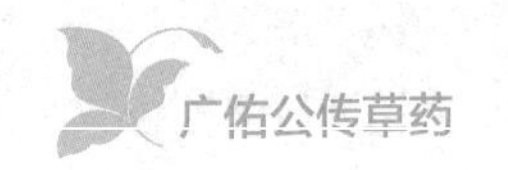

旱莲草吃完以后，大便很通，热一下就降，用旱莲草一味药，煮水喝水，剩下那些渣，可以连带新鲜的旱莲草一起捣烂，敷在疮痈上，疮痈多的你就敷多一点，今天用了明天就瘪下去。所以，治疮痈肿毒，旱莲草捣烂了，还可以加点红糖，贴在疮口处，就好了。因此旱莲草一出马，疮热便败退撤下。

旱莲草治疗尿血。有些人小便尿血，不要紧。旱莲草跟蚶壳草两味药，各20～30g煮水，随吃随好、非常管用，急慢性都有效。

还有鼻子出血，这个很多孩子都经历过，治鼻子出血，中医有很多种方法。因为，鼻子出血大多是血热妄行，着急、激动、吃煎炸烧烤、熬夜，血就冒出来，小孩子处于不稳定状态，容易躁动，鼻子那地方血管又比较脆弱，一下就出血，这时只要让他冷静，血就止。

所以，旱莲草我又称之为冷静草，这是我对草药的一点点小认识、小发微，你只要认为它是冷静草，你就知道怎么用它。

“碰到躁者，以冷静制止”，所以，只需要新鲜旱莲草，你用打豆浆机也好、人工锤烂也好，用过滤布，把它挤出墨绿色的汁水来，那汁水就是精华！你怕吃了太凉胃，你就把它放在热水里温热，吃完饭后就吃下去，整个人就清清凉凉、冷冷静静，血就止住了。一个方子，从此不怕家里孩子鼻出血。

还有拉肚子带血，这是痢疾啊！也是旱莲草30～50g煮水，专治拉肚子，你若想要保稳，再加10～20g凤尾草，基本上这些

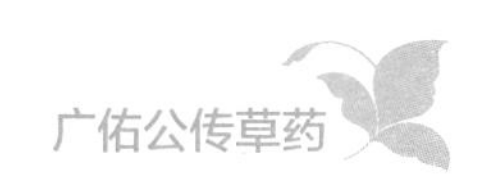

痢疾拉肚子带血的，两次就好，快的就一次，不需要回头。

在民间草医秘典上记载，旱莲草治疗伤暑身热。一个人中暑以后，浑身发热，像火炭一样退不下，旱莲草30～50g，像刚才一样的方法，榨出墨绿色的汁来，胃不寒的直接喝，胃寒的温热来喝，叫“凉药温服”，既不伤胃，又能退火、降暑。

所以，旱莲草的汁水，它的功效很大啊！一切血脉炎症，无论是目珠胀、腮腺炎、咽喉炎、鼻子疔肿、中耳炎、胃炎、痔疮、肝炎、囊肿、肺炎等，从头到脚哪个部位上火、发炎了，旱莲草就是消防员！

所以，你只需要把旱莲草理解为消防员就好，这样的中医，就算是相当普及了，相当易懂。

所以，我们讲的课，为什么那么受诊所、医院、大学生、中医爱好者喜欢呢？甚至还传到国外，因为我们讲的是实实在在的经验；第二是课讲得通俗易懂、雅俗共赏，而且善用比喻。这并不是王婆卖瓜，自我贴金。好经验经得起考验，好钢经得起火炼！

还有一个黑社会头头传出来的经验，大家要记住哦，他这个是百战经验！每每他跟别人打架，打到肺都打伤了，咳出血来，他说不要紧，用白芨、旱莲草两味药，各20～30g煮水，吃下去血就会止住，他说百用百效。他说如果有些人钱多，还可以买个贵点的田七加进去。

如果膀胱被踢到了，小便尿血，你就加10g白茅根，非常管用。所以，无论是你被打到口中吐血、还是牙龈出血、眼珠出血、鼻子出血，不要怕，这个方子先下去，就让你的血冷静、收住，起码不会再恶变，这是一个好方子！

当然，旱莲草的神妙之处还有更多的，现在讲的这些，连冰山一角都还讲不到，还有很多。

中医草药，不是金子，是一条条金矿！学习便是真的在淘宝！

师父领进门，学医靠个人。

62. 白茅根

在五经富，白茅根最多，那些向阳的荒地，一长一大片，白茅根的特点，就是一在阴处，它就全部枯掉，阳气足的那些大沙坝、整片田，都是它的天下，它的根茎发达，可以在地下像竹子一样窜走，又长出一条来。所以又叫地筋草，由于它的头尖尖的，像矛一样，色又是白的，因此又叫白茅草或者茅根。

《药性赋》讲：“茅根止血与吐衄，石苇通淋与小肠。”所以，一味白茅根，就专门治疗鼻子出血、尿血、咳血、吐血等；而石苇就是治疗结石的，“复方石苇片”中成药治疗结石效果好。有时《药性赋》就这一两句话，便将药物最独特的个性，讲得淋漓尽致。一部歌赋背会，受益终生！

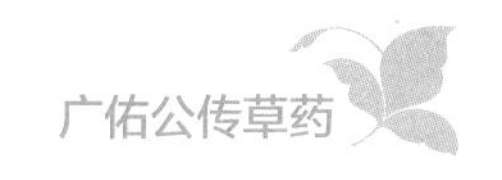

白茅根的叶子是可以做茅草房的，所以我们以前讲的：结间茅庐，买片田，隐居山间度余年。这茅庐就是白茅根做的，叫茅草屋。附刘伯温《辞职自遣》：

辞职自遣

刘基〔明代〕

买条黄牛学种田，结间茅屋傍林泉。

因思老去无多日，且向山中过几年。

为吏为官皆是梦，能诗能酒总神仙。

世间万事都增价，老了文章不值钱。

白茅根性味甘寒的，它能够清热利尿、退热。有个孩子发烧，就是专用30g白茅根煮水，吃几次就好了。白茅根一味药，就可以退常见的小儿发热、尿黄赤等，白茅根、葛根和芦根各20～30g，这三味药叫三根汤，就是出名的小儿退热汤。

由于这三味药非常平和，没有其他什么毒副作用，所以可以推广。白茅根它清热利尿、凉血、止血广为人称道。

所以，从事高温职业的，非常适合白茅根来保健，那些高温作业的人，比如在工厂高炉、厨房工作的人员等，眼睛被逼得血红、人会上火、尿也黄赤，跟着小便会痛，这时你就用新鲜的白茅根熬煮，加点糖下去，就是最好的饮料，口感又好，而且吃了身体的火气退了，会很轻快。

在增城有这样一个厨师，他炒菜时火高、很烈，被逼得经常心烦睡不着觉，眼睛都红红的血丝多，后来就是用白茅根，一次100g煮水，代茶饮，喝了一阵子以后，眼睛红血丝没了、心烦消了、睡觉好了。这个方子值得推广！

如果是咳血的、咳痰带血的，白茅根、白芨各20～30g煮水，就能治好；如果是尿血、小便出血，那白茅根、小蓟各20g煮水，喝了小便血会退；如果是胃热咳吐带血，那白茅根、竹茹各15g煮水，这时不要大口大口地喝，凡是胃病，吃东西要细嚼慢咽，像蚂蚁那样吃，叫蚁食。

这是百岁老中医，甘祖望老教授的经验，但凡胃病、年老、虚劳、五劳七伤等，吃饭应该像蚂蚁一样，慢慢嚼、嚼细细、嚼久久，一顿饭吃久一点都好，最忌狼吞虎咽！所以，有些人说，胃病应该忌什么啊？什么不能吃？一句话：忌狼吞虎咽、忌暴饮暴食、忌胡吃海塞，就够了！

还有浑身发黄，叫黄疸。黄疸的话，就白茅根加茵陈，或者溪黄草，非常好用！各20～30g抓来煮水，吃完黄水就退；还有夏日干渴，夏天暑热好多人喝水不解渴，不要紧！白茅根、荷叶各20～30g煮水，喝完以后，咽干口燥就没了；还有糖尿病，血糖高，口干燥，晚上干渴睡不着觉，用白茅根、沙参各10～20g煮水，吃完以后口中生津啊！吞口水都是甜的；还有孩子单纯性鼻子出血，栀子20g煮水可以治好、白茅根20～30g煮水也可以治好，方法非常多。像这种出血的情况下，你煮的水，最好是让它放凉再喝，效果好。

所以，这味平常的药，都不可小瞧它，特别是高血压、压力大，白茅根吃了，人就比较通透，它是降压的保健品，可以加鬼针草、白茅根、山楂各一把煮水，口感也不错，就是高血

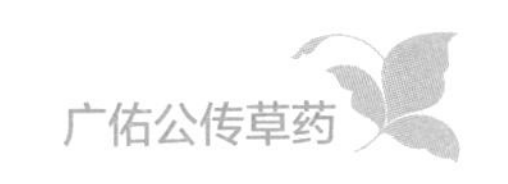

压的保健茶，吃完以后，身体就会轻松。

还有肠炎、尿道炎、肾炎等，白茅根、玉米须，各10～15g煮水，吃完以后，小便就会很顺利。

白茅根还有其他精彩之处，大家自入宝山，自淘宝归。

所有的知识都是在引路，讲论都是在启发！

路漫漫其修远兮，吾将上下而求索！

63. 火炭母

火炭母五经富人称之为白饭草，水头沙，它长在水边，结的果子像一粒粒的沙子，它的叶片中心带点黑色，它能够退热消炎，所以称之为火炭母。草药的名字里就含有它的功效，非常形象，也有人称它为白饭子，它结的果实堆积起来像一粒粒白沙、白饭粒，很形象，吃起来淡淡的，它的最大作用就是利尿，凉利之药生湿地，它喜欢长在坑沟边，一条梗红红的，入血脉，它的性凉利，能够利血脉中炎热，大洋茶农，夏暑周身热如炭不解，以火炭母，煮水加蜂蜜食之退。所以通体血热如炭，一味白饭草，治之！

有一位司机开长途车，得了尿道炎，熬夜后小便刺痛，回到家里看了几位医生，用了一些消炎药都没治好，后来听素梅婆讲，一个火炭母去小便尿痛发炎，就用一味火炭母

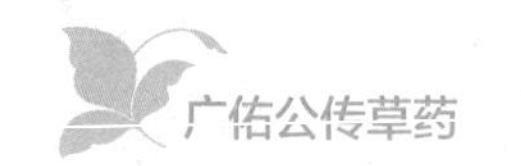

50～100g，吃两次就全部好了。他就在感叹怎么如此贱的草却有如此好的疗效。还有当地的一个开手扶拖拉机的大叔，他得了肺部脓肿，咳吐脓痰带血，老好不了，听当地人说用火炭母跟鱼腥草两味药各50g煮水，它就去拔新鲜的，各一把煮水吃，吃一天痰就淡一天，清一天，好一天，吃了10天左右，咳吐的脓痰变稀痰，多痰变少痰，最后变无痰，呼吸也顺畅了，痊愈。

所以肺里的痈脓，火炭母也可养治，它的名字很霸气，身体烫如火炭，它都能够制服。它是火炭的母亲，专门管教火炭的，所以身体的热要找火炭母。

还有夏天要想预防中暑也简单，有些高温作业的人员，还有气温达到40℃，平时就拔些火炭母煮水，代茶饮，然后就不容易中暑。火炭母还可以治疗带下恶臭，黄带、白带，带下臭浊，用新鲜的火炭母50～100g，煮水服用，它就会利尿，新鲜的，煮水服用，小便通利以后，这个带下恶臭就会消失。火炭母还可以治疗扁桃体发炎，用火炭母30g、灯笼草30g，扁桃体发炎一吃就管用，所以咽喉肿痛、声音不利就用这个方子。

火炭母还可以治疗身热黄疸，身上发黄用火炭母、溪黄草，各50g煮水，服用后身上的黄浊就会退掉。火炭母还可以治疗小孩子红疱疮，也是单味火炭母80g煮水。火炭母还可以治疗消化不良，食积发热，一味火炭母可治之。总之火炭母的功效就是清热凉血，利湿利尿，它的功用相当大。

它是甘淡的，甘淡入腹通筋骨。筋骨里的热，它都能通。

它还带点微酸涩，也就是说，它还有微安神的作用。对于身体得了热病炎症后睡不了觉，翻来覆去，用点火炭母煮水，吃完以后尿道通利，睡眠也好了。

火炭母还是痢疾的克星，凤尾草、火炭母一把抓，对于肠道炎症痢疾来说，煮水可以加点蜜服用，百用百效，是非常好的药。火炭母的特点就是四季常青皆可采，洗干净以后就可以直接晒，储存起来。

火炭母就是中医里的广谱消炎药、广谱利尿药、广谱清热药，而且它甘淡无毒，性凉又平和，像这类草药，值得推广，它对人体副作用少，却有一定的功效，非常适合做成广东凉茶，所以广东这地方热，其实只需要开发一个火炭母茶就好了。它不霸道，有和缓之效。缓字医家第一功，王道无近功。不求快，只求平和，对于当今人体质普遍偏热的情况下，火炭母这种平和之品，值得大力推广。粗生野长容易找，价值又便宜，可谓至贱之药有至佳之效！

64. 枸杞子

枸杞子在《药性赋》上面讲：“杞子、女贞并补肝肾；鹤虱、榧子均杀三虫。”所以背了《药性赋》呀，张口就来，终身收益。肝跟肾亏虚了会目珠黯淡，走路没力，所以有些人说近视，错了，是肝肾虚了，肝肾一补，人身体就变好。这叫点油亮灯之法！早睡早起，然后运动身体，发汗锻炼，再加上枸杞放保温杯里泡泡茶，肝肾一补，目暗生金光。

这个案例是高屋村的一位老人，八十多岁，晚上眼睛都是一片暗的。他就跟他的儿子诉苦，他儿子就找到我，我让他弄点黄芪、枸杞子，各一把，大概20～30g泡水喝，喝了半个月以后，老人家说眼睛好了，连他的儿子都很惊讶，这么好的方子，所以这是老人养生杯。养生杯真的很重要，你懂得几样泡在一起服用，甘甜益力可以健脾增壮！

枸杞子还可以治疗晚上夜尿跟干咳，张锡纯亲自试效过，他有的时候伏案读书，看病人很多，会口干舌燥，脑子过度消耗，晚上会睡不着觉，老起来小便又干咳，喝水又不解渴，后来他发现这是肝肾阴虚，阴虚内热，就抓了一把枸杞子和女贞子。杞子女贞，并补肝肾。然后泡茶，嚼服后带渣也吞下去，吃了半个月就好了，所以医生知道这个方子是可以缓解疲劳，可以解除一下衰老的症状。枸杞子是抗衰老的神药！

枸杞子色红，红红火火，甘甜，最好的是宁夏枸杞子，有一味中成药叫杞菊地黄丸。它对于老年人耳鸣、老眼昏花的治疗效果特别好。

在大洋有一个茶农，晚上耳朵老嗡嗡响，眼睛看路也花了，去茶行也摔过几次，后来我叫他买杞菊地黄丸吃，吃了五瓶以后，他说耳朵不鸣了，现在走路也没有那么害怕了，因为人变敏捷了就不怕，所以这个枸杞子在古药典上记载，它有轻身耐劳，增敏的作用，就是增加人体敏捷、敏锐性，有些人，胆小、恐高，其实就是敏锐性下降。一个敏捷的人，他走羊肠小道，都不会被刺挂到。一个不敏捷的人，在家里碰到矮凳子都会被绊倒。所以当你看到一个老人，最近老是摔碗、掉筷子，走路踉跄，你赶紧给家里老人弄点枸杞子服用，一吃下去，脑子就灵光，身体有气，反应灵敏。

如果你觉得最近背运，运气不好，不要紧。我有一个红红火火汤，非常好用，这是在刘屋桥下讲学的时候用的，五经富的小学有一个老师，脸色发黑，神不守舍，说最近不知道是撞鬼还是怎样了，老是背运，又掉钱包，摔手机，还出了车祸，他说祸不单行，怎么一个接一个，我说，一个人要助人为乐，要心向阳光。要怎么阳光呢？

我给你开个红红火火汤，看看能不能够将印堂发黑转过来，黄芪30g、枸杞子20g，姜几片，枣一把煮水。这位老师问，这就是红红火火汤？我说，是啊。黄芪是黄的，生姜也是黄的，叫火火，枸杞子是红的，大枣也是红的，叫红红。这四味配起来就是红红火火汤。他听了也一乐，就回去买来煮水，上课了就带去喝。

喝一天好一天，连续喝了7天，脸上的乌暗全没了，最后连斑都退掉，他的同事都惊讶，所以我现在到学校去，一大堆老师都围着我，寻我看病，因为大家都说曾老师的这个小方子管用，他们在圈子里也传开了，现在很多五经富老人都懂得用这个泡茶，就是我三年前在刘屋桥推广的红红火火汤。

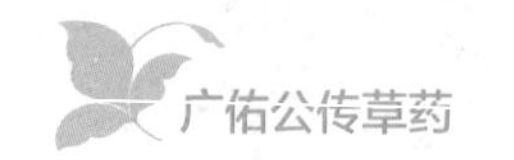

我给大家建议，最近不开心，消沉、低落、受打击，压力重重，觉得人丧气极了，疲累极了。抑郁啊，脚都抬不起来走路，声音又低馁，总之就是瘪气的皮球像被秋霜打过的茄子，蔫了。

那你需要红火一下，就开这个汤方来喝，如果平时脾胃消化不太好，再加点陈皮5～10g下去，口感好，效果又好。

所以有句话叫：精血亏虚枸杞子，干涩疲劳泡水喝，黄芪、姜枣来加入，红红火火百病治，当然这并不是说是治百病的良方，它不过就是给人家气力。气力足，百病除，气力虚，万邪欺。

它专门对付腰酸腿软，面色无华，神疲乏力，失眠多梦，气喘吁吁，一动就出汗，这些症状。

枸杞子要怎么喝呢？还有一个叫黑白配，这是食疗方里的精要。

就是有个古代的皇帝，身体不适，他不吃药，太医怎么敢说皇帝病了，该怎么办呢？皇帝他确实疲劳，牙齿又松动，这个乏力气弱。那你给他一个黑白配，就是煮一锅紫菜汤，在熟的时候抓一把枸杞放下去，沸上三沸就好，不要紧。就是枸杞紫菜汤，能够让阴阳交通的，紫菜，它带有一定的清凉之性。枸杞子红火，可以使心肾相交。枸杞子壮心力，紫菜入肾与膀胱，这就是心肾交泰汤，一喝下去，人午睡会变得更沉，也会更舒服，所以有些人午睡睡不着觉，因为心肾不能很好交泰，就吃这个枸杞紫菜汤。还有老是点眼药水，眼珠子干涩不好，

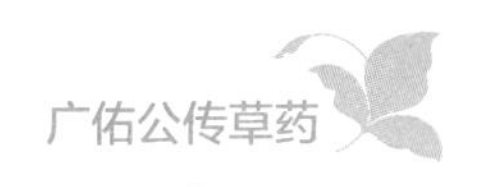

很简单，用枸杞子加石斛，叫杞子石斛茶，特别管用，干咳、口燥、唇裂，擦护肤霜都不管用，喝枸杞石斛茶，喝完还有意外惊喜，因为口不干，舌不燥了，目不干涩了，皮肤也润了，最主要的是讲话也响亮更多。因此这个方子很受演讲者、新闻工作者等人群的欢迎。

还有糖尿病的一个常用方，关键是枸杞子、玄参要搭配好，两味药配伍有一定的降血糖作用，因为玄参滋肾阴，枸杞子暖肾阳。如果怕冷多一点，枸杞子就多一点，如果烦热多一点，玄参就多一点，两个各用到10～20g，对血糖有一定的降解作用。现在研究枸杞子能够增强免疫力，能够抗肿瘤、抗衰老、抗辐射、抗疲劳、抗氧化、抗动脉硬化，很多好的功效都在不断研究出来。

有句俗话叫：人到中年不得已，保温杯里泡枸杞。就是中年的时候万事忙，身体容易劳累、疲劳，枸杞子就能补肝肾，壮腰明目，滋阴液。

枸杞子又有一个别名，叫杞子，或者血杞子，它有补血的作用。它跟大枣一样，无论怎么晒，它表面干硬，里面都是柔软的，它有保津、保阴的作用。

从事高温工作者，建议平时多喝点枸杞茶，比如厨师、焊接工，还有长途车司机，现在疲劳驾驶很明显，要给司机很好的保健，就是弄点枸杞子、菊花泡茶，偶尔喝上一两壶，是对司机朋友们的帮助。据现代研究，枸杞子对脂肪肝有缓解作用。肝内囤积脂肪，用枸杞子、葛根、菊花、荷叶各10到

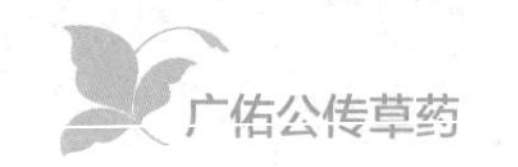

15g，代茶饮，脂肪肝就会减轻。

在古医书里有一个亮晶晶汤，会让眼睛亮晶晶的，治老年人白内障、眼花，枸杞子、菊花各10g，肉苁蓉、巴戟天各20g，水煎服。这是阴阳并补的方子。

古代还有一个枸杞子酒，《延年方》上面讲，它能够肥人，对于一些瘦人很管用，有些瘦人要增肥，用枸杞子泡酒，然后温服，有增壮的作用。

还有美颜汤，一些皇宫里的贵妇，她要泽肌肤，驻颜色，怎么办呢？中医认为，人的肌肤颜色都是血养出来的。所以用枸杞子、龙眼肉熬膏，就可以养颜，使容颜长驻。

夏天你发现很容易疲劳，不想动，不要紧，枸杞子、五味子煮水代茶饮，这两味药加在一起可以抗夏天的烦劳，然后加点黄芪更好，用10到15g都好，它就补精气，黄芪补气，枸杞、五味子补精，精气并补，百邪不入。

中药的配伍非常微妙，比如春天，用枸杞子配黄芪，升阳固表，四季感冒就会减少，夏天就用枸杞子配菊花、五味子，它就能够耐热，心旷神怡，天气热，你也能够耐暑，比常人更耐久。秋天，要吃点酸甘化阴之品，枸杞子加点蜂蜜或者雪梨煮水，吃了的话，皮肤不燥。冬天的话，寒气逼人，要抵御这些寒气，又滋养阳气生长，就用枸杞子配合肉苁蓉、熟地、黄精，秋冬养阴。这样就可以使身体壮，这叫四季养生。

关于枸杞子还有很多奇特之功，大家继续挖掘，所有好的东西都要靠自己去学。古人叫修学舍自悟，并没有什么其他

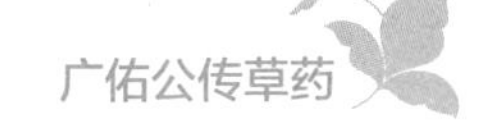

道路。

65. 夏枯草

夏枯草，顾名思义，逢到盛夏，它就开始有干枯之象。它跟半夏刚好相反，6月半夏生，开始冒芽，长得很好。夏枯草这一特点代表了，阳气到鼎盛的时候，就能够收下来。所以，它用于阴虚阳亢或者肝阳上亢的，效果特别好，令其亢阳枯顺，乃降火平阳之药！

下田村有一个木匠，他连续熬夜导致头痛，睡不着觉，后来听村里人说夏枯草好，就拔了一批，每次大概用100g左右，煮水服用，连续吃2天，睡眠就好了，血压也稳定，这就是夏枯草治疗肝阳上亢，睡不着觉的妙处，它能让阳入于阴。

中医认为阳不入阴，则没法睡觉，像很多白领，奋斗过度、用脑过度、兴奋过度，这时用点夏枯草，你只要摸到肝脉弦硬、跳的偏快、偏大的、偏有力的，实则泻之，用夏枯草准没错！

如果确实买不到新鲜的夏枯草，那么买夏桑菊颗粒也管用，里面有夏枯草、桑叶、菊花三样，都是平肝潜阳、疏肝解郁，令阳入于阴的草药。

夏枯草在治疗包块方面，独领风骚！怎么说呢？广州中医

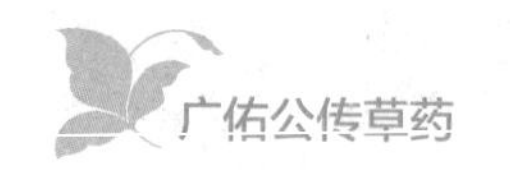

药大学有一位教授，他很喜欢用新鲜的夏枯草。当时，我跟他抄方的时候，他交代病人，脖子长结块的用夏枯草，煮水代茶饮，半年下来，结块就看不见了，就是夏枯草的茶。

所以，夏枯草对于肿瘤、包块、痈疮，有减退作用，这点让人深信不疑！因为，在古医籍里也有讲：”夏枯草散肝结。“肝经布胸胁，循咽喉，达巅顶；因此，颅脑、咽喉、胸胁间的顽固包块、结节，夏枯草就能够散掉。可谓解郁散结、清肝明目第一宝。

在肿瘤科，也经常会用到夏枯草，碰到肠道肿瘤，夏枯草配红藤、败酱草各10～15g，就能够起到预防、治疗的效果。

如果碰到胆道结石、包块，夏枯草配金钱草、茵陈各10g，就有去胆道堵塞的作用。

如果碰上颅脑的结块，用夏枯草配土茯苓50g、菖蒲20g，就有散结块的作用；如果碰到咽喉结块，夏枯草配山慈菇、牡蛎各20g，就有散咽喉结块的作用；如果碰到膀胱包块，夏枯草配薏仁；如果碰上肝癌，夏枯草配半边莲；这都是专药对。当然，要建立在辨证论治和养生基础上，这种药对的效果会增强。

夏枯草对子宫癌也有抑制作用。现代研究表明，它对病毒性肝炎效果也不错，要跟田基黄、龙胆草联用，它降转氨酶效果更是不用说了，它又可以与溪黄草搭档，所谓夫妻同心其利断金，药物能够强强联手，相惜相识，会有更理想的效果。

比如急性乳腺炎，能治它的方法有百千种，其中一种，

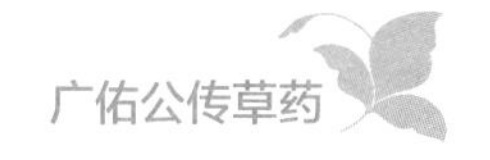

就是夏枯草配白芷各20～30g，效果特别好；还有腮腺炎，夏枯草配大青叶各20g，一吃就见效；还有风火目赤，又叫红眼病，夏枯草配桑叶、蒲公英各10～20g，几乎吃一次两次就能治好。这方子可以包好放药房，专门坐等病人前来取，口碑极佳！

还有风火牙痛，用夏枯草配玄参，效果也是很明显的；还有喝酒以后，耳朵鸣响，夏枯草配路路通；还有单纯性血压飙高，夏枯草配钩藤、天麻各10～15g，能明显降低血压，减少对降压药的依靠、依赖。

当然，还有那些紧张性疾病，女性因动情绪所引起的各种杂症，叫妇科杂症，妇人心理素质差的，容易动情绪，一动情绪，从头到脚都不舒服，叫受气包、爱生闷气，浑身都起疾：或皮肤痒、或头痛、或颈僵、或呕吐、或吃不下饭、或肚子胀、或腰酸、或腿软、或讲不出话或尿频急。总之，这些杂症叫妇科杂症，如果是因为动情绪、灰心丧气而加重的，一概都可以用四逆散加夏枯草！夏枯草可令夏火、夏阳、夏热、夏暑平复！

夏枯草能够枯肝阳，就是肝阳上亢的，能够让它枯灭掉，四逆散加夏枯草10g，煮来一喝，神清气爽、心旷神怡。古籍记载：癫狂发作，夏枯草80g，可独胜其难，一剂平阳，二剂降火，三剂神清而安！

所以，对于身体平时气火很多、这看不顺眼、那又生气，一天情绪起伏百千次的，闭着眼睛开夏枯草加四逆散，它都可

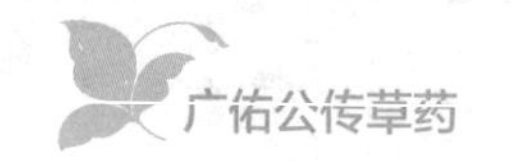

以解，这叫解铃还须系铃人，是肝气郁结引起的，那就用四逆散解开肝气郁结；夏枯草平降肝火。

这时代鼻咽癌越来越多，还有喉癌，为什么？不光是食品安全、空气危机、生态破坏，还有更重要的一条，就是生活节奏快了，人容易紧张、着急，人一紧张、着急时，你会发现鼻子跟咽喉就怪怪的，不舒服；人一放松这两个地方就很舒服。

一紧张、着急，呼吸都不顺利了，首当其冲的就是鼻子、咽喉，连喝水都呛到。所以，最近你喝水老是呛到，记得要平复情绪。

古代有一个大家族，他传家秘要就六个字“言宜缓、心宜善”，历代簪缨，无数翰墨传家，凭着这六个字的修养，吃饭要缓慢，讲话要安详、淡定，这就是古代王谢之家的传家宝训。所以，碰到这种情绪紧张综合征，怎么办？郝万山教授讲，不生气则不生病。怎么不生气？难做到，既然已经生气了，怎么解？四逆散加夏枯草，这是安全有效的，而且这些都可以作为食疗的。

夏枯草还可以治疗大便燥结。大便燥结，是因为津液不足，还有火气过旺，导致肠道里干燥，推动力不够，这时用夏枯草煮水加蜂蜜，服了能明显降肝炎、润大肠，这都是安全有效的食疗方。

还有一些叛逆期的青春小伙子，有说是激素过亢，有说是内分泌紊乱，满脸长一些青春痘之类的，这时怎么办？家里一些懂中医的长者就知道孩子们老容易气火上头，也不用跟孩

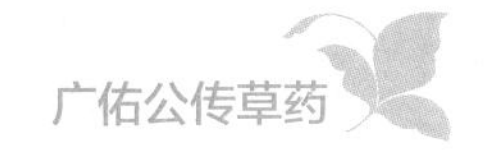

子们讲什么，就悄悄地熬一些夏枯草汤，每次用新鲜夏枯草50～80g煮水，全家都可以喝。

孩子吃完以后，气顺了，心态也好，笑脸也多，跟长辈交流也好。所以这夏枯草是打开家庭代沟的一张秘密王牌。

所以那些动不动就气火上头，跟长辈叫板的，就适合买一些新鲜的夏枯草或者夏桑菊颗粒，吃了以后心旷神怡，神清气爽，气火上头的症状就消下去，有话就好好说。

还有五经富一位老人的高血压达180mmHg，我问他还有没有吃降压药，他说没有吃了，就是用夏枯草、菊花、钩藤、天麻四味药煮水，一个月吃几次，然后再一量，血压稳定，这真是很好的降压方子。在高屋村有一个尿道结石的病人，他没多长时间就要去打结石，可是没多久又要长出来，他就用夏枯草、海金沙、薏苡仁，几种平和之药，各10～15g，每个月吃一两次保健，结果就没有再长结石了，从中可以见夏枯草对结石体质、泌尿系统结石，有纠正纠偏作用，原来它可以清热利湿，使身体血液变得清澈，那些泥沙样的结石就生不起来。

夏枯草还是肺结核的保健药，它可以保肺，它还是治疗城市里空气污染导致肺部蒙尘的好药。它可以净肺，让肺干净。有些常见的顽固失眠，夏枯草30g、半夏15g煮水，要在晚上喝，喝完之后有困意就要赶紧上床去睡觉，治疗失眠有效。

夏枯草还可以用于减肥。肥人大多身体有寒气，叫寒胖子，但是夏枯草又是偏于寒性的，那怎么办？用黄芪、夏枯草各30～50g煮水，吃完以后尿量大量增加，身体的湿气排掉，

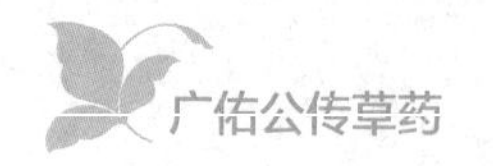

人就变轻松。

现代研究将夏枯草用于降血糖，如果碰到肝阳上亢的血糖高，效果真的很好。所以现在的高血压、冠心病、动脉粥样硬化，只要摸到脉弦硬变快的，叫肝郁化火，夏枯草用了基本都有效果。

还有，夏枯草跟绿豆一起煮粥，可以保护眼睛。对于一些过度用眼导致的眼部干涩，用这个方法管用。在《摄生众妙方》中记载，单味夏枯草汤治疗瘰疬。瘰疬就是脖子周围长的一串包块，夏枯草可以解毒、散结。所以，古代的医生都会趁着夏天还没过，赶紧采夏枯草，采足够了可以一年使用。

还有一种头痛，天气热或者激动的时候头痛加重，夏枯草15g、川芎5g，煮水了加一点点醋或者盐，带收敛作用。它比止痛片效果还好。

小孩子扁桃体老发炎，有一个这样的民间奇方，倪海厦老师也经常会用到，就是夏枯草煮鸡蛋，然后喝汤吃蛋，对急慢性扁桃体炎，老发作的，就能够断根。当然要相信，所有炎火都跟身体缺水有关，所以要少熬夜，少看电视，多运动排汗，喝白开水。如果养生养得好的话，白开水就是很好的药。

南方广东人的话，夏天最喜欢的凉茶就是夏桑菊，即夏枯草、桑叶、菊花各10g煮水，一个人的量，代茶饮，还可以加点冰糖，口感非常好。天气热的时候，烦到不想出门，一动就浑身大汗，喝夏桑菊茶，喝完以后浑身就很舒服，比吹空调还管用。人体内阴阳调和，天虽热不燥也！

夏枯草是归肝胆经的，它的作用主要是清肝明目，散结解毒，还能够利尿除湿。客家人说目珠痛，目珠就是眼珠，眼珠子痛、撑胀，像张飞的眼珠子那样瞪得难受，就用夏枯草30g煮水，便能治好。

夏枯草还可以治疗带下臭浊。《本草纲目》记载，夏枯草治赤白带下，要用米汤送服，或者将夏枯草打成粉，米汤送服，它就可以治赤白带下。

夏枯草还是疗疮圣药。《青囊秘传》记载，用夏枯草跟金银花治疗热毒疮痈如化毒丹。夏枯草、金银花各20～30g煮水，通身上下的疮痈都是这个方子。小孩子长一些莫名其妙的红斑、疙瘩，夏枯草、金银花联用，既安全，又有效，而且还不贵，很便宜。简验便廉就是民间中医的生命力。

夏枯草还可以去脓痰。肺里面老咳一些脓痰咳不干净，黄、浊臭、黏腻的，证明他身体里面很容易长包块的。因为稀稀的水饮一炼就会变痰，痰再一炼就会变成结块，结块就会成为肿瘤，肿瘤会一步一步恶变为癌。癌症绝不是一下就形成的，这时我们要阻断它形成的路径，怎么办呢？夏枯草能够稀释痰涎，这是《药性备要》中记载的，夏枯草治瘰疬，去痰消脓。所以夏枯草配鱼腥草，两味药各10～20g煮水，可以稀释身上的包块。

夏枯草居然还可以治跌打损伤。跌打损伤，局部会发汗，会肿，会发炎，会痛。《卫生简易方》讲，夏枯草捣烂敷上去，就管用。所以以前在民间哪有什么止血贴？大自然就长疗

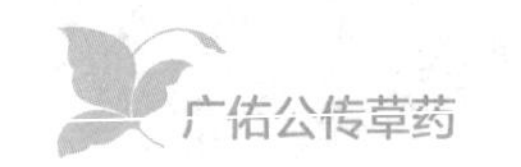

疮药。看到夏枯草，拔来，捣烂了，敷在疔疮上就好了。

夏枯草还可以治疗肝风内动引起的口眼歪斜，因为它行肝气，解肝郁。这是《本草纲目》的精华。《本草求真》讲，“夏枯草，辛苦微寒。散结解热，能治一切瘰疬湿痹，目珠夜痛等症，似得以寒清热之义矣。”所以，有些晚上看手机看到眼珠子痛得睡不着觉的，赶紧去买夏枯草，20～30g，一煮水喝了，眼珠痛就好了，然后继续玩手机。还有那些追电影、追连续剧追到眼珠痛得连滴眼药水都不管用，这时，夏枯草煮水，加点盐，一喝下去眼珠子就放松。

《医宗金鉴》这本大部头的医书记载，夏枯草治瘿瘤、目胀痛，狂躁，其效如神！夏枯草还可以治疗羊癫疯，某些人癫痫发作，夏枯草就降肝阳。记住要用新鲜的，新鲜的夏枯草三两。三两是多少？90g，干脆用100g加蜂蜜两三勺，要隔水炖服，效果好。吃了以后癫痫发作次数减少一半。还有一些精神病院，你就用这个方子，患者一躁急就发狂、发癫，要打人的，登高而歌，弃衣而走，用这个方子一下去，不说根治吧，起码好个几成是没问题的，又不用花太多的钱。所以中医就是这样好。它有的时候虽然不能根治疾病，但可以让病痛减轻。不一定治愈，但能够好转。所以，民间中医啊，真的是很好的人类助手，健康保护神。

《张氏医通》里讲到夏枯草的神奇作用，那些读书人经常看蝇头小字，看得眼珠子发痛，眼珠子都快没油了。这时，用夏枯草30g，香附（童便浸）60g，炙甘草9g，为末，每服

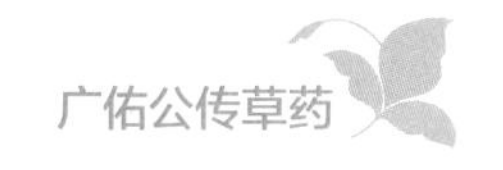

12g，茶水调下，每日三次，此为夏枯草散。服用以后，肝阴得养，目暗会生光辉，肝阳亢得平，心情就会开朗。《神农本草经》记载，夏枯草可以散结气，破瘰疬，治头疮脚肿。

有些妇女乳腺容易增生，动完手术还增生，中医称之为乳痈、乳结节。有没有预防之法？只需要按照《本草汇言》上面讲的，夏枯草、蒲公英各30～50g，水酒各半煎服，过一阵子，疮的根都给拔除掉了。但要忌久劳，忌黏腻、鱼腥、辛辣的东西。中医的忌嘴文化很重要，不忌嘴，就忙坏大夫腿。

为了防止寒凉药易伤胃，但身体又长包块，当你用夏枯草的时候，别忘了加点党参、白术、茯苓、甘草，这叫四君子汤保胃气。有些人说，身体长包块，不敢吃凉的东西，那你四君子汤加点夏枯草 ，就可以防止虚不受补，也可以防止寒伤胃。

《现代实用中草药》记载，夏枯草不独为清热药，也为利尿药。也就是说，它可以当翅尖草使用。这点许多人低估了夏枯草，不知道它能够导周身之热从膀胱出，这点作用非凡呐！

《圣惠方》记载，夏枯草治血崩，就是打成粉末，每次用米汤调一勺服用，崩漏都会好。

关于夏枯草有太多神奇之效了，大家要多去参考古书，包括当今各种医学杂志的报道。我的老师跟我讲，古书要常看，医学报纸也别忘了，这些现代医学杂志也要多订。就是从“必读昔贤之书，参考近人之说”的《医家座右铭》里来的。大家只要不离经典，不离临床，就会不断有源头活水，生生不息。

66. 枳实 / 枳壳

枳实，橘科植物。凡柑橘科的植物，气味芳香能够行气。枳实的特点就是比较霸道，它能够破开气，而且呢，它还能够下坠。所以一个人气恼上冲，“宽中下气”四个字，枳实的作用全现。一味枳实，即下气汤也！

广州一位高血压病人，他一激动就上头、脸色发红，然后他家里有枳实、枳壳，抓一把来煮水，喝下去后放几个屁，这个气就下去，血压也稳定，这是他的一个小经验。家里有气恼、血压高的老人，平时就适合喝一些枳实、枳壳茶。

《药性赋》讲：“宽中下气，枳壳缓而枳实速也。”枳实比较霸气，枳壳就会比较和缓。一般接近成熟的果实就是枳壳，未成熟的幼果叫枳实，未成熟的像小青年一样比较着急，成熟以后就比较老成老道。

枳壳的作用还能够消痞。什么叫做痞？老觉得心中有团气散不了。高村有一位妇女，她去医院做检查，查不出什么，但是她觉得胸中有碗口大的东西堵在那里，非常不舒服。我说用四逆散加桔梗、枳壳，“膈上不宽加枳桔”，枳壳跟桔梗。一

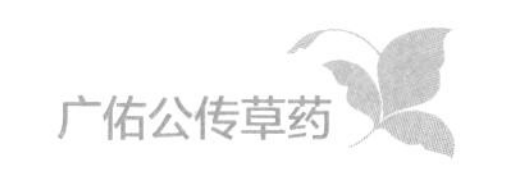

剂药三块钱不到，吃完三剂药全好！此法可复制，屡用屡效！

所以，凡是有人觉得胸中有痰气堵在那里，拍片检查不出问题，又散不了，那就是痞气，要么就是吃东西太着急撞到，要么就是思虑过度、思则气结，要么就是吃凉饮受冻、受凉，要么就是七情动摇，总之用四逆散加桔梗、枳实各10g，疏肝顺气，百用百效、非常管用！所以现在很多人动不动无事常生闷气，就这个方子，一生气胸中就堵，这个方子还可以防治一些冠心病！因此噘嘴堵气人群适合！

珍子围村就有这样一个老爷子，心脏绞痛、嘴唇乌暗，在路上碰到我，问有没有什么保健的方药？我让他试试温胆汤，温胆汤其实就是二陈汤加上枳实、竹茹两味药各10g，结果他拿着不到三块钱一剂的汤方，吃了半个月以后，胸中堵闷消失、绞痛没有了、嘴唇乌暗转红润，他说这个方救了他的命！

所以，我们平时赠人一方，功德无量。

枳实还可以治疗腹胀。肚腹莫名其妙胀满，用枳实、芍药各15g，水煎服，一剂即愈。

枳实对于胁肋胀满效果也好，不过它得和香附联用，枳实、香附各15g，专治胁肋胀满。

枳实还有一个重要的作用，对于脱肛、胃下垂、子宫脱垂等症状，这时用补中益气汤加枳实15g，一剂见效！上车村有这样一个老人，他的肛门老是要脱下来，我给他开补中益气汤加枳实30g，一剂就好。服完三剂，现在几年了都没有发作

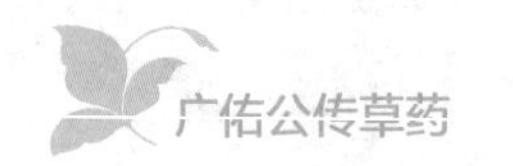

过。他说，这中医中药管用，所以他在亭台坐的时候，见我过去都会站起来，和我打招呼，向我问好。

关于枳实还有很多奇效，要多读古人之书，还要参考近人之说，每一味药有很多新用，叫发微。

枳实的功用是破气消积，化痰除痞，身体有些积滞、食积、胃口不好，用枳实来泡茶，身体血管有些痰痈，消化不了，你用四物汤加枳实，它就可以清除血管痰痈，防止动脉血管硬化。

现在研究发现，枳实可以提高心脏功能，原来它可以排心脏废气，它下气，下的就是那些废气、浊气，浊气一旦下降，心脏就会吸进新的新鲜空气，所以服用枳实以后，心肌力量会增强。用桂枝汤加枳实，这个心脏会跳得更稳定有力。

还有枳实有助于排尿，普通人认为车前子、石韦才是利尿的。不知道枳实也能利尿消肿。曾经有一个老人，下半身红肿，尿不利，吃了很多车前草，结果呢还是肿。后来，我建议他用补中益气汤加枳实30g，他说尿量增大一倍，第三天，肿就完全退了。

枳实可以促进身体排水，因为气行则水行，气滞则水停。枳实就像打气筒，下气，一下去，屁会出，屎尿也会出，所以它会加强排泄功能。这个作用余浩老师也非常赞赏，常拿来用。

还有，有些常见的脱肛，直接用枳实30g、甘草10g煮水，吃了都管用。子宫脱垂，枳实20g、黄芪10g、土茯苓10g，吃了也管用。有些人家里常会碰到一些三姑六婆，七亲八戚的，一生气吵架了就胸闷作痛，家里只需要将枳实打好粉装在管里，哪个人唉声叹气、骂骂咧咧，一肚子都是不平的，你给他枳实，就把气给平了。给他包上两包，用米汤送服。吃完以后，非常管用。因为米汤能够养胃，枳实又能够破气，枳实就消，米汤就补，连补带消。吃完以后乐哈哈问，你那什么东西比人参还管用？有些人吃人参有副作用，吃了以后上火、牙痛、激动，赶紧找枳实粉，弄一小撮，拿米汤水送服，放几个屁，补益就下去了，就补到肾里头去了。

所以有些肠胃无力、消化困难的，很简单，也是弄一小勺枳实粉吃下去，他的肠、肚子会打转，那些积气会排出来。因此，学会一味枳实散，真的很适合走遍天下。一味枳实打成的粉剂，治疗时代病，因为十有八九的人都容易着急、动气、发怒。真正心平气和的人，世间稀有，如凤毛麟角。所以，用枳实可以辅助人降服性气，但是借助药物还是治标，靠自己心性修养跟觉悟才能医本。

所以大承气汤里治疗便秘、肠道梗阻就用枳实，大家就知道它疏通、破结、泻下、推陈出新的作用。一般枳壳偏于利胸膈，枳实偏于利肠胃。所以要治胸膈闷就用枳壳，要治肠胃堵，你就用枳实。枳壳的话，力比较轻，适合老幼妇孺，它破气不会那么厉害。枳实就比较猛，它行气带破气，非常有魄力，像年轻的干部，但易伤胃！因此要下气，可重用枳壳！

枳实这味药，它助消化的时候还可以防止人参、黄芪补益

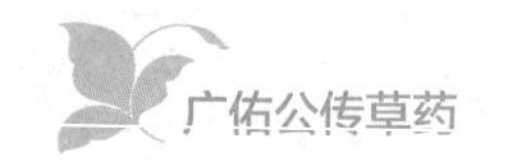

过度，所以你用人参、黄芪怕虚不受补，加点枳实，它就可以补进了。如果一个人肚腹痛，枳实配大腹皮各10g；胁肋痛，枳实配木香、郁金各10g；肠绞痛，枳实配白芍各10g；胆囊痛，枳实配柴胡各10g；胃痛，枳实配苍术各10g；周身都痛，枳实配元胡、桃仁各10g。气行血畅，则不痛。《神农本草经》还讲，枳实可以主风邪在皮肤，如虫行苦痒，痒得非常辛苦。所以用玉屏风散加枳实，痒就会减轻。

毕竟枳实破气，所以孕妇要慎用。总之，对于当今时代，饮食丰富，大鱼大肉，暴饮暴食，枳实打粉的用处还是相当大的。它的下气不单是下高血压之气，高血糖、高胆固醇、高尿酸、肥胖、各种血液黏稠它都管用。所以枳实真的是医家好帮手，既便宜又有效果，而且还很适应这个时代。一个医家，如果不懂得用枳实的话，真的不是一个称职的医家。这年代，多少人为情志所恼，为情所困，被自己的暴脾气牵着走，而枳实就是降服怒则气上的一味良药。

怒则气上起百病，一味枳实治之。一味枳实能够宽宽地让中焦打开，让气像下水道冲马桶一样降下去。所以当觉得心胸不开，心有千千结，赶紧第一时间用枳实，将来就不会引起恶变。七情不郁，何疾之有！古人一首大气汤，治人间嗔恨怒烦恼。一方走天下，并非虚话！

67. 抹草

抹草，又叫仙草。仙能治鬼，能够驱邪，仙就是神通广大，就是仙气缭绕，仙风道骨。而什么样的草可以被称为仙草呢？这种草在五经富许多家里都种的有，少年宫雅乐轩旁边就有好几棵，当地人称之为驱邪草。只要有了抹草跟茅根两样绑在一起，挂在门上就能驱邪。还有在五经富，凡是要开工大吉、建房、建墓地、进新宅、入祠堂、拜门神等等重要的场合，大家都会先用抹草跟茅根打成团放在水里，把水洒向各个方位，就代表驱邪扶正，祈福迎祥，这是五经富的传统礼仪。还有边洒水，边说吉祥语。

那抹草，它的药用功效有哪些？

它首先是治关节痛的良药，关节痛，用抹草一把，酒水各半，炖服。一般劳伤、拉伤、练伤、损伤，局部疼痛就会好。所以有些人开车撞伤了，嫌三七粉贵，那也不用三七粉，家乡有抹草，剪几枝来，放在水里，再放一半的酒，隔着水去炖，炖完以后把那个汤水一喝，局部的瘀血就会化掉、通掉。它叫作抹去病邪之草。像擦桌子一样把污垢抹掉。因此抹草，它有清热解毒、活血化瘀、祛风除湿的作用。

有一个渔农，他经常要割草，一次被那个镰刀割伤以后，局部落下疤痕疼痛，刮风下雨就痛，好不了。后来就是用抹

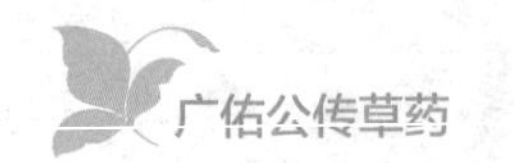

草，水酒各半炖服，局部疼痛就消失掉。所以老年人莫名其妙局部疼痛的，抹草酒就很管用，它就是农村最常用到的关节疼痛酒，颈肩腰腿痛都管用。

抹草对于小儿疳积效果也不错，用抹草10～30g，跟瘦肉一起炖汤，喝汤有助于消化疳积，这是民间经验。抹草对于扁桃体的肿热效果也挺不错的，但是要选择它的根部，抹草的根部专门治各种淋巴结发炎肿大。它能清热解毒，消痈散结，直接用它的根部打成粉，咽喉痛的时候，用那个粉来调水服用。

抹草对一般的感冒发热也管用，感冒发热头晕痛，抹草煮水。抹草叫仙草，它能救命、治疗毒蛇咬伤，抹草单味药，它的根部30～50g水煎服，或者捣烂以后榨出汁来就能够解毒。碰到一些严重的癌症，五经富有一例胆囊癌病人，堵塞了，手术都做不了，他就用抹草的根部榨出汁来，或者直接煮水喝。喝了以后晚上就不痛，带病延年。抹草的根部解蛇毒，它也解癌症之毒，所以癌症的剧痛，用抹草的根部很有用。

常人认为驱邪的是艾叶、菖蒲，这是端午常用的。四季驱邪的是抹草、柳枝、茅根，还有桃枝。

而在岭南地带，最广泛使用的还是抹草跟茅草。如果有些人外出不慎撞邪，精神失常，莫名其妙。你就用这两种草煮水来喝，它有驱邪定魂之效。还有用这两种草泡水去撒身体，或者用药浴煮水来洗澡，要加半勺的酒，总之多管齐下，民间一些莫名其妙之症，也就会好。抹草对于身体长的肿疮居然很管

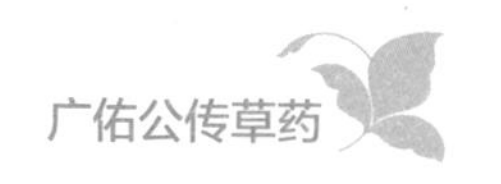

用，它有一定的芳香之气。芳香能开窍，所以孩子逢到节气容易感冒，可以用抹草、茅草煮水沐浴。平时容易得皮肤病的，用抹草、茅草煮水洗澡以后皮肤病发作次数会减少。

抹草，它也是治高血压的良药，把抹草跟鬼针草两味药一起煮水可以降血压。抹草捣烂了外敷，局部的无名肿毒都会退。脚上长很多湿疹不要紧，找上抹草、艾叶煮水泡脚，湿疹就会好。

某些地区建造房子上梁的时候，师傅会含一口井水，加上一些茅草跟抹草。这样的话，做一些重体力活据说就不会犯到煞气，可保自身平安。还有一些家庭把抹草跟茅草打成团挂在门口上方，可以做辟邪之用。

抹草在民间被称为怪药。大家也不管抹草是不是真的能够驱邪除秽，总之抹草煮水沐浴，身上就会少螨虫，少邪毒，少湿气。一位病人，他头晕，晚上发出怪叫，医生也诊断不出什么，民间就用抹草捣烂了擦头部，然后，再煮水服用，结果就好了。所以有人说，中医稀里糊涂治好病，其实只要能够治好病，这种方法又便宜，随处可见，随手可得，这样的话就不用去在意它为什么能好。

所以抹草是草药世界里少有的充满神秘力量的草，是沟通仙魔的草，驱散恶疾的草。以前很多病的原因大家找不出，就把它归结为邪秽恶毒。其实抹草它一方面能够解毒，一方面疗疮，一方面呢，又能祛风湿。因此在岭南地区，广东、广西，容易有瘴气，这时用抹草煮出来的水拿来洗澡确实有好处。

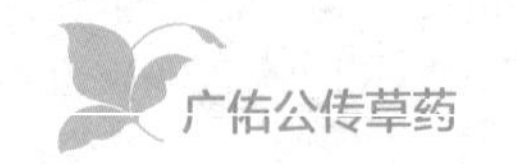

有些人犯了一些事情，进到监狱蹲了一段时间，很晦气，他出来以后回到家里，家里人就会准备抹草给他煮水沐浴。

还有人生病住在医院，回家的时候，家人也会准备抹草给他洗澡，然后呢，从此跟晦气疾病说再见。

还有人出门在外，他要到新地方去，口袋里会带点抹草，家里老人就会说，这样会一路顺风，脚踏四方，方方大吉昌。还有女孩子出嫁的时候要跨火盆，盆中也会放抹草，驱百邪化吉祥，风风火火，十分兴旺。而且抹草烧出来的灰，也有很大作用，也是去一切晦气。

抹草另一个学名叫防风草，风为百病之长，解除了风邪，就解除了百疾。它独特的芳香气味就是一股正气。所以家庭前后长有一两株抹草，村人一般不拔它，说留着将来有的用，这叫闲时草急时用。

如果一个人住的房间比较阴沉，那么每个月定时用艾叶抹草煮水洗澡，或者做成艾叶抹草条去熏，会减少很多乌霉恶浊。还有，你要回到老家长期没人住的地方，用抹草点火熏一熏，人住进去会更健康。

还有一些久病卧床的人，偶尔用抹草冲热开水来擦身体头面，居然病会减轻。还有人家里老是鸡犬不宁，用抹草煮水来洒到家各个地方，可以净化家庭气场。甚至有些人，在老容易出事故的地段，将抹草撒在那里，据说有恢复秩序的作用。

还有家中的孩子晚上容易闹夜。用抹草煮水洗澡有减轻的作用。一般家庭举行完葬礼以后，买几十包抹草煮水洗澡，可

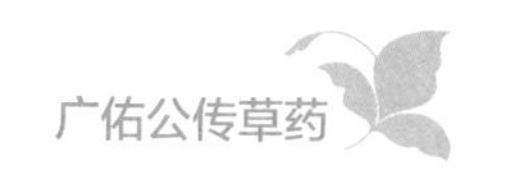

以驱散丧气。有些人常去医院、墓地会感到不舒服，这时呢，就用抹草放口袋或者带身上，或者煮水来洗澡，也能够减少不愉快。

还有，外出旅游的话，有些人回到家里心慌慌，或者有鬼压床的感觉，这时呢，用艾叶抹草熏床，煮水洗澡，这些症状都会减轻，因此人们称抹草为怪草、仙草、旺草，乃驱邪辟煞之圣草。

抹草的功用还很多，总的来讲，不离《药性备要》中记载的消风散热，止痛去疮。那些蜂蛇蝎咬伤的话，抹草也可以治。方法就是直接用抹草一到二两，水炖服，药渣就可以跟米汤水一起捣烂外敷。

关于抹草有很多精彩之处，大家一起深入去研究，它被誉为家常辟邪之草，必定有它独到之处。

68. 百合

百合，顾名思义像蒜那样有一百瓣合在一处，百种焦虑，得此而合！《伤寒论》推此药为治焦躁神药！它像人体的肺液一样，它充满了凉润的津液，所以它可以滋阴润燥。

曾经工地里有一位砌墙师傅，莫名其妙干咳，没办法工作。包工头就说，他见过这种情况，就是咽干口燥，是燥咳，叫他先不要抽烟了，买点百合水煎服，一次30～50g，煎好了兑点蜂蜜，吃三次就好，又能够工作了。从此燥咳也没有再犯过，所以这是一个工地里传出来的方子百合蜜汤，专门主治由于津液亏虚导致的干燥咳嗽，咳得好像肺叶要裂开一样。

百合还是治疗音声嘶哑的良药。如果能找到新鲜的百合，效果更好。菜市场能买到新鲜百合，但凡孩子在学校朗诵、演讲、唱歌，声音嘶哑，或者军训时吼叫，声音嘶哑，这是教官传的一个方子。这些海军陆战队的战友们训练过程中训练过度导致咽喉嘶哑，声音都发不出，就到市场买一批百合来煮水。新鲜的百合，再加一点点蜂蜜，喝两三天声音又恢复了，所以对于咽干口燥，音声嘶哑，百合蜜汤管用。

还有秋天干燥得烦躁，睡不着觉，百合鸡蛋汤效果特好，将鸡蛋打到汤里和百合一起隔水炖，就可以直接服用，那种烦躁焦虑感会消失。所以现代人治疗轻度的抑郁焦虑，就用百合蛋汤。

百合对于干燥症，效果是很好的，因为它能润肺。肺主皮毛，因此秋冬天有些老人皮肤裂开来，赶紧用山药百合汤，山药50g、百合30g煮水，还可以放点雪梨。

吃完以后这个皮肤立马觉得润了，不那么容易裂了，这是山里一个老农的经验。他七十多岁，发现走路容易滑，他说以前年少的时候都不会，那脚有吸力，脚有这个黏汁。

他说人老如树老，会渐渐干枯，他就用山里的蜂蜜跟百合，还有山里挖的山药一起煮水，三样吃完以后，这个皮肤干

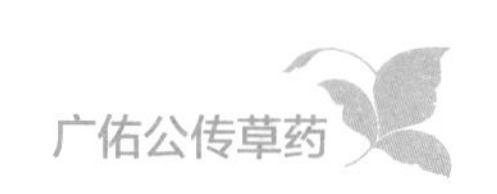

燥感大为减退，他说眼睛都比较有水，就是目珠得润。走路也没有那种打滑的现象了。可见百合润肺，肺主治节，身体的关节也会得到滋润。

百合也是治老人便秘很好的药。广州有一个退役的军人，他得了顽固性便秘，后来好了，一问他什么方子，他说就是百合配肉苁蓉，他说这两个是他自己看药书看来的，既平和又不伤人，就用砂锅煲点百合肉苁蓉汤。吃了润肺，润肠，润肾，润五脏六腑，吃完以后，本来要四五天一次大便的，现在每一两天一次。

在中药里有一个百合固金汤（注：原方剂量），人体金就是肺，固若金汤，就是那个肺很坚固。因此抽烟、喝酒、熬夜，咳出血丝来，百合固金汤，用原方水煎服。

现在城市里头很多人那个金都不固了。就是肺虚，为什么？

空气污染、汽车污染、工业污染、环境污染，那肺很辛苦。那就偶尔抓两剂百合固金汤来吃，它全部是一派养阴之品，像百合、麦冬、玄参、地黄、当归、桔梗、贝母，全部都是一派健康的补养之药，在以前是京城贵妃服用的，她们服用以后，这个肺就会更润，然后肌肤更好，它是养颜汤，后世把它应用治咳嗽的领域里，简直就是小用了它的功效。如果金得到了固，那么关节会好，鼻子会好，音声会好，皮肤会好，不单是肺呼吸会好，固金就是固整个呼吸系统。

所以中老年人秋冬养阴嘛，有些人说秋冬进补吃什么好

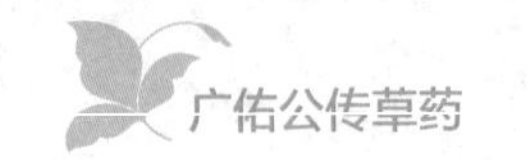

呢？来两剂百合固金汤，肺固的好了，它就金生水，肾就好。这百合固金汤一剂就相当于一把冬虫夏草。冬虫夏草使金水相生，有人说买冬虫夏草太贵了，买不起，可以抓一剂百合固金汤来。

我曾经碰到山里的一个穷苦人家，他常年喜欢抽烟，结果肺咳血，检出来肺结核晚期，怎么办呢？保守治疗。然后我说医生叫你吃一些虫草等等的，太昂贵了，你买不起不要紧，你买百合固金汤。每味药10g左右煎水服用，那就是代虫草方。他吃完以后，一直到八十多岁，身体都好好的。他说隔一阵子就抓几剂来吃，就能养肺润肺，人就不干燥。他觉得这东西非常对他的身体。

《药典》上讲，百合能够润肺止咳，宁心安神。所以对于神经衰弱，心烦不安的人，可以用百合。中医认为诸气膹郁，皆属于肺。一个人气恼恼的，说明要润肺了，如果肺很滋润，谁还会去发火？一个人身体津液很足的时候，就不容易烦。

所以你碰到一些人，容易发火，泻火没有用。你要滋阴，肺就是天，百合固金汤，就是由天行云雨，滋润甘露，下降于地，万物合调，草木滋生。中医用的就是这个象。如果用百合懂得这个象的话，基本上一切阴虚火旺，干燥焦虑者皆可用之。那基本上这个方就不会被定义在咳嗽法门里，它的功用就出去了。

现在很多名方就是被自我阉割，限制了它的功用，出不了它的小圈子，所以我们要古方新用，古方广用，古方多用。这

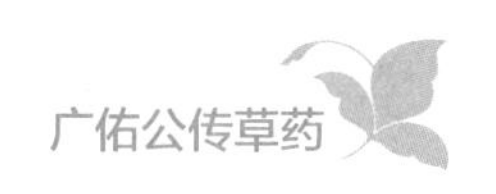

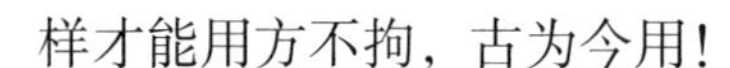
样才能用方不拘，古为今用!

69. 马齿苋

马齿苋有些人不懂，但是你跟五经富人讲老鼠耳就懂了，它的叶子像老鼠的耳朵，是马齿苋的别名。它最大的特点就是，治疗肠道的痈脓。它的味道是酸淡的，酸涩收敛涤污脓，它能够洗涤肠道，痈毒败降，所以一味马齿苋就是治痈脓妙药。

有一个肠道肿瘤的病人，他不想动手术，寻到民间医生，民间医生跟他说，可以适服马齿苋几个月，他就把马齿苋当菜来吃，吃了三个月以后检查肠道里痈脓没有了。

因此许多中医药大学的教授都推崇马齿苋食疗法，专治疗从头到脚的痈疮肿毒。

北京有一位痔疮的病人，医生也说要做手术，但是他听草医说，专用马齿苋可以治疗痔疮，便用一味马齿苋煮水服用，当做菜来吃，吃了有半个月痔疮就瘪了，因为马齿苋可凉血，解毒消肿，吃完以后血脉本来偾张的就会变收敛，那个囊肿本来暴怒的就会瘪掉，所以它是囊肿、包块、痔疮的克星。

马齿苋叫老鼠耳，它治疗急性中耳炎，耳朵里脓肿，一味老鼠耳煮水，或者搅汁加点蜂蜜就吃下去，那些血热会变得

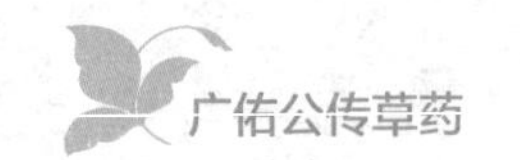

清，炎症就会降。但凡中药世界里带酸、带苦的药，都有降火消炎之效，马齿苋酸淡，它降火之余还能够利尿，所以吃完以后尿变通畅，通畅以后这个炎症就消了。就像这个高温的机床，要通过水去降温，而马齿苋就是利小便而退热消肿。

马齿苋又专治急性扁桃体发炎，就是直接榨汁加蜂蜜服用。它也可治疗肺结核身体发热，也是榨汁加蜂蜜服用。它还治疗咳吐血，一味马齿苋捣烂了榨汁加点冰糖，可以治疗肺部出血。它的梗是红的，色红入血，还有皮肤长一些莫名其妙的疮痈，马齿苋捣烂了加点红糖下去，贴敷，那疮痈会脱掉。

马齿苋也是治疗各种痢疾的神药，拉肚子，肛门受热，一味马齿苋水煎服，服用，单方治疗热痢，效果如神。

马齿苋是可以当做蔬菜来服用，在城市里人很容易急躁、焦虑、发热，马齿苋就是清凉药。它是野生菜，有人称它为长命草，为什么呢？一是它富含维生素、矿物质丰富，第二它能让头脑发热的人变冷静，所以你觉得最近面红耳赤、头脑发热、火气上头，马齿苋作为食材，它酸能够软肝，让肝变柔软，淡能够利尿，让毒从小便走，就吃马齿苋，身上就不会有炎症。所以有些肾炎肝炎的病人，把马齿苋当做菜肴来凉拌吃，不经意间病就好了。

马齿苋还可以消融身上脂肪减肥，一个脂肪肝的病人，靠吃马齿苋三个月，每餐七分饱，结果脂肪肝就好了。马齿苋还可以降血糖，有报道糖尿病病人，只要注重七分饱、日行七公里，将马齿苋当做凉拌菜吃，血糖能够稳定降下来。

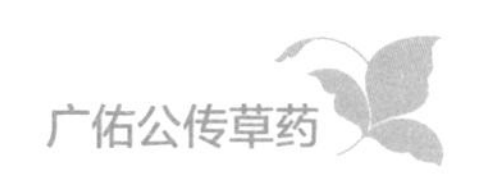

马齿苋治牙痛也不错，将马齿苋榨出汁来，含在嘴里，就能止痛。马齿苋对于皮肤瘙痒、癣疾，效果也特好，就是马齿苋榨汁加点酒，叫马齿酒，直接擦瘙痒处，止痒止痛，那些癣疾都会脱落掉。这是一味草药之妙，这些经验都在各种祖传方术以及现在报道之中。

马齿苋又叫五行草，它的根茎叶花果都不同颜色，根白、茎是红的、叶是青的、花是黄的、籽是黑的，所以有五行草之美称。某些地方一些草医就专采马齿苋，晒干以后放在药架上，平时让人家来求，但凡小孩子疳积、带状疱疹、无名肿毒、疮痈便血、膀胱炎、尿道炎，一把马齿苋煮水，吃了就退，所以它是广谱的抗病消炎药，而且它是野菜，可以吃，也可以种植。

那些烫火伤也是马齿苋捣烂直接敷下去，烫伤就好了。孩子不爱吃饭，马齿苋榨出汁来，适当地服一点，可以消疳积。还有妇女乳腺炎、乳腺增生，马齿苋50～100g煮水，加一些红糖服用炎症也会退。

还有一种可怕的丹毒，痛得不得了，诸痛痒疮皆属于心，心火旺，新鲜的马齿苋，按斤来煮水服用，疮毒都会败掉，它可以打败疮毒，所以说马齿苋能败疮痈、丹毒。或者直接新鲜捣烂，外敷在患处，效果也好，还有在外面被蛇虫、黄蜂叮伤，马齿苋捣烂敷患处，就能够镇痛。

马齿苋味酸，所以又叫酸味草，它既像马的牙齿也像老鼠耳朵。在《四川中草药志》里记载：一味马齿苋30g、百部10g

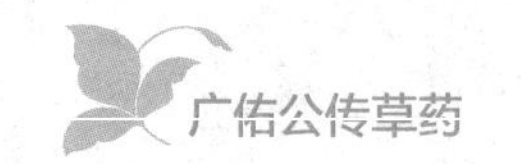

水煎服，加点白糖，小孩子百日咳老咳不好，一方解决。还有《福建药物志》记载：马齿苋45g，葫芦茶、鬼针草各15g煮水，专治各种肺结核。还有小便出血，新鲜马齿苋跟莲藕一起绞出汁来，服上一两杯，小便出血也会退。还有黄疸，在《食物中药验方》讲：黄疸，将新鲜的马齿苋绞出汁来，兑点开水服用，身上黄水会成为小便沥出。这都是很简易有效的民间好方子。谁敢忽略它呢？

田间地头随处可见的马齿苋，对它的保健作用人们却知道的不多，这是天赐良药，真的不能错过。识得马齿苋，家中就能少上医院，很多炎症火气，让你提前就解决。

马齿苋也专治熬夜后眼睛发红，这是肝火上炎，直接一味马齿苋，总之你能吃掉它，或者水煮，或者榨汁，加工饮，吃下去眼珠子红就退掉了。

马齿苋也可以治急性前列腺发炎，一味马齿苋榨出汁来加点白糖，喝下去，一次喝个一两杯，前列腺发炎、尿痛，居然就好了。现在美国人也非常喜欢这个功用。

马齿苋对肠道息肉、人体内脏里头一些包块，属于热性症的，效果特别好。它可以说是中药里的排毒草，是老百姓治病之宝。也是防治癌症肿瘤，延长人寿命的草药，因此被尊称为长寿草。

现在许多护肤品里头都争相加入马齿苋，这些护肤品大受欢迎。因为马齿苋不单清热解毒消炎、凉血，还能够化瘀，也就是说，身上有一些瘀斑它都管用。有些更年期妇女脸上长瘀

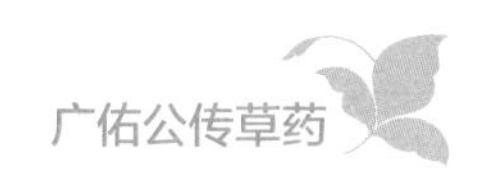

斑用马齿苋捣烂如泥，敷下去瘀斑就没了，或者榨出汁来服用，晚上也好睡，瘀斑也能退。

马齿苋对溃疡效果也不错，身上长一些溃疡，将马齿苋捣烂敷下去，或者服食。马齿苋居然可以解决肺部的污垢，它酸可以洗涤肺，因此在城市污染重的地方，你每个月吃一两次马齿苋，肺部的脏垢会像抹布擦桌子一样，擦干净。现代研究称马齿苋含有胡萝卜素，可以促进脏腑里溃疡的修复，因此有些病人治疗幽门螺杆菌引起的胃炎，加马齿苋10～20g，修复得更快，所以马齿苋有天然抗生素、天然护肤品、天然愈合剂之美称。马齿苋可凉拌、可煮粥、可榨汁、可包饺子、可煎汤，食用方法非常多，唯独孕妇要禁吃，毕竟它通利，它跟鳖甲也不要放在一起吃，还有身体肠道比较凉的要少吃。《黔南本草》讲马齿苋治多年恶疮，捣烂外敷恶疮能平。《本草纲目》讲马齿苋散血消肿。有些病人常年肛门痔疮，马齿苋捣烂敷肛门，痔疮痛三次即解决，这是真管用的外治药。马齿苋也是很好的退热药，有些人夏天很容易怕热，马齿苋煮水服用了夏天就没那么怕热。

马齿苋还可以缓解皮肤皲裂粗糙，有些人秋冬天皮肤干燥脱皮粗糙开裂，马齿苋打成粉加点凡士林，涂抹患处，结果呢一个冬天皮肤都好，从此跟这些裂缝说再见。总之马齿苋太多好的功效了，好药值得继续深入探索！

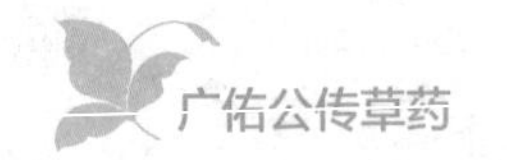

70. 芹菜

芹菜又名香芹，菜市场都有的卖，有些人在质疑中医的时候，却想不到中医就用瓜果蔬菜治好了病。

譬如，一例高血压的病人，常年头胀痛目花，当他听人家说芹菜能降压，便每天买新鲜的芹菜嚼出汁来服用，一次小半碗。奇怪，自从服用以后，血压稳定，头也不晕胀，眼珠子恢复了光明，他是连续吃了三个月。

关于这种用果菜治病有效的，专门有一本《果菜治病秘方》，时常在寺庙可以看得到。我们以前常到名山古寺去游览，在藏经阁以及经书流通处，经常会看到《华佗果菜秘方》《果菜治病养生》等等的，这些不要钱的流通书籍，居然是无价之宝。

有一个秘方专门治妇女的尿血，就是新鲜的芹菜榨汁，加点蜂蜜服用。还有呢，治疗咽喉痛，用芹菜跟马齿苋榨汁服用。所以芹菜又叫药芹，它既可以做菜，也可以做药，它可降压利尿，凉血止血。如果最近觉得焦虑，工作压力大，头晕胀痛难耐，不妨到菜市场买上好的芹菜一把，切碎放在豆浆机里榨出一杯汁来服用，然后快快乐乐睡个觉，起来头脑压力就减轻了。

还有，芹菜可以治疗热射病，就是高温高热操作，导致人压力很大，心胸快要炸了，这时呢，小便也会热、涩、痛，就像摩托车开久又不熄火，火烟筒就会发烫，现在很多痔疮的病人就是这个原因。只要芹菜榨汁服用，这些五脏之火退，六腑之热熄，则疮平心静。所以好多痔疮病人问要怎么办，其实定期榨一些芹菜汁来吃，降压，当肝脏、心脏的压力降了，肠道就不会火热，就像摩托车知道休息，火烟筒就不会烧坏。火烟筒会烧坏，绝不是火烟筒的问题，而是发动机长期运转的问题。同样，痔疮发热出血，绝对不是痔疮的问题，而是五脏有数热，排泄不顺畅，不能及时排泄的问题才聚成疮。这时呢，只需要用芹菜熄肝火，降心火，退五脏之热则疮平痈消，所以芹菜被誉为是防癌抗肿瘤的要药。因为人体五脏之火清降以后，六腑的一些包块自动就瘪了，无火它怎么能生疮，无郁它怎么会长瘤，芹菜能减郁降火，就是防瘤抗肿的妙药啊。关键要第一时间去服用，而且要作为食疗，坚持服用一段时间，不能三天打鱼，两天晒网。而且最好是家中自己种的香芹，用土肥种的，而不是化肥，农药喂养出来的。

为什么我对芹菜信心满满。因为我知道普通菜市场买的芹菜跟山里种的天壤之别。同样是人，为什么《弟子规》讲："同是人，类不齐，流俗众，仁者希。"都是人，但不一定有每个都有仁心，同样有仁心，但不一定有仁心呢，可以光披日月。所以同样的芹菜，你在大城市天台种的，大棚种的，跟五经富种的没得比。在五经富平原种的，跟那个观音坐莲大洋山上种的没得比。那山上黄泥地种的，浇农家土肥的，那个芹菜

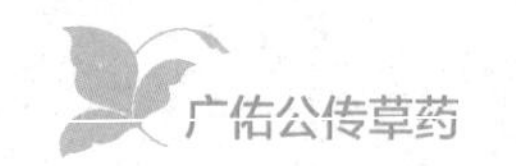

味，一把可以将整个房间搞得香喷喷。它进到人体，整个五脏六腑都是气血通行的。所以真要将中医发扬好，必须要有匠人精神，要择道地用匠品，种匠心道地之药材。

所以当大家知道芹菜凉血止血、降压利尿的时候，现代所有的“三高”、火气大、热症、肿瘤、脉上越、焦虑、睡不着觉、躁烦、精神异常，还有炎症，一味芹菜通通能降。至于降多少，就看服食的方法，还有养生的配合以及选择芹菜的品种。

所以，未来中医要发展，它的切入点很多，将药材品质提高，无疑是一条不败之路。现在民间就利用芹菜这一特点，制造出一些降压的药剂，大受欢迎。

芹菜原产于地中海沿岸沼泽地带，现世界各国普遍栽培，经过不断地驯化培育，五经富本土的中国芹菜已经世界闻名。

现在科学研究，芹菜不但营养丰富，富含维生素，可食用，也可以做药用。它芳香可以开胃，它甘凉可以降火，它淡渗能够清胃洗涤痰。因此，有些中老年人哮喘老容易多痰，服用芹菜汁可稀释痰涎使其易于排出。因此有些面汤店，他一碗汤抓一把芹菜进去，本来胃口不太好的，一入口即化，开胃。

芹菜还可以利口齿，爽咽喉。以前在宫廷里这可是不可缺少的。口臭的人，咽喉沙哑的人，可以多服食芹菜。它清肝明目，降压凉血，对于快节奏生活的人群来说，它就是放松药，可增进食欲，促进血液循环。

芳香能开胃，芳香也能行气，气能令血液加快流动，所以它可以醒脑提神，活血化瘀。芹菜还可以消除脂肪肝，因此脂肪肝的病人坚持吃一段芹菜汁以后，会不同程度减轻，甚至根治，但要戒暴饮暴食。芹菜还可以防止动脉粥样硬化，减轻痛风症状，所以痛风病人服用芹菜汁，症状会变轻。还有肌肉痉挛的人，服用芹菜汁有松解肌肉的作用，特别好。还有老年人大便干燥，吃点芹菜可以润肠通便。芹菜汁水有镇静安神作用。那个老鼠亢奋以后，注射芹菜汁后，发现有不同程度安定情绪、消除烦躁的作用。所以对于都市抑郁症，芹菜汁是很好的一种选择。芹菜可以利尿消肿，身体容易肿胀的人是湿气过重，芹菜汁有减轻的作用。那些肝火过旺的人口苦咽干，经常头痛失眠，服用芹菜汁，晚上就不会干燥，口干舌燥感会减轻，连糖尿病都会减轻，所以它是理想的绿色降压、消脂、平肝良药。芹菜还可以保胃醒酒，酒量过度的人，通过喝芹菜汁利尿降压，可以减轻肝肾损害。

芹菜还可以治疗胃热呕吐，所以有些人吃煎炸烧烤呕吐，喝点芹菜汁就减少呕吐。芹菜还可以美白护肤，延缓人体衰老。

许多人认为芹菜的杆好，而将叶丢掉，其实呢，叶的营养成分更足，杆叶都好。因此《本草推陈》讲到，芹菜治肝阳头痛，面红目赤，头重脚轻，步行飘摇等症。这完全就是上热下寒，脚虚无力，着急的征兆，非常适合现代亚健康人群。

在《卫生通讯》中讲到，芹菜润肺止咳，明目通鼻，醒脑健胃。

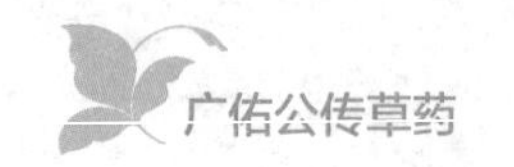

芹菜对生殖系统有正面影响，那些猪、鸟，鸡的饲料里加一些芹菜进去，生产蛋，生育生殖的速度会增快，量会变大，而且成功率增加。因此有些不孕不育的人，可以适当增加芹菜作为调味料。

芹菜是风味独特的蔬菜，它的药物作用就四个字：清肝利水。清肝让火气降，利水让人身体轻松。所以真是排毒养颜，缓解焦虑的宝贝。

在《吕氏春秋》讲到："菜之美者，有云梦之芹。"池泽边潮泥湿润之处生长的芹菜，那香味可以将天上的神仙都引下来。芹菜还有很多精彩之处，有待大家进一步去研究。

71. 荔枝

荔枝又名荔果，丹荔。

"一骑红尘妃子笑，无人知是荔枝来。"荔枝是岭南佳果，"日啖荔枝三百颗，不辞长作岭南人。"苏东坡的一句话让荔枝身家大涨。

荔枝，五经富人称之为一个荔枝三把火，它性温，味甘酸。它的果实可以充饥，益气补血，它的核可以理气散结。荔枝核专治阴囊肿大、有的小孩阴囊肿大，胀痛，用荔枝核10g，打成粉送服，单次肿胀就消退了。一味荔枝核是专治小

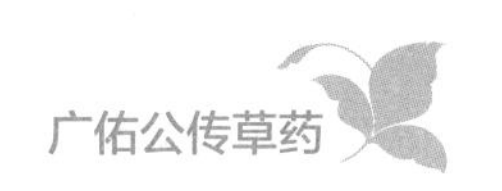

孩阴囊肿大胀痛的特效药。

还有老人疝气痛，用荔枝核、橘核、川楝子各10～15g煎水服用，疝气痛就会解除。因为中医认为这些都是行气药，凡行气药又是种子的，大多能走睾丸，原因就是以子通子，种子类药大多能够通子，子能生嘛。

有一个四川小伙子，他会阴穴疼痛，痛在下必用沉气之药，就用荔枝核、沉香各5g打粉，然后水送服，吃一次那个痛感就没掉了。所以对于久坐一族的下半身痛，生殖系统周围痛，就是荔枝核、沉香两味药效果特别好。

还有，荔枝肉也是药，肉能够补气，一个荔枝三把火，那个肉就是荔枝干。大家都听说过龙眼干，其实荔枝干其性更温，那些老年人，冬天老是喘喘喘，遇寒则喘，形寒饮冷伤肺，你只要给他点荔枝肉，炖服，吃了以后肺能耐寒且不喘。

大江村就一个九十多岁的老人，老是喘，那一年，荔枝大丰收，他就晒了很多荔枝干，也不知道为什么，就喜欢拿来煮水喝。那年吃了很多，竟然一个冬天没怎么喘过。所以他就说，荔枝干治了他的病，我在大江义诊的时候我就听到了，就将这个经验跟大家讲。

荔枝核还可以治疗盆腔积液，效果也不错。妇人盆腔积液、附件炎，男子鞘膜积液，荔枝核、小茴香各10g煎水，吃下去，下半身就气化，水液就消掉。气行则水行，气滞则水停。

还有妇女痛经，这个太好治了，荔枝核、香附各100g打成

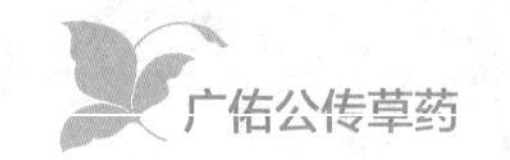

粉，然后每次能弄个5～6g，用酒送服，痛经就好了，这叫痛经散。荔枝核配合香附，香附是气病之总司，它是治疗所有气病的将帅，凡气病都要听它号令，它能号令肝行周身之气。荔枝核呢，专门走小腹。痛经就是小腹周围痛，荔枝核配香附，几乎通治血凝气滞的痛经，一旦加上酒调服，效果更佳。

还有，有些人病后体弱，拉肚子，身体很虚，各种补益都没效果。不要紧，荔枝的干果，叫荔枝干，跟大枣各一把煮水服用，甘甜益力生肌肉，能培土，拉肚子就好了。所以有些病人拉到脱肛了，荔枝干跟大枣煮水喝下去，代茶饮，喝着喝着，肛门上提上了，也不拉肚子，这叫培土能够治水，健脾可以止泻。

荔枝是常绿灌木，它跟龙眼、菠萝、香蕉一并称为南国四大果品。荔枝的香味很好，但不耐储藏。

一日色变，二日香变，三日味变，所以荔枝要趁新鲜吃。古代吃荔枝要快马加鞭。荔枝它的荔字是草字头三个力，说明是给力之品，它是中医里头的蒙牛，中医里头的红牛。荔枝的品种非常多。有些上品的更是珍贵难求，一共有十多个常见的品种，而桂味或者糯米糍的都是极佳的。

五经富人吃荔枝有好几种方法，而为了防止荔枝吃多上火，最好的办法就少吃。如果真的吃多了，你就喝点盐水，或者荔枝泡盐水喝。还有呢，吃完以后嚼一两块萝卜干，萝卜干下气，它就会通腹。吃过多荔枝会火气上头，用菊花茶、绿茶也有降火之效。

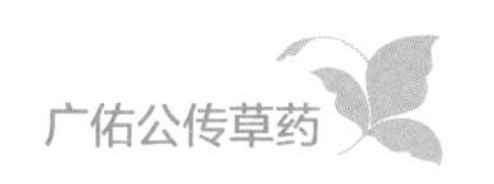

关于荔枝一直有其它巧妙之处，也存在于古籍跟我们的现代研究。总之，对于虚人来说，它真的是一样很好的补品。

72. 桑叶

桑树在新寨村有很多，曾经有一棵古桑树，有一个甲子的岁月了，但是因为建房子而被清掉了，很可惜。古人把家乡用桑梓来代称，因为桑树可以养蚕吐丝做衣服，梓树产生的产品可以做点灯之用，带来光明，所以桑梓就是家乡，代表温暖的地方！衣温灯暖！

桑树一身是宝，它生命力强，春天剪出枝条后随插随生，它的叶子叫桑叶，能够清肝明目。所以，你只要觉得最近眼睛发烫，热热的，发炎，直接用一味桑叶，跟紫菜一起煮也好，单独煮桑叶汤也好，喝了，眼睛就会觉得很轻松。因为有炎症时人会紧张，炎症一清就会轻松，桑叶就是眼珠子产生炎症的克星。

五经富人会在春三月，桑枝吐嫩芽的时候采一些桑叶芽来做汤喝，一个冬天的温热就会被退掉，那么春天就不会发热，这就是食疗。所以有些家里的老人知道这个道理，他就会去采四季之气，他用四季之气来治病养生，像春天桑叶冒芽，就采桑叶吃，夏天就采艾叶做粄，秋天就用菊花做茶、做酒，冬天

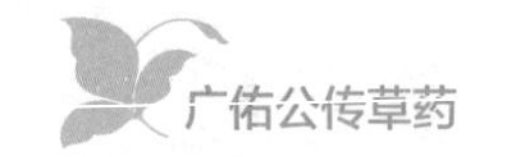

就挖一些山药、薯类来服食。

在《阴符经》上讲："食其时，百骸理。"一个人，他只要按四时节气来饮食，百骸就是身体百节都会梳理，现在很多关节炎、类风湿关节炎严重的话还变形、骨节痛，彻夜难寐，为什么？中医称之为百节不灵，百节为什么不灵，因为你没有吃到顺节气生态之食物，这是一个很重要的病根，是不可以忽视略过的。

在阳江就有这样一个妇女，她浑身关节痛，一问她平时吃的，全是反季节的各种怪样的食物，她治了五年都没有治好，最后找到我，全部否定她以前的饮食作息。我说你找到我就要听我的，医生不会害你，你现在就一日三餐都得要吃应季的、新鲜的，冰箱拿的不要，肉罐头，有防腐剂的都不要，所有都不要。她说这样的人生不是很没滋味吗？我说等她生病好了，开开心心，快快乐乐，健健康康，那才是真滋味。她被病折磨的痛苦不堪，就这样三个月疾病好了一半，半年全好，关节炎都好过来，方法就是这么简单，回归日常。

古籍讲，人弃常则妖病兴。就是说反常必有妖，你如果饮食起居全部反常了，身体就会病魔作乱。

下面我们来讲桑叶，它散风热，清肝明目。有个桑菊饮非常好用，如果最近缺少水分，觉得鼻子塞塞痒痒的，咽喉痒痒的、痛痛的，目珠红红的，你就抓个桑菊饮，按照古书上的剂量，吃一剂就好了，很舒服。或者直接用桑叶、菊花，各抓一把煮水，也管用，单方桑叶、菊花，就能治风热感冒，桑叶还可以清肝明目，因此人头晕目眩、肝脏发热，可以用桑叶、菊花、枸杞子，各10g煮水，代茶饮，就是降压神方。桑叶还是治便秘的良药，有些人容易生气，气火一来大便就堵，这时你用桑叶煮水，能够疏肝清肝火，大便就会通。

桑树的果实叫桑葚，桑葚的话带补，是失眠健忘、身体虚弱的良药，直接用桑葚熬膏，每次用一汤勺冲水可以治疗体虚力弱、神经衰弱。

桑枝可以治疗风湿病，风湿关节热痛用桑枝，关节冷痛就要用辛温的藤类，如鸡血藤。如果关节热痛就要用忍冬藤、桑枝这些辛凉的药。

桑树的根皮叫桑根白皮，即桑白皮，它是专门退肺热的，用桑白皮、地骨皮，各20g，可以治疗晚上睡觉烦热。同时桑白皮还能够利小便。《上海常用中草药》上面讲用桑白皮、冬瓜仁各10～20g可以治疗小便不通利，面目火肿。还有糖尿病，糖尿病血糖偏高，大多有肺热，阴虚火旺，用桑白皮、枸杞子各10～20g煎汤服用，可以降糖。在《闽南民间草药》讲，新鲜桑葚50g左右，煎水服用，可以直接治疗肾精不足的便秘。

秋冬天很多人咳嗽带燥，那么用桑叶、枇杷叶各20g煮水，服后可以治疗燥咳，咳得那个咽喉很干的感觉，就是这个方。可见桑叶、桑枝、桑葚、桑白皮各有奇效。有一种说法认为桑叶经霜打以后，叫做经霜桑叶，它能够止盗汗、降血压、美容，因为经霜打以后的桑叶，它的速降力量会更强，叫霜桑叶，它的清燥救肺作用会更好。

所以城市里，大家焦虑引起肺燥，非常焦虑，忧愁，你去买点经霜打的桑叶，拿来煮水，然后加一点盐，一喝下去，人就和缓了，血压也降了，血糖也会平缓下来。

在朱丹溪治疗各种疾病发现用经霜的桑叶，焙干以后打成粉末，用米糠来送服，晚上莫名其妙要出汗的症状就会消失。米糠送服霜桑叶粉治盗汗，这是很好的经验，而且历来不少医家都在用。

浙江有一个寺庙，僧人入眠后便身大汗衣服被单全湿了，二十年治不好。有一天，他碰上了一位贵人，让他去采集秋天带着霜露的桑叶，放到瓦片上面焙干以后就磨成粉，吃米汤的时候就吃它，结果才吃不到一个月就好了，这是古代的医案。因为中医认为肺主皮毛，霜桑叶能够入肺、主肃降，肺肃降则皮毛收，皮毛一收则汗漏停止。

还有慢性咽喉炎，像一些演员歌星，唱久了咽喉会干、痛。这时只需要用霜桑叶10g、麦冬10g煮水服用，就能够保喉，是很好的保喉茶。有人用桑叶减肥，桑叶跟薄荷联用，可以减肥，桑叶、薄荷各一把，直接放在保温杯里头泡茶，然后服食就有减肥利水之效。有些还加荷叶，叫做三叶汤。薄荷叶、桑叶跟荷叶，它不单能减肥，还能降血脂、降胆固醇。当今也有人将桑叶做成面膜，用桑叶直接打粉，就是一味面膜粉，这点的话是稳赚不赔的，而且一定有效果。凡脸上长一些暗斑，病恹恹的样子，你就用桑叶粉即面膜粉敷脸，它就可以防止局部色素沉淀，阻止黑斑逗留，促进肌肤再生。因为桑叶入肺，肺主皮毛，它外敷在皮肤上面，可以淡斑美容，这是中医世界里的一味美容药。

以前皇宫里的婢女，得了恶病，满身长疮后被皇宫赶出来，她无家可归，就跑到山里不知道吃什么，就采桑叶吃，常年吃下来呢，身轻如燕，能跳到树上，行走如风，宛若仙子被柴夫看到。可见这个桑叶对人身体有滋养皮肤、美容美颜的作用。

现代研究桑叶还可以抗氧化，耐衰老，所以被制成了许多面膜。桑叶的这种功效已经被国外不少大公司看上了，做成好的保健护肤品，卖向世界。

桑叶还有一定凉血作用，眼睛的虹膜出血，兔子眼，余浩老师就是一味桑叶30～50g，煮水吃下去直接见效。当然用桑叶菊花各15g水煮，也管用。《本草备要》里有一个扶桑丸，就是桑叶、黑芝麻各等分做成药丸，能够乌须明目，这两味药配合在一起，即没有黑芝麻的腻，也不会像桑叶那么凉。两个配在一起，非常好用，对于那些头晕眼花、目暗不生辉、头重脚轻，又有高血压的，就吃这个扶麻丸，即能补虚又能平肝降压，是当代肝肾阴虚、肝火上亢者的福音！

这一片小小的桑叶，它承载着许多奇迹。桑叶还有一个名字叫铁扇子，风吹来，它会发出铁器声，像铁扇子。那是冬天以后，大雪压过后再去采摘的，因为此时桑叶已经呈现出了一种青黑之色，黑不溜秋的，那铁器就是偏黑色的，所以看起来就像铁扇一样。博览为佳，因此我们学中医要知道，不然被别人考铁扇子是什么？你说不知道，那就引人笑了。铁扇子就是桑叶经冬以后，被霜雪打黑了，但它照样是很好的药。有个叫铁扇子粥，就是桑叶粥，桑叶、淡豆豉、小米煮成粥，对于大病体虚力弱，走路都上气不接下气，晚上一睡觉，一动就汗出，心神不稳的，就喝这个铁扇子粥，桑叶粥，效果还不错哦。

这可是名老中医的经验、干货。关于桑叶还有很多精彩的，我们以后再来深入，每一味草药学习都是一个长时的过程。

73. 扁豆

扁豆，它是豆，也是药。其实人贫穷的时候，面包都是药，救命。一个人百病缠身，疑难杂病很多，叫做久病必脾胃虚，这时养脾胃最好方法是，一不要乱吃，二要饮食简单，像黄豆扁豆汤、小米粥，叫淡饭养人，淡食胜灵丹，这个淡字，就是平平淡淡才是真。平淡的食物可以养真气、真元，你如果是吃香喝辣，它就会动性欲、情欲，性欲一动就会伤精，情欲一动就会心烦，结果，火烧功德林，水淹福田，不但补不到，还害身体。因此呢，古人讲平平淡淡才是久，才是真。所以任何病医生都会跟你讲清淡饮食，虽然人暂时有点小虚，但是病气也会排出体外，饥饿感一出来身体就会变强大。当你吃饭喝水都觉到香甜，你身体正在变好。而扁豆就是让人吃饭会香、喝水会甜的一味药物、食物，药食同源，它就是和胃化湿，和胃呢，就吃嘛嘛香，化湿呢就喝水得甘甜。有些人说，我喝水不知道水的味道，那你煮碗扁豆汤，喝了以后，舌苔就会干净。

有一个酒客，他经常喝酒，口干口臭，舌苔垢腻，这是湿阻中焦，清阳不能升降，所以晚上老是难以入睡。我就叫他用扁豆煮水，代茶饮，渴了就喝扁豆汤，饿了就吃扁豆渣，吃完以后和胃化湿，尿量大了，才吃到第五天，舌苔就干净了。我叫他什么东西都不要放，油盐都不要放，它一进到身体，那些油盐就会被这些甘淡的扁豆给带走。所以参苓白术丸连虚人都可以吃，方里就有就放了扁豆。结果一个扁豆汤解决了他的口不知味、舌苔垢腻、夜不能寐，几个病只用一味药解决。有时呢，疑难大病，并不需要你开个大方千百味药。有时候就需要专心地服用一味药，最好是粮食，吃了不伤人。

扁豆还可以健脾止泻。最典型的就是有一段时间流行性腹泻，我当时还在北山中学，有几个同学的家长就给他们煮扁豆汤，吃了就好。所以那时我就记住了，扁豆汤能够治拉肚子，这是民间的经验，但也没有人去写，我现在讲中医，我就把我的经历讲给大家。因此医生临证效果很好，但是经验不及时讲出来，帮到的人也会很少，因此知道的讲出来教

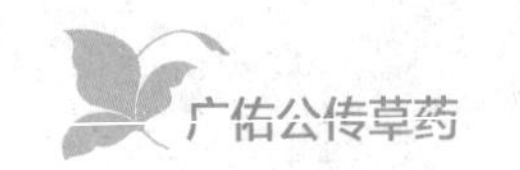

人，功德就大了。扁豆花可以治中暑发热呕吐，所以有些人呢，夏天了吃东西呕吐，身体很烦热。你看那个扁豆开满花，就去捡，捡个一把来煮水，一喝，心开郁解，烦闷消失，呕吐没有了。

而且扁豆花还可以治疗白带，有些妇女白带量大，带下俱属湿症，这是傅青主之良言，用扁豆能健脾化湿，分清泌浊，升清排污。所以一味扁豆花煮水，白带就会变得好。

扁豆还是治消渴的要药，消渴就是糖尿病，烦躁，口干渴，喝水又不减，这时怎么办？

扁豆花。在20世纪就有血糖高的病人，口干燥，草医郎中告诉他，用扁豆花煮水代茶饮，才喝了半个月，咽干口燥没了，血糖也下降，这是很好的方法。

有些小孩子老容易腹泻，有没有小孩子吃了能长壮又能够治病的，很简单。就山药、扁豆、薏苡仁、莲子、芡实，这五样各抓一把煮水，或者打成粉，就是健脾止泻散，喝了不仅管用，孩子吃了还肥满。

扁豆健脾利水，人服用了，没有壅滞之弊，所以那些肠胃消化不好，老容易壅滞的，可以服用扁豆汤。

小孩子老容易莫名其妙发热，一味扁豆汤。一年要发热好几次，吃完以后发热次数会减少，而且发热的剧烈程度也会减轻。

绿豆能够解暑退肝火，黑豆能补肾利水，红豆可以强心，治疗脚肿，黄豆可以健脾益气，而白扁豆可以升清泌浊，治疗

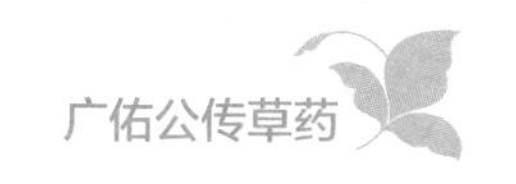

溏泄、白带、吐泻、胸闷、不欲食、小儿疳积。

《名医别录》讲，一味白扁豆，和中下气四个字。《千金方》记载，孙思邈曾经碰到路上有人吐泻翻白眼，就用白扁豆煮水喂他喝，就好了，所以他就记载，白扁豆煎水，治疗暑湿吐泻。

因为白扁豆是甘缓的，甘能补，缓能和，因此所有焦虑的人都可以服用扁豆来缓解焦虑。常人都认为逍遥散、柴胡疏肝散、甘麦大枣汤缓解焦虑，不知道扁豆也是缓解焦虑妙药。它消除饮食积滞，化解情志累积，所以一天生很多气，你想要气放出体外，扁豆煮好了以后，加点金不换，或者薄荷、红薯，你就吃个一碗下去，那些七情内伤就会减轻。

一般很多人吃薏苡仁，它没炒过就偏凉，对于湿热很管用，如果身体寒了，包括女性，你又想要排湿，那白扁豆作用还不亚于薏仁，它祛湿还不伤胃，它不用炒。所以《全国中草药汇编》讲："扁豆健脾利水，但无壅滞之弊。"

甚至白扁豆炒了可以当零食吃，也可以打成粉当糊糊吃。老弱妇孺的绝佳保健品，无论煮粥、煲汤、煮水，还有打粉做糊糊，都很好。

像孩子要补中益气，你直接给他用扁豆、山药，粮食制品，功用长久。

病后体虚怎么办？扁豆小米粥。有些人生病以后，身体虚弱，消化不良，就扁豆小米煮成粥，或者吃了以后能补中益气。小孩子百日咳怎么办？白扁豆、冬瓜仁各20g，煮水，有

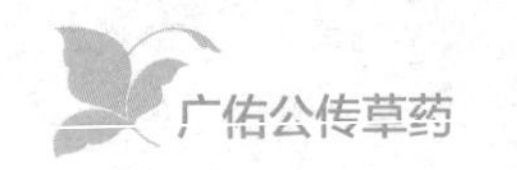

润肺止咳之功。

扁豆呢，还被李时珍奉为豆中之王，脾之谷啊。“白扁豆性温和，得乎中和之气，脾之谷也。”这是李时珍原话，能够暖脾胃止泄泻，被誉为脾土之谷，可见它的功用有多么高。李时珍有多么赞赏它，它补脾而不滋腻，化湿又不燥烈。也就是说久病之人呢，可以说是一定可以用的，就是扁豆小米粥，脾胃弱到受不了，扁豆小米粥也能受，所以白扁豆是补脾的常胜将军，调理中焦的不败神话。

在《永类钤方》中讲到，白扁豆打粉，每次用米粥送服2～3钱，就是6～9g，大概是半个月到一个月，白带就会好。这个小方子可以帮到很多妇人脱离白带病症之苦。

还有水肿病人，你把白扁豆炒黄来，打成粉，用水送服，对各种水肿、脚肿、头面肿、激素肿，它都可以缓解。所以现在很多西医很喜欢中医，为什么？西医这种激素脸、水牛背，你用白扁豆粉吃一段时间就退掉了，它可以帮忙解激素的副作用，因为吃完以后患者的尿量会增大，水气就会排泄，身上水肿会减轻，这样的中医谁不爱呀？

而且呢，现代医学发现扁豆还可以抗菌抗病毒，而中医认为它是让身体湿毒排干净以后，真菌病毒没法长。

扁豆治疗醉酒也是有一手的，用扁豆花或者白扁豆两个一起都好，喝酒啊，呕吐啊，头晕啊，昏迷呀，不醒啊，扁豆煮水服用，它可以助肝排毒，助肠代谢，助膀胱排尿，真的是不可多得的保肝护肠佳品。所以厨房里的解酒神药，缓解应酬醉

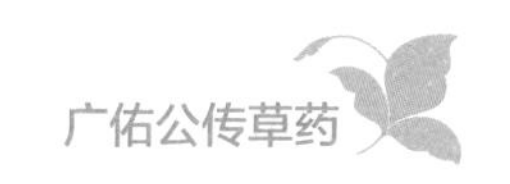

酒，保肝药品舍白扁豆，还有其他什么呢?

《药性论》讲，白扁豆解一切草木毒。这句话要记住。煎汤服用就管用。所以平时吃那些五谷杂粮，还有奇奇怪怪的食物，防腐剂、农药、化肥铁定少不了。你每周或者每个月煮几次白扁豆汤，会让家人集体排毒顺畅。

《本草图经》讲，扁豆解酒毒，也解鱼毒。所以，有些人长期吃海鲜，食鱼中毒了，浑身湿浊，皮肤烂了，都不知道怎么回事，白扁豆煮水代茶饮，过一段时间就好了。

当被蛇虫咬伤，扁豆的叶子捣烂了，加点醋敷上去也会好。关于扁豆，它有太多作用了，这里所讲的也不过就是管中窥豹而已。

希望大家深入其中，见金而得矿。

74. 独脚金

独脚金，又名金钥匙、疳积草。那可是农村的宝，平时孩子吃不下饭，大多是肠道有积滞，消化不了，你拔一把新鲜的独脚金，一味药就够了，30或50g煮水，味道平平淡淡的，一吃下去，宿食自动消融，积滞自动分解，尿量自动增多，口自动想饮水，胃口就来了。

一味独脚金就是疳积草，因此在乡间有一些草医，他知道

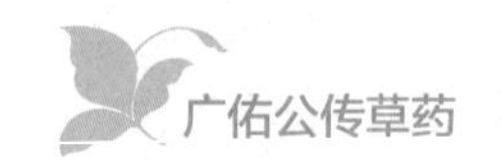

这个独脚金的好处，性平味淡，它不伤人。他就采好几蛇皮袋独脚金，然后打成粉，装在密封罐里。

孩子没胃口吃饭不香了，很容易感冒、头晕，状态不佳，身体差，不长肉。这时独脚金搞一抓出来，用米汤水送服，一吃，胃口渐渐恢复，胃气复苏，就是正气来了，身体就壮。所以在许多偏远的地方，这些民间妇孺皆知的，一味独脚金治疳积，有些人干脆自家备一批，以备不时之需。

街坊邻居，有头疼脑热、消化不好的，就送他一把，施医赠药，功德无量。在见龙围村就有一位医生，他看了很多小孩子的病，发现很多孩子都是吃不好，睡不好以后，身体就差，面黄肌瘦，他就让小孩父母去拔独脚金，煮汤给孩子吃，就会好。很多孩子都受到他的恩惠，所以他被当地誉为很接地气，很得口碑的名医，他的名字叫金云。

因此五经富见龙围芝永公祠，是出了名医的。独脚金还可以治疗夜盲，就是晚上看不见东西，一味独脚金30～50g，跟猪肝或者鸡肝一起煮，服用，可以让眼睛晚上看东西变清。

独脚金还可以治疗咽喉炎，小孩子声音沙哑，咽喉就开始要发炎了，独脚金30～50g煮水，一吃咽喉就顺利。

还有一些孩子扁桃体，每个月都要发作一次，那你每个月不要等他发作，就给他煲点独脚金水，吃了以后，咽喉的炎症就不发作了，每个月只需要吃个两三次。

所以中医呢，它快，快在哪里呢？

未病先防，有病早下手。

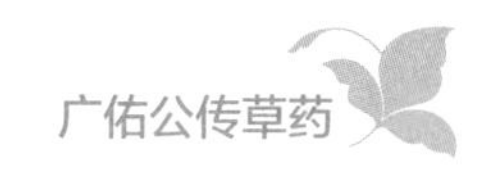

善治者治皮毛，皮毛就是初起状态，小问题解决，就不会大问题出现，小洞不补，大洞一尺五。

独脚金最让人惊喜的，是用于现代肝炎。中医认为一个人肝炎出现的时候，它首先表现为肠胃不好，吃不下，呕吐，或者大便溏泻、肚子痛。

见肝之病，知肝传脾，当先实脾。经典早就讲过了，肝病常常表现口苦、咽干等，后来才胁肋胀痛，肠胃系统一出现问题时，用独脚金，一味独脚金就相当于小柴胡配合五苓散，它既能疏肝下利，也可以解开肝郁。

所以一些脂肪肝病人都用它煮水代茶饮，每次30～50g，只要不暴饮暴食，每餐七分饱，加上独脚金茶，肝内的脂肪，肝包油，就会一点点退掉。

独脚金还非常擅长治疗小儿夏季热，就是夏季反反复复发热，新鲜的独脚金，要记住退热莫过于鲜，退热的很多草药，新鲜的最好。新鲜的独脚金煮水，小孩子夏天喝了可以防止高热。

独脚金还是治毒蛇咬伤的妙药，被蛇虫咬伤，独脚金捣烂了，敷在伤处，效果好。

独脚金还能平肝消热，所以呢，肝内胆管瘤，肝血管瘤，肝内发热，老容易嗔怒，都可以独脚金煮水喝。

独脚金又叫地莲芝。莲花的莲，灵芝的芝。这个名字给予了它极其高的威望，像莲花那样宝贵，像灵芝那样尊贵。它叫金钥匙，开着金黄色的花，是解开疾病的一把金钥匙。因为万

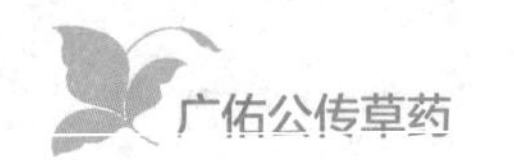

病最后都会引起食欲不振，睡眠不佳。独脚金就能振食欲，助眠。

独脚金又叫鹿草，鹿就是长寿之瑞相，叫做瑞兽。

现在的人呢，将负面情绪带到饭桌来，饭桌上面谈事情很压抑，或者边看电视边吃饭，很容易伤到胃。这时呢，要食不言，寝不语，独脚金煮水，它能够健胃消食，一味独脚金粉就是健胃消食片、健胃消食粉、健胃消食颗粒。现在很多药厂已经盯住独脚金的作用，大力开发。还有一些家族，把独脚金视为子孙茶，就是为子孙后代谋福祉的。家中有独脚金，不用担心寻常病。现在很多人从事高温作业，熬夜，肝内会积很多热，适当服些独脚金茶，肝的热一解散开来，人健康系数会增加很多。

有些人喜欢食疗，如小儿疳积，本身面黄肌瘦，又怕草药过于消肉，就干脆把独脚金跟猪肉一起煮，然后喝汤吃肉，面黄肌瘦就会改善。

这是一个真实案例，新塘村的一个孩子，面黄肌瘦，身上肿，学校去不了。草医郎中跟他父母说，独脚金煲瘦肉汤给他喝，喝了一个月，黄水退掉，人脱胎换骨，又回到学校去上课。这是义诊以后得到的一些经验，也在这里分享。

后来发现独脚金还能祛湿退黄，它可以跟溪黄草相提并论，并驾齐驱，一争高下。而且溪黄草还没独脚金那么平和，当然严重的黄疸呢，跟溪黄草、茵陈联用效果很厉害，身上那些黄浊色老退不了，或者黄疸型肝炎，或者呢，转氨酶偏高，

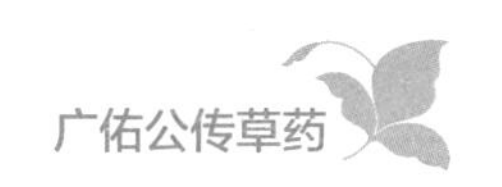

独脚金下去，专退经黄、经热、数热、赤热、烦热。

独脚金也是高血压的妙药。独脚的家禽里头，鸡是最典型的，所以公鸡常喜欢站在杆子上，一只脚独立，叫独脚鸡，金鸡独立，独立以后那个拼命啄食震荡引起的脑热就会下到脚，所以鸡的腿就很饱满，鸡腿就很雄健，可跳可飞可奔，十分敏捷，这是金鸡独立练出来的。也就是说独脚金，它的作用就像金鸡独脚，它独立的作用是引气血下行。独脚金还是降压药，如果单纯性的高血压，急躁易怒，独脚金煮水就能平肝降压，这是藏在名字里头的精妙，它又有草中黄金的美誉。

很可惜，现在除草剂横行，这些草药许多都消失了，变得稀罕了。

据说独脚金每斤已经要卖到几百甚至近千元，物以稀为贵，它一个呢，小细，不上称，难找难挖，所以懂得这个道理，利用湿地适当种植些草药。所谓种树不如种药，这应该是农村振兴一张很好的王牌。

75. 抱石莲

抱石莲又叫金龟藤、抱树莲。它喜欢长在树身上，那些百年老龙眼树身上会爬很多，属于蕨类植物。

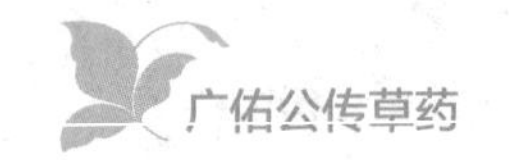

它的作用非常多。我们住在龙山的时候，有各地的草医进来，看到有一大片抱树莲，就开心地采起来。

在棉湖有这样一个人，得了鼓胀病，肚腹如鼓，血管暴露，肝硬化腹水医院都说这个很难治了。结果死马当活马医，坚持服用抱树莲。它像一条条经络，可以缠在树上。你去看那树就是起很多经络，它在人体里可以疏通经络，软藤横行筋骨中。它像蜈蚣一样，能够擅长在树干周围快速生长爬行，所以它通经络，祛风湿，还能够利尿。病人吃了三个月以后，肚腹居然退回原样，这是一个奇迹，是草医郎中讲的。

还有另外一例胆道结石，专用一味抱树莲煮水，连服两个月后结石消掉。又有一位慢性扁桃体发炎，时常都是肿痛，抱树莲煮水加点盐，一次用50～100g，半个月以后咽喉肿痛就消失了。抱树莲还可以治跌打损伤。以前在农村耕田犁地，干农活难免拉伤摔伤。这时，又没有什么骨科医院，大家就去采这些藤藤蔓蔓的，藤在朴素的中医思想中，认为它是大地的一些经络就可以通经络。只要用抱树莲，水酒各半煮，服用，吃完以后，局部剧痛转轻痛，轻痛就变不痛。所以抱树莲治疗跌打损伤是一绝，它全年可以采用，可以新鲜用，也可以晒干来用，它对小儿高热也是很好用的。小孩子高热，在村里大家就觉得不用立马买退热药，也不用买小柴胡，那抱树莲抓一把来煮水服用就能退热。还有老人刮风下雨关节痛，抱树莲100～200g煮水，加点酒喝，关节痛就会减轻。

抱树莲的话对尿血也很管用，它能清热凉血，吃完以后那个血管都会更加稳定收敛。抱树莲对疮痈肿毒效果很好，一味抱树莲就是金创药。只要身上长了一些疔疮，新鲜的抱树莲捣烂了，加点酒敷上去，那疮就退掉了。抱树莲对小便浑浊效果也很好。小便浑浊，用抱树莲、萆薢各10～20g煮水，吃了小便就会变清澈。抱树莲对肺结核居然也有效果。肺结核身体发热，因为抱树莲长在树皮表皮，它能够入肺通肺络，抱树莲50g煮水，吃下去直接退肺结核的发热。它可以减少肺的咳血，因为它能够凉血。

关于抱树莲，有更多的奇迹，它是克癌良药之一。它寄生在树上，获得树之精华，它上通达木气，所以一切木系统的肿瘤包块，包括巅顶的颅脑瘤、眼珠子肿痛、咽喉的增生、肝的囊肿、胆的结石，胁肋的胀痛，子宫的肌瘤，卵巢的囊肿等等，包括跟骨的骨刺痛，一系列肝经所过，肝脉所通之处的堵塞，抱树莲都管用，它平和有效，所以它的别名叫金龟藤。龟就是长寿的一种，藤擅长游走，它是长寿药，是延年益寿药，是开发延年益寿汤方里重要的一种。你只要用任何补药，怕补上火，加点抱树莲（金龟藤）下去，那种补力就会分散，就不会堵住，它是补而不堵的一种药。所以你要治疗各种关节痛，黄芪100g，再加抱树莲30～50g，一补就通到各经络去，无处不达。所以当你想到要用穿山甲、蜈蚣等虫类药凶猛时，别急着用，先用抱树莲。

抱树莲基本上就相当于穿破石、穿山甲、蜈蚣，它就擅长穿走，它更平和，而且呢，不但不造成肝部压力，还能减轻肝

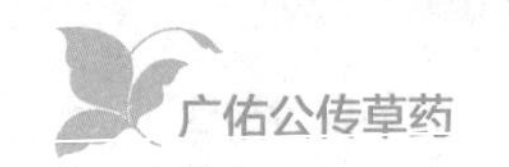

脏压力。

为什么叫它抱石莲？

因为它也喜欢长在石头周围，它会把整个石头覆盖抱住。莲就是掸掉，它有洁净净化的作用，莲出淤泥而不染，所以它可以净化血液。因此有些癌症病人血中有转移，用抱树莲以后转移变轻，所以抱树莲真的是不可多得的好药。我们新寨少年宫的龙眼树上就长了许多抱树莲。还有黄疸患者，身上浑身上下黄肿，抱树莲跟瘦猪肉一起煮水喝，一般七天就退掉，非常有效果。抱树莲还有很多好用之处，有待开发。

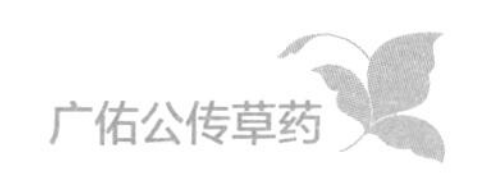

附录　轻松学花茶

1. 月季花

在中医世界里，不但草可以做药，花更加可以。有一本花茶的药书，专门讲各种花的神奇效果，这本书读完以后，都成为花仙子了，御花为药，疗民疾苦，可以专门用花来调各种疾患。

花能调的疾病有很多。第一个，花大多是偏红色的，入血分，所以它可以用于妇女调经补血；第二个，花大多都是开放的，它能够解郁，用于情志病，所以花能够活血理气。

首先谈它的活血，月季花又叫月月红，有些妇女月经不顺、周期紊乱或者量少、疼痛，直接用月季花20g，加益母草15g，煮水服用，情志舒畅、血水下行，月经就正常了，可以在每次经期前服用，这是很好的花茶。

有一妇女痛经，又不耐药苦，然后她就用花茶：月季花15g、香附15g、益母草15g，煮水服用，汤水里还加了一个鸡蛋，鸡蛋能够养其真，月季花可以顺其性。经前服用就不痛经

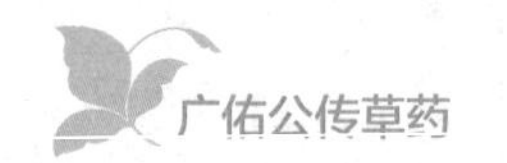

了，所以这是民间治痛经的小方子，算是花茶食疗。

月季花还可以治疗高血压，最典型的就是高血压导致目珠胀痛、头欲裂，用月季花、菊花各20g煮水，或者开水泡茶，服用下去血压一解，头不胀眼也不花了。

二村有一位白事老大，每当他要去外面做白事的时候，就会用点月季花、菊花来泡茶，因为做白事的场面热闹，气温高、人来人往，很容易烦躁。人一烦躁血压就高，血压飙太高，年老就会不舒服，头晕目胀，这花茶一喝下去就顺，所以他说保温瓶里的花茶是他外出的保障。

因此，如果家中有老人，要参加各种聚会，又担心情绪激动、烦劳，很简单，月季花、菊花各5～10g泡茶，服用以后可以去烦劳。如果体虚力不够，还可以加10g太子参，效果就非常好！因此，如果你要坐火车、要外出旅游，舟车劳顿、人容易疲劳就泡花茶，用月季花、菊花、太子参还有枸杞子，泡一壶喝下去就很舒服，就能够纾解压力，高血压都会缓解，烦躁会消除。

所以月季花是治疗胸胁胀满的妙药，有些人气得胸中胀满，叫怒气横胸，气得快要炸了，这时怎么办？就用两味药，月季花加玫瑰花各5～10g，煮水泡茶，吃完以后胸中瘀血化掉就不闷，气也散了、消了。

月季花还是治妇女咽喉梗塞的妙药，妇女一生气很容易有那种阻碍感，很不舒服，医院又检查不出什么问题，这时选择月季花、金银花、玫瑰花、菊花、罗汉果各5～10g，泡水喝，可能今天喝，明天就好了。如果明天不好就再喝两三天，它也会好。对于生气、郁闷、咽喉干燥、梗结，觉得吞又吞不下、吐又吐不出，这种感觉一出现就用花茶，一下郁结就开了。

这是一个宝贵的经验，如果你懂了以后，就不用一点小问题就上医院，稍有不适，弄个花茶来，心开意解，不适的感觉就消失了，否则的话，你不适，压抑久了就成为大病了。

孙思邈在《千金要方》早就讲过了，家庭有妇人，如果关系不和，长期内脏热阻，会气郁成百疾，最后变成不治之症，就是癌症。如果家人知道的话，就买一大堆各种各样的花，总之隔三岔五就泡一壶花茶，大家每人来喝个一杯或者半碗，家中笑脸如花会多一点，那种面具脸、板硬脸、愤怒脸会少一点，所以这就是花茶之妙。

我在前几年就得到《花茶》这本书，并且得到清朝太医院《宫廷泡茶方》这本书，两本书合一就可以写《轻松学花茶》，这部书一出来，大家就是在家中、办公室备上十几样花，就可以调出开心的茶。消食化积、疏肝解郁、开心悦志、清热除烦，花都能做得到，还可以放松入眠，令烦恼烟消云散，花都可以做得到。所以研究好一朵花，它带来的惊喜是无以复加的，非常多。

现在很多人都有收集花的习惯了，晴天采摘要阴干它，用新鲜的花，泡茶效果更好，特别是对于各种肿疖初起。你看那个花，就是一个苞最后炸开来，所以它能够让肿疖像花炸开来、脱落掉。

对一些轻微的气肿效果最好，刚才讲过了，妇人梅核气、肝囊肿、卵巢囊肿、胃息肉、扁桃体肿大等等，这些痰气阻结、气滞、包块不化，就是一味花茶。学好花茶，开心悦志顶呱呱。

而且花还可以防治心脏病，所谓心花怒放、笑脸如花，都在讲情志畅的话，心情愉悦以后，心脏病都很少发作。因此，心脏病人怎么办？月季花、丹参、太子参各10g，每个月服几次保健，血管都很通畅，太子参能够补好气，丹参活好血，花可以开心解郁，何病之有。人生本逍遥，莫为病烦恼！

而且花还可以治跌打肿痛，那些跌打伤、筋骨痛、腰膝酸，你用新鲜的月季花捣烂外敷，还可以炒热加点酒下去，敷患处，肿痛就消。这个花酒专治各种跌打伤，打球伤、车辆伤、生气伤、碰撞伤、摔打伤、干架伤、瘀青肿胀、刺痛，这时就用月季花，煮水了加点酒，一喝下去酒行气血。花茶加酒行，两个一结合，五劳七伤都可以化。

所以，武侠小说里经常赞赏那些花仙子，用那些花来治病救人，花来行仁术，花来体现人心，花来救死扶伤！这都不是什么夸张的，是真实能做到的。因此，研究花就是中医一大课题。御花卫道，借花弘法，也是自古圣贤佳举。

有关花，它还有很多作用，包括月季花，它居然跟月季有关，它调妇人经水，它是妇科常用药，白带、妇科炎症，月季花都非常好用。

无论怎么样讲，始终都离不开它的活血行气、疏肝解郁，开心悦志，掌握这个道理，对花这方面就会更上一层。

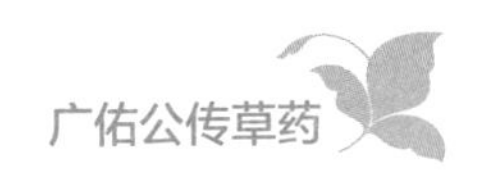

附：

【花草简介】月季花，又名月月开、长春花等，为蔷薇科常绿植物。花色艳丽，气味芬芳，秀丽多姿，四时开放，品种多样。除红色和玫瑰红色外，还有白、黄、粉、橙、蓝、紫等色，为人们所喜爱。

【食用功效】可治跌打损伤、血瘀肿痛、痈疖疔毒。

【食用方剂】

闭经腹痛：月季花10g，煎汤，1次服下。1日2次，连服数日。

月经不调：鲜月季花20g，沸水冲泡，放保温杯中，1日数次当茶饮完，连服2周。

肝郁不舒、胸腹胀痛：鲜月季花20g，红糖30g，红花1.5g，用开水泡10分钟后饮用，1日数次饮完。

高血压：鲜月季花20g，野菊花10g，水煎服。

肺虚咳嗽：鲜月季花30g，水煎，加蜂蜜适量调服。

白带过多、月经过多：月季花根15g，瘦猪肉100g，共炖，食肉饮汤，每日1次，连服1周。

2. 玫瑰花

不少中医初学者，想要以身试药，不知道从哪里入手，我

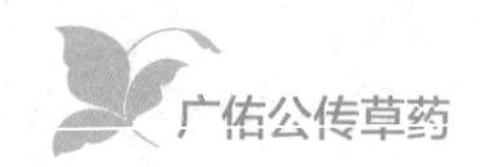

建议从花茶入手。原因有多样，花能疏解情志，它能做成茶，在普罗大众中流行，而且口感好。最重要的，花类气味芳香，提神醒脑，对身体友好，同时，花类药是毒副作用比较小的。

比如说玫瑰花，它能够行气解郁、活血止痛，这八个字道尽它的作用！有妇女生气以后吃饭，胃就痛，赶紧用玫瑰花一把泡茶，叫玫瑰花茶，加一点点酒，一喝完胁肋痛就好。原来肝胃不和，一味玫瑰花解决，就是你动了情绪，又吃撑了，或者吃饭着急，搞得胁肋胀满，就用一味玫瑰花。玫瑰花一般5～6月采，采集的时候含苞待放的效果好，不要暴晒，阴干的花香味好。

玫瑰花是治疗暗斑的良药！有一位妇人，月经停止以后，脸上长了很多暗斑，她很苦恼，她认为妇女到了更年期就会这样，其实不一定，你只要会花茶，你可以避免这些更年期综合征。她就用生姜、红枣、玫瑰花、红糖各抓一把，煮水服用，三天两头服一次，一个月以后，脸上的斑就消掉了。

所以，对于那些暗斑初期，玫瑰花茶效果顶呱呱！这是临床上反复试效的，它能够活血化瘀，斑就是瘀，它能够疏肝理气。斑就是心中灰暗的体现，所以低落消极的人容易长斑，开心乐达的人，处于心花怒放的状态，斑就长不成。像流水不腐，腐水不流的道理一样。斑就像腐浊的气，而玫瑰花就能行气活血、疏肝解郁。

还有月经不调。凡妇女月经不调、痛经，都可以先试一下玫瑰花茶。用玫瑰花、生姜、大枣、香附、益母草各一把，这全是调妇女月经的，为什么要加姜枣？因为补充能量，能量足以后，玫瑰花、香附就能行气血，所以这就是妇女养血顺气的方子，几乎调妇女百疾！

你如果身体寒气重的，姜、枣多下；生气、容易生闷气的玫瑰花、香附多下，这个剂量因人而异，你用得好，妇女喝了，喜笑颜开。

玫瑰花还是治跌打损伤的妙药，它能够逐瘀止痛，凡打球伤、拳击伤、干架伤，一味玫瑰花，煎水加酒服用，就能够使瘀血下行，止痛效果佳。

玫瑰花居然还是治乳痈初起的妙物。你只要喝玫瑰花茶，妇女乳房包块就少，所以有些人有病没病的，每个月都会喝点玫瑰花茶，为什么呢？身体包块要长成的时候就会散，就这么好！所以，你能够找到好的玫瑰花，家里人一个月半个月就煮一次，大家每人喝一杯，绝对的养生茶，有百利而无一弊。

喝完以后，芳香使人放松，你看七情之病，看花解闷、听曲消愁有胜于服药。花让人开心，人们用美丽的花来增加喜庆氛围，或者奉献给最敬重的人、最喜爱的人，而玫瑰花就是首选！

玫瑰花身上长刺，有刺能开破，花里都带有一股烈性，有一定的猛劲！所以身体有些地方痛的，它就能通开来，有地方长痈肿的就可以散掉，因此，它又叫刺玫瑰。玫瑰花，它还有笔头花的美称，还有湖花、徘徊花之说。

人郁闷徘徊，双足沉重，泡一杯玫瑰花茶可解之！

有些人生完气咽喉痛，玫瑰花、苏梗各10g，煮水喝两次就好；有些人生完气以后头痛，玫瑰花、川芎各10g，煮水加点酒，吃一次就好；有些人生完气以后膝盖痛，玫瑰花、当归各10g，煮水加点酒，一两次就好；有些人生完气以后，身上长一些气包，直接用玫瑰花打成粉末，用酒来送服玫瑰花粉末，专门治气包。

所以有些医生就不告诉你有什么药，玫瑰花打成一大瓶，碰到有些人过来脉弦硬的、中焦阻截的，总之很多心烦事的睡又睡不着，气又闷得很，你给她抓一点点玫瑰花粉末，兑点酒，喝完以后气通血活，心开郁解，格外舒服，又没有毒副作用。

在这个社会上，人在江湖身不由己，哪有那么多逍遥自在的事，很多人会碰壁，碰壁了人的情志就会受挫，受挫郁久了就纠结。纠结久了就生病，所以在他没生成病之前，玫瑰花粉末可以解，一吃就开心。所以这也是迎接贵客的方法，有些贵客到家中，给他泡点玫瑰花酒，一吃下去回味无穷，总之来了就放松，这是多么好！

关于玫瑰花还有很多精彩之处，我们再来深入。

附：

【花草简介】玫瑰花，又名徘徊花、笔头花、湖花、刺玫花，属蔷薇科小灌木，原产于我国长江中下游地区。

【食用功效】有理气解郁、和血散瘀的功效，可以治疗肝胃气痛、上腹胀满、月经不调、痢疾、乳痈等疾病。

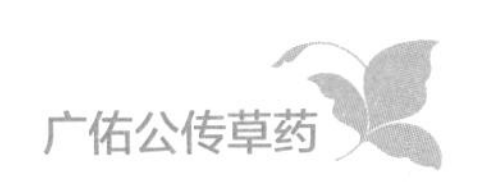

【食用方剂】

胃痛：玫瑰花、川楝子、白芍各9g，香附12g，水煎服。

外伤肿痛：玫瑰花9g，全当归、红花各3g，加水煎汤取汁，用白酒少量兑服。

肝胃气痛：玫瑰花研细，开水冲服，每服15g，每日2～3次。

呕吐失血：鲜玫瑰花250g，加水煎汤取汁，煎至浓稠，加等量白糖煎熬成膏，待冷备用。每次1～2汤匙，沸水冲服。

赤白痢疾：玫瑰花去蒂，焙燥研细末，黄酒送取，每次15g，每日2～3次。

乳痈：玫瑰花7朵，母丁香7粒，酒煎服。

肺结核咳嗽吐血：玫瑰花12g，冬虫夏草、侧柏炭各9g，白蜜30g，水煎服。

梅核气：玫瑰花、半夏、红枣、苏梗各10g，每日1剂，水煎服。新久风痹（急慢性风湿痛）：玫瑰花9g，红花、当归各6g，水煎去渣，热黄酒冲服。

月经不调：玫瑰花3～9g，水煎，冲黄酒、红糖，每日1剂。

3. 紫荆花

紫荆花是香港的市花，它也是中药，主要能够清热凉血、

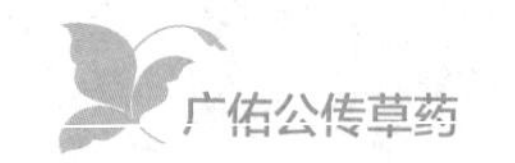

利尿通淋，所以小便出血，一味紫荆花煮水服用，血就止了。由于它能够凉血解毒，所以对疮痈效果好，紫荆花在不少学校都种的有，在《卫生易简方》上有提到，鼻子生疮用紫荆花捣烂以后贴在上面，疮就能够收敛。

紫荆花又美名满条红、紫花树，开紫色花的草药，大多有延年益寿之效。紫色是中国的贵气色，紫气东来就是有书卷气，所以许多学校、公共场合都喜欢种紫荆花，比如北山中学、龙江公园。有几个词语如大红大紫、红得发紫、紫电青霜，都是在讲非常好的瑞祥。

紫荆花能够解毒凉血，所以风湿关节热痛，用一味紫荆花效果很好。紫荆花隔水炖加酒，可以治疗风湿关节痛。在《湖北中草药志》上面讲，紫荆花能利小便、下尿道结石，外用治疮痈。也就是说一般的结石初起，你可以用紫荆花煮水。

许多花都偏重于开心解郁，而紫荆花偏重于利尿通淋，这是它的特点，所以《日华子本草》讲，紫荆花通小肠、利膀胱。《江苏药材志》上讲，紫荆花治风湿筋骨痛。

紫荆花非常耐寒、耐干燥，冬天也能忍受零下10℃的低温，还耐湿热，生命力非常顽强。因此，许多公园、城市都喜欢种，不用费心管理，却能开遍漫山遍野。

紫荆花治妇女闭经也是一绝，那就要用紫荆树的皮，配合当归各15g，煮水加红糖、黄酒，服了以后闭经都会通开来。因为这方子不单补血、活血、还解郁；因此，妇女缺血或瘀血

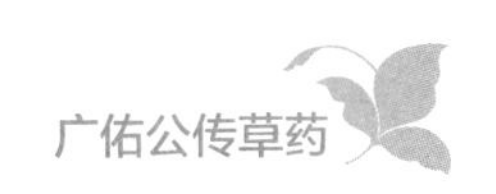

导致的闭经都管用。它还能散寒。紫荆花治痛经更是一绝！用紫荆树的皮加甘草各15g煮水，普通的痛经都是吃一两次就好。

紫荆花对荨麻疹也管用，直接选用紫荆花的皮20g煮水，内服或外洗患处，荨麻疹可以收敛。还有人颈肩腰腿痛，直接用干燥的紫荆花一把泡酒，十天半个月以后就可以服用，早晚各服1～20ml，服完以后气行血化，疼痛消失。

紫荆花还可以治疗蛇虫咬伤，它的解毒功效值得开发。紫荆花对于夏天热肚子痛，叫中暑肚痛有奇效，直接用紫荆花、菖蒲各10g水煎服，专治疗夏天肚子闷痛。

紫荆花一开花满条枝都是，因此，又叫满条红。紫荆花还是百年回归祖国的香港特区区花，值得记忆。

在一些公园，每当花季到临，遍地都是花，有些人就当垃圾踩掉；有些人就把它收集、晒干，放天顶存储，凡碰到痈疮、疼痛、瘙痒、筋骨不适、闭经、结石，一味紫荆花送人，有面子，而且又能帮到人。所以，学好中医，家中备一个小小的花香药柜，既能够解决平常之疾，也能够帮到民众，这是多好的一件事啊！

君子能够遇人痴迷处，出一言解救之；遇人疾病处，出一方以治疗之，这都是无量功德。所以，大家轻松学好花，人生就多开几朵幸福花。

4. 辛夷花

辛夷花，在广东五经富比较少见，它在治疗鼻炎方面，可以说是威风八面。它的主要作用就是辛香开窍，我们曾经在任之堂抓药的时候，喜欢拿辛夷花来闻一下，一闻就感觉特别清爽。

辛夷花又叫木笔花，像一支笔一样，结一朵花。一般早春，花蕾攒了一个冬天的能量，将要绽放时采摘，效果最好。辛夷花含有挥发油，挥发油的作用就是开、通，所以一般鼻塞，一味辛夷花打粉，煮水时，等香味大出后兑点酒，一喝下去鼻窍就通，是通鼻窍很好的一味药。

最出名的还是苍耳子散，将辛夷花、苍耳子、白芷、薄荷，打成散剂，量各用一把。服用的时候用葱跟茶，煎汤送服。对于过敏性鼻炎，那些鼻不闻香臭、鼻不通气，晚上睡觉时鼻塞，用嘴巴呼吸，就是用这个方子。平时就可以服用，服用完以后，清阳上升、鼻窍大开，有助于聪明之功。

辛夷花开窍的作用好，所以它还用于脑子不灵光、记忆力减退，就是用黄芪30g，配合辛夷花15g，泡茶服用以后，记忆力能提高。中医认为人的记性跟孔窍灵光与否有关，跟中气是否充足有关，中气足，则百病除！黄芪补中气，辛夷花开窍，补气开窍，精神好！

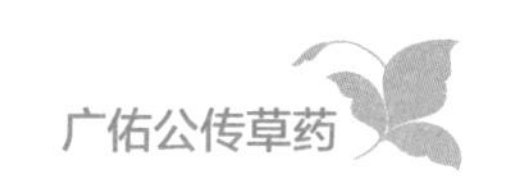

辛夷花，它开窍止痛，所以牙齿作痛、肿胀，用辛夷花打粉，放在牙膏里，可以用来刷牙，就能够让牙痛减轻。辛夷花牙膏，亦是一种开发思路。

辛夷花还可以泡酒，治疗关节痛，它能祛风、开窍、止痛，所以辛夷花酒，是治疗肌表疼痛的妙方；辛香定痛，辛夷花可减轻痛症。因为，辛夷花入肺，肺主皮毛，肺主治节。因此，肌表、关节疼痛，就用辛夷花打粉泡酒。

辛夷花是实至名归的治窍专药。可是，《黄帝内经》讲："九窍不利，皆肠胃之所由生。"毕竟辛夷花还是以开窍、治标为主，要真正使鼻炎好，还得要提高肠胃的力量。像四君子汤、香砂六君子汤，对付慢性鼻炎，大多是抵抗力下降、焦虑、疲劳所致；所以用四君子汤、六君子汤健脾胃加点辛夷花，基本上慢性鼻炎、体虚乏力的，效果都特别好，气足百病除！

辛夷花祛风寒的作用还不错，所以淋了雨之后头痛，家里有辛夷花粉，直接就煮水兑点酒下去，一喝，吹风头痛的现象就消失了。

一位摩托车司机，他老容易淋风雨，迎风头痛。就用辛夷花、白芷、菖蒲各20g，煮水趁热兑点酒，一喝下去，风寒头痛就会好。所以有些人迎风就流鼻涕，用这个方子也管用。因为，这个方子是一派升清阳，清阳一升，鼻涕浊阴就化掉了。

辛夷花还是一种名贵的香料，它可以增强香气，香能够行气开窍，所以有些抑郁的人，可以用辛夷花。《内经》讲：

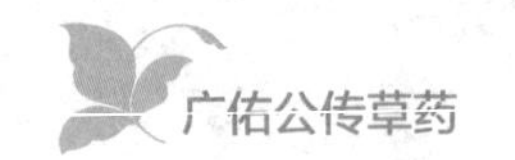

“诸气膹郁，皆属于肺。”一句话，将治抑郁的密码解开！曾经有一个抑郁症病人，用逍遥散效果不理想，在《医案》上面提到，逍遥散加30g辛夷花，一吃心中就喜乐、开朗，乌云密布一扫而尽。所以大家都知道郁金解郁，不知道辛夷花也相当解郁啊！

大家要多去看四大医话，《长江医话》《黄河医话》《南方医话》《北方医话》里面有很多精彩的药物论说，有时单方一味气煞名医，就是小小一个小偏方，却能够发挥意想不到的效果。

在古医书上面讲，辛夷花能治鼻渊，就是鼻子里头有深渊那么多的水，它能够气化。因此，它可以治肺部积液、肠道积液、子宫积液还有膝关节积液等！用小茴香配辛夷花，可以气化子宫；用土茯苓配辛夷花，可以让脑部积液减轻；用鱼腥草、桔梗配辛夷花，可以让肺部胸腔积液变少；你用牛膝加辛夷花，便可气化膝关节积液！这就是从一个鼻渊里头领悟出来的道理。

辛夷花还可以治疗头面肿痒，像虫子在头面爬，这其实就是风。气行风自灭，这个气血要行通。因此，用辛夷花、防风、威灵仙各8～10g，就可以治疗头面痒如虫行。

辛夷花可以治疗眩晕，有些人头眩晕、想呕吐，这是有饮在体内，用白术、泽泻、茯苓、辛夷花各20～30g，煮水服用头眩晕症状就好了。而且辛夷花还有降血压的效果，现代研究它可以让身体、颅脑的压力减轻，真是不可多得的好药。压力

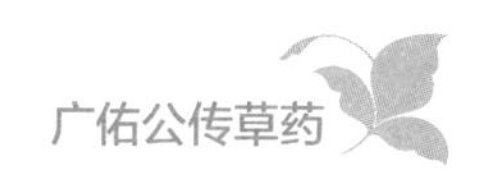

大、身体差的现代人，辛夷花无疑是首选之一！

辛夷是木兰科，玉兰属植物，它是高大的乔木，长高的时候可以达到20～30米。据说河南省有一个叫南召的县城，被称为玉兰之乡，种植了很多辛夷花，早春白花满树，艳丽芬芳，既可以做庭园观赏、也可以供药用。因此，它又叫迎春玉兰。

在湖北武当山脚下学医的时候，我们就跟余浩老师见过辛夷花，它能祛风、发散、通鼻窍，那些道医经常在深山老林里，很容易受风雨寒露的影响，他们就将辛夷花晒干、打成粉、泡酒，只要受一点点风，四肢察觉重滞不灵活，倒点辛夷花酒一喝，气通血活、心开意解，满满的正能量。就像大力水手遇上菠菜，就是开心悦志。

总之辛夷花可通宣理肺、开窍散寒，用于鼻炎、鼻塞、身体为风寒所痹引起的头痛、关节痛，各种不舒服，它都管用。每一味药都有很多精彩的亮点可继续深入研究，希望大家学一味药，而不止一味药。

每一味药可都是璞玉、是矿源！

5. 芙蓉花

芙蓉，是大气的花，乃成都市市花。它的观赏价值极高，成都历代栽培多，历史悠久。因此，成都又叫蓉城，芙蓉

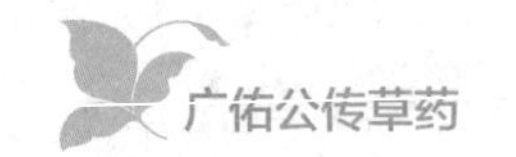

之城。

芙蓉花的树皮，可以搓成绳线织布；它的花、叶，可以入药。比如说身上长某些疔肿、发脓，捣烂外敷就可以。芙蓉清热解毒、消肿、排脓之效，广受医家的喜爱。

曾经有一个放牛娃，肩上长一个疮痈，就是用芙蓉花，捣烂敷患处，连敷三天就好了，它是很好的外用药。

当然，它内服的效果也很好，它能清热、凉血，对付一切疮痈、肿毒、乳痈，都管用。有一位妇人，脖子长了一个痈疮，脸色都发黄，非常危险，单用新鲜的芙蓉花，每次2两左右，煮水加一点点冰糖服用。吃了半个月，痈疮居然全部消掉了。

凡花类都能开心解郁；而芙蓉花，除了开心解郁之外，它还可以排脓、去疮痈，也就是说，它对身体的包块有作用。肿瘤、癌症的初起大都是痈疮、小包块，芙蓉花它就可以抗癌、抗肿瘤，它能够灭肿瘤于初起，消包块于微细。

芙蓉花能够凉血。在厨房水火烫伤，好简单，直接用捣烂的芙蓉花，敷下去伤口就会好转。为了防止烧伤热毒攻心，用芙蓉花加点蜂蜜，一服用，那毒热就会消减，心烦就会退。

芙蓉花还可以治疗咳血。因为，它性凉，能凉血止血，好多咳血是肺热，脉亢、人很急，这时芙蓉花煮水，一喝下去，咳的血丝，就止住了。

杜甫有诗云：“晓看红湿处，花重锦官城。”美丽诗句讲的正是芙蓉花，它盛开的季节在秋天，普通花在秋天萧瑟、木

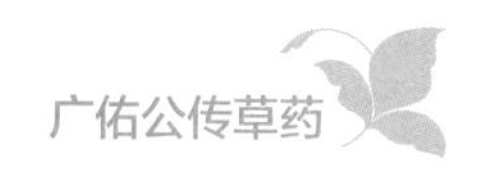

叶摇落，而芙蓉花逆势而来，独占花魁！开的如痴如狂，敢于迎秋风，它就是成都头上的簪缨，代表成都的精、气、神，它是成都之花，也是大国之花！

所以，成都人心中的芙蓉花，占得珍丛第一芳。在天府之国，被称为天府花魁。芙蓉花，它有荷花的清芬，又不失牡丹的雍容华贵，真乃花中之天骄。

苏轼也曾经在秋天的时候，感叹讲出一句诗："千林扫作一番黄，只有芙蓉独自芳。"就是指千片树林，都扫来一堆黄叶子，只有芙蓉还绽放得美丽、芬芳。

芙蓉花可以观赏、入药、入画、入诗。

芙蓉还可以滋润养颜，护肤美容，新鲜的花富含维生素C，它可以滋养人体神经，让人放松。芙蓉花，它有美名：清凉膏。这三个字将它的特性体现得淋漓尽致！现代人的着急、焦虑，这清凉膏可以解，它就像观音菩萨手中的杨柳净瓶，给世间带来清凉。由于它清凉的特性，我们就可以总结，从头到脚的热，它都可以医治，比如肺热咳嗽、胃热、咽喉肿、肝热、乳腺包块、心热、失眠、烦躁、膀胱热、尿赤、尿痛、皮肤烧烫伤的热。还有各种疮痈的热，它通通可以抑制住，因为它性凉，能凉血、解毒、消肿和排脓。所以，所有包块、肿热初起、烦躁，一味芙蓉花解之。

它是逍遥散、是解郁药；它是淡定的凉血药；它同时更是攻破疮毒的排脓药。人身体老是长一些疮疡，老是流水不干，用芙蓉花，烫过水以后，捣烂直接贴疮面，那疮疡就会干，流

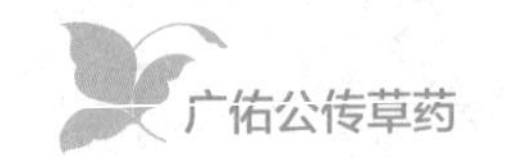

水就好敛。有的人手容易溃烂，将芙蓉花捣烂，加点酒敷在上面，也会好。有些人肺咳吐脓腥臭痰，用芙蓉花的根，1～2两煮水，可以常服，服完以后，肺中的脓浊会吐干净。还有外伤出血，直接用芙蓉花新鲜的叶子，捣烂了敷上去就能止血，它的叶子是止血、凉血的好药。

芙蓉花这么多好处，真值得好好地利用。

6. 合欢花

合欢花，顾名思义：合家欢乐，五脏六腑就是一家亲。五脏六腑服用合欢花，会团结合作、欢乐、开心。合欢花既可以观赏，还可以入药，格外引人注目。

它又叫夜合花，晚上就会合起来，利用晚上收敛的特性，它可以治疗失眠。所以，有人烦躁失眠、心肾不交、难以入睡，只要睡前泡一壶合欢花茶，慢慢品，千口一杯饮，口舌生津，心肾交泰就会有困意，一躺下去就睡着了，用合欢花15g左右泡茶，能够有安神定志的效果。

若治失眠合欢花，
泡茶服用笑开花。
精神紧张慢慢品，
心肾交泰不离它。

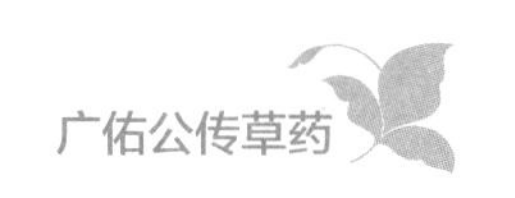

合欢花，还是治抑郁的神药。在《药典》上讲，它可以理气、安神、解郁，特别是那种长期不开心、脸上没笑容，用合欢花、佛手花各15g，放在杯里，滚水倒下去盖上，像泡方便面那样，过几分钟就可以喝了。烦心、胸中不愉快可喝，喝了以后，有喜乐之气，故名合欢花。

还有劳累不开心，人参5g、合欢花10g，泡茶，喝完，心有喜乐之气。

合欢花还可以治疗咽炎。合欢花15g、罗汉果15g，煮水代茶饮，咽喉沙哑、音声不出、喉咙疼痛，服用下去就舒服了。

合欢花，还是治妇人梅核气的妙药。在广州中医药大学有一位教授，非常擅长治疗妇科杂病。他治疗妇人生气，咽喉痛的，就是逍遥散、半夏厚朴汤加合欢花20g。闭着眼睛开出去，都管用！所以，有些妇女，家庭琐事多、心烦、气燥、动不动就不愉快、噘嘴、赌气，就是这个开方思路。一赌气、噘嘴，咽喉就会不舒服，用这个方法，所以这些梅核气的症状，只要有合欢花，效果极佳！

合欢花还可以治疗眼睛痛。有一些风火眼、眼睛肿痛，用合欢花15g、蒲公英15g，煮水。一吃下去，眼睛干、涩、痛的症状就退掉了。对于久视伤目人群，值得推广。

合欢花，还可以治疗跌打损伤。手脚伤损、肿胀，合欢花捣烂，敷在患处，肿胀就会退。

合欢花还是治乳腺炎的妙药，乳腺肿胀、疼痛，合欢花、陈皮、甘草各30g，煮水服用，乳房之间的肿胀感，就会随之

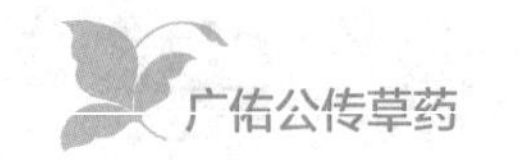

而消。所以，合欢花真是妇科良药，是妇人保健的好帮手。

合欢花常跟夜交藤联用，是著名的药对。无论是属于失眠、难过、神不安，合欢花、夜交藤、酸枣仁各10g，煮水服用，几乎都管用。

合欢花，对现代人焦虑引起的失眠、健忘，仍有奇特作用。西方医学认为，喝多咖啡、绿茶、酒以后，大脑兴奋、静不下来，叫神经衰弱。这时，用一些合欢花来煮水，就可以缓解。

还有一些病人，眼睛视物不清、烦躁等，因为肝容易动情绪，一动情绪，它会影响视力。很多人视力不清，是因为老不开心，开心就开目、开窍，因为肝开窍于目。这时，你点眼药水都没有用，就用逍遥散加合欢花20g，煮水一吃完，眼睛目暗生光辉。曾经有一个妇人，晚上不敢出门，因为她看不到路，就是逍遥散加合欢花20g，煮水服用以后，眼睛就能看夜路。

还有，有病人他嫌煮药麻烦，晚上上夜班回来，又睡不好觉，很简单！合欢花、酸枣仁，各一把10g～15g，放到保温瓶加入开水，泡15分钟，就可以服用了。吃完以后，睡的香。

《本草纲目》讲，合欢花可以止痛。“诸痛痒疮皆属于心”，有些人关节疼老是不好，你看她是情绪包，老容易动情绪，风湿药里加15g合欢花，风湿药的效果如猛虎添翼，效果堪夸！所以，有些关节痛老好不了，桂枝汤加合欢花，一吃暖洋洋、经脉柔和、开心喜乐，嘴角一往上翘，疾病好80%！愉

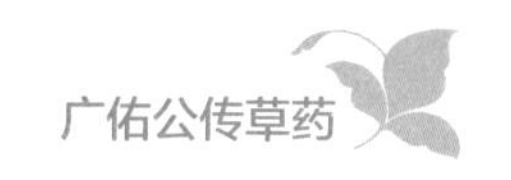

快的心乃疗伤圣药！

所以一些医家，你看他平平常常，就是二陈汤加合欢花、四君子汤加合欢花，无外乎就是祛痰开心、健脾开心。人一开心，就等于治了疾病。郝万山老师讲，不生气就不生病。《神农本草经》讲合欢花可以安五脏和心志，令人欢乐无忧啊！

但它的药力比较轻，必须大量服用，才能有更好的效果，它颐养心智之功，值得传唱！《子母秘录》记载，合欢花打成粉末，跟酒调服，可以治疗打架、斗殴伤、摔倒伤、跌打伤、陈年老旧伤、肌肤有瘀斑等...总之，有各种伤痛，用这个方法，一味合欢花酒调服。

它还有美容养颜之效，因为合欢花可以活血、消肿、清心、解郁。有些人脸上长暗斑，就四物汤加合欢花20g，血活斑则退、心开斑自淡啊！

这都是合欢花之神勇奇效啊！总之，合欢花有很多值得开发之处，大家深入其中，必有更多惊喜！

附：

【花草简介】合欢花，合欢树为豆科落叶乔木，古有“青裳”的雅号，夏季的观赏花木较少，而合欢花格外引人注目。合欢花又叫夜合花、马樱花、乌绒。于6月花初开时采摘，称合欢花；花未开时采摘的花蕾，叫合欢米。二者药用功能相仿。

【食用功效】舒郁、理气、安神、活络。常用于治疗郁结胸闷、失眠、健忘等。

【食用方剂】

梅核气：合欢花10g，梅花5g，绿茶15g。混匀，分3～5次放入瓷杯中，以落滚开水冲泡，温浸片刻，候温，代茶饮用。

咽炎：合欢花15g，桔梗、生甘草各10g。混匀，分3次放入瓷杯中，以落滚开水冲泡，温浸片刻，候温，代茶饮用。

失眠：合欢花10g，酒酿50g。混匀，锅中隔水炖沸，作晚餐用。

郁证：合欢花、佛手花各15g，分3次放入瓷杯中，以落滚开水冲泡，温浸片刻，候温，代茶饮用。

风火眼症：合欢花20g，鸡肝100g。加水适量，煎煮至鸡肝熟透，去花食肝，分顿随量，1天内食完。

跌打损伤：鲜合欢花30g，置臼中捣烂如泥，敷于患处，不拘次数。

乳腺炎：合欢花、甘草各20g，陈皮30g，金针菜15g。加水适量浸泡，加热煎煮20分钟，滤取煎液，分顿饮用。

7. 款冬花

款冬花又名冬花，是菊科植物的花蕾，甘肃灵台的款冬花效果最好。一般花类药，它的效果取决于辨证、也取决于采集、炮制。如果款冬花采集过程经过露打、日晒、受冻、手摸、水洗，它都会变质！好的花药，采集很重要，包括之前在龙山里采茶，如果在手中掐太久，茶都会变味，更苦涩，苦甘味就变少。所以，同样一片茶，你采摘的手法不一样，它味道会变。

同仁堂有训语："药要真，工要良！"药虽然贵，但是不敢以次充好；炮制虽然很繁，但不敢省任何一道工序。如果哪个人做世间的东西，都具备这个品质，他必定是一方的璀璨！

国外有些人说中国少百年企业，没什么匠人精神，他是一点不了解中国。中医里的匠人精神，到处都是，只是看你能不能享受到这种匠人精神而已。

上等采集的款冬花，跟收集茶叶是一样严格的，绝不是随意、像对待野草那样，对待这些灵药！所以好多人用中药，用不到理想效果。其实，跟他使用的药的品质关系很大！曾经有人说"中医将亡于药"，这并不是危言耸听，这是要大家去重视药的品质。炮炮都必须是实炮，不能是哑炮！

款冬花入肺经，可以止咳、祛痰、平喘，它专门治疗肺虚久咳。拿最简单的一个例子：有一个退休老师，上到5楼都会咳，后来找到我，我就给他用四君子汤加款冬花一味20g。因为，我知道久咳绝对是土不生津、脾虚，老、慢病都离不开脾虚。四君子汤提他的脾气，土能生金，脾胃好，则肺好，款冬花就可以止咳。他说这个药真神！服第三剂，就明显感到上楼

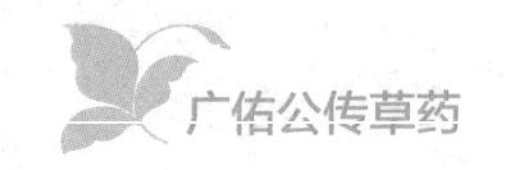

不咳了。

所以，我们这个方子就在教师村出名了。后来，不少老师找我治咳嗽，我说我开一个平和的方子，大家都可以喝、可以相互传送，就是四君子汤加款冬花。党参、白术、茯苓、甘草各10～20g、款冬花20g。平时拿来煮水，老年人秋冬天，虚弱咳嗽的效果最好，就是那种老是莫名其妙就咳几次，这个一吃下去，土气一足，就不咳了，又便宜，2～3块钱一包。如果胸闷胸痛，加枳壳、桔梗各10g。

款冬花还可以治疗咳痰带点血，有座高炉的一位工人，他晚上咳痰带血，到后来吃了一个食疗方就好了，就是百合、款冬花两样，煮水加点雪梨，可以治疗干燥引起的咳痰带血。

款冬花除了止咳、平喘外，它还能够退火。所以，咽炎喉咙痛，款冬花加黄连各5～10g，就能够治疗口舌生疮、咽喉痛，泡水都管用。

曾经有一个诗人，叫张籍，他作诗时心很焦虑，然后就连续咳嗽不好，他突然想起以前有一个老僧传授的经验：一些读书人，在庙宇里，过度用心，导致咳嗽、五内俱焚，就直接款冬花煮水；冬主降、收敛，他马上采款冬花来煮汤水，一喝下去咳嗽就好，心清气宁，十分舒服。所以，他说款冬花真是读书人纠结咳嗽，心烦气躁的好药啊！

款冬花不单止咳，还润肺。所以，对于肺结核、老慢支（老年人的慢性气管炎）、肺痿、肺心病，款冬花都有很好的保健作用！

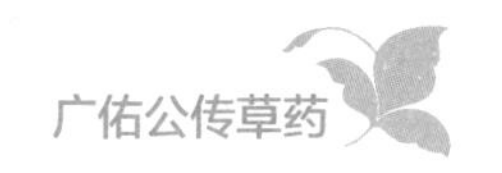

曾经，有一个肺结核后期的病人，医生诊断为肺痿，他连上二楼都气喘吁吁，只能住在一楼。后来，听人家说，用西洋参加款冬花一起煮水，吃了半年左右，连续去登山，都不会再气喘吁吁，他说这东西真养肺。

古籍上称款冬花温而不燥、润而不寒、散而不泄，无论寒热虚实，一切咳嗽皆可用之！所以，古人讲："知母贝母款冬花，专治咳嗽一把抓。"也就是说，知道知母、贝母、款冬花三味药，闭着眼睛治咳嗽，基本都管用。

还有，有些药方上写着"蜜炙款冬花"，就是蜜冬花或者炙冬花，药店里都有，用蜜炙以后，它的润肺作用更强，所以干咳，饮水都不解的，选择蜜炙款冬花，加上紫菀，效果顶呱呱！南山有一个病人，他晚上干咳，说肺都要咳出来了，没有过来看病，我们直接电话跟他讲：用蜜炙款冬花、紫菀、百部各20g煮水，当天喝完就不咳了，连续吃三天，全好！他说这方药怎么这么神？药方神效，完全靠对症。药若对症一碗汤！

所以，我们体会到，款冬花对于久病干咳、久咳不愈，效果可以。款冬花是治疗咳嗽的一把好手。因此，民间讲，有了款冬花，咳嗽难缠也拿下。

《神农本草经》记载，款冬花主咳逆上气善喘，还主叹息。什么叫叹息？就是人莫名其妙唉声叹气，一看到一个人过来就叹气，用小柴胡汤加款冬花。他一吃，本来一天叹气几十上百次的，怎么突然间变少了？忘记叹气了。因为，小柴胡汤开心解郁，款冬花能治疗上喘、叹息啊。常叹息，款冬花。

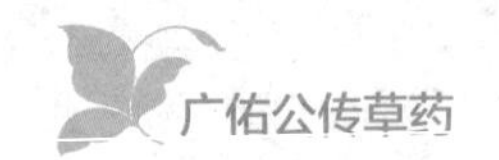

款冬花还能够下气。如果一个人老是动不动就火气上头，口中喷恶言，我们就要给他下气。单味款冬花，就是下气汤。有的人吃饭容易嚼到舌头、起血泡或者吃着饭呛到、哽到，这说明他气机紊乱。所以家里老人，最近吃东西老容易呛到、喝水也呛到、很容易哽到，作为孝子必须要懂医，立马熬一碗款冬花汤，加点蜂蜜给他喝。喝完顿时气顺肺润，咳、呛消失。所以，你若会中医，这些皮毛的变化，就可以下手。

所以，单靠款冬花，就可以摆平咳嗽，真不是在夸！

还有小孩子，容易咳嗽，用款冬花，加点冰糖，煮水喝下去，寒热虚实都管用。所以深受家长欢迎。

现在还有一种叫废气咳嗽，工业废气、汽车尾气、抽烟的烟酒之气、油烟气呛到的咳嗽等……这时中医净肺、降浊的功效就体现了。碰到这种情况不用担心，用二陈汤加款冬花，几乎没有顺不来的气啊！

有些人家住在大排档周围，车倒没有，就是天天在那里被油烟味呛，很烦。不要紧，用款冬花、甘草、桔梗各10～15g煮水，每个月喝上几次，那肺都会比较干净。

广东人非常重视煲汤保肺，广东有一个很好的方子，就是陈皮款冬汤，用新会的陈皮，甘肃的款冬花。两样普普通通的汤方，却是老人最温馨的汤方。

款冬花还有很多神奇之效，希望大家继续开发。总之，它可以降肺中之热、清肺中之血、顺肺中之气，能够让黏浊恶痰稀释、化为乌有；让虚喘得到平复；真乃化痰佳品，止咳妙药！

附：

【花草简介】款冬花，又名冬花，是菊科多年生草本植物款冬的花蕾，主要产于甘肃、青海、内蒙古、陕西、河南、河北和山西等地，其中以甘肃灵台为佳。注意不可水洗、手摸、日晒、受冻，否则易变黑。

【食用功效】入肺经，具有止咳、祛痰、平喘功效。可用于治疗咳嗽、气喘、肺虚久咳、痰嗽带血、喉痹等症。

【食用方剂】感冒咳嗽、气管炎咳嗽：款冬花、熟地各15g，佛耳草30g，水煎服。

久咳不止、痰中带血：款冬花、百合等量，共研细末，炼蜜为丸，每服1丸，早晚饭后细嚼，姜汤送服。

肺结核、哮喘、肺萎缩：款冬花10g，绿茶1g，紫菀6g，炙甘草5g，加水1大碗，沸后煎5分钟，滤汁，加蜂蜜适量服用。每日1剂。

口舌生疮：款冬花、黄连等量，共研细末，敷患处。

8. 鸡冠花

鸡冠花又叫鸡髻花、鸡公花、鸡角花，它的花朵红色鲜艳，像鸡头上的冠，又叫红鸡冠。

鸡有五德：归纳为文、武、勇、仁、信“五德”。

头戴冠者——文也；

足搏距者——武也；

敌在前敢斗者——勇也；

见食相呼者——仁也；

守夜不失时者——信也。

许多祠堂壁画喜欢画鸡，有它的道理！第一，头戴文冠；第二，脚有勇武；第三，能够斗战；第四，有吃的懂得呼朋唤友，有仁慈、仁爱；第五，早起啼先，守信不违！

鸡冠花主要功效是止血、凉血，也就是说，它能够让血脉冷静下来。有一个司机，他每隔几天，都要挑舌头里的血泡，他吃饭总容易咬到舌头，然后出血起一个血泡。有些人几年都咬不到一次，他经常会咬到，就是心开窍于舌、心主血脉，血脉热了，就会出现妄动之象。用鸡冠花、菊花二花，各15g煮水，服完以后舌头就舒服了，吃东西也不会再咬到舌头了。鸡冠花可以凉心血；菊花，它可以凉肝血。心肝之血凉下来，人就不会抖动、抽动、着急。因此鸡冠花可以预防肝阳上亢的抽动症。

鸡冠花可以治疗拉肚子、赤白带下。拉肚子肛门灼热，这是热；热痢就要凉血，鸡冠花一味药，煎水加点酒，喝下去，它可以让痢疾停止。

鸡冠花还可以治疗流鼻血。有些人动不动流鼻血，鸡冠花15g，煮水吃下去，有凉血之效，鼻血可以止。

鸡冠花还可以治疗吐血。鸡冠花用醋泡，泡了以后晒干打粉，将粉服下去，就有止血的作用。

鸡冠花还可以治疗月经老止不住，叫崩漏。一味鸡冠花打粉，每次5～10g，用酒送服，记住凡出血都要忌发物、鱼腥之类的，并慎嘴馋服药！

鸡冠花还可以治疗产后血痛。直接用鸡冠花跟酒一起煎煮，水酒各半，服用以后，这种产后痛就会消失。

鸡冠花带点涩敛，对白带也有效果，白带异常，用鸡冠花打成粉，用酒送服，白带会收掉。

鸡冠花还是疮痈的妙药。鸡冠花、一点红，捣烂以后，敷在患处，疮痈就会消退，这叫无名肿毒秘方、验方。掌握此方，民间治肿疮大受欢迎。

鸡冠花对于身体一些瘙痒也管用，有些人一抓血红血红的瘙痒，这是血气热，用鸡冠花煮水服用，可以凉血止痒。

鸡冠花不单可以入药，还可以作为观赏植物。

鸡冠花清凉还带点涩，能收敛、止血、止带、止痢。所以，它对崩漏、便血、痔疮出血、赤白带下、吐血、鼻子出血……都有收敛止血的作用。

也就是说痔疮出血，用鸡冠花配合地榆、槐花，三味药联用，会收住出血。像白带，带下都是湿证，都有湿气，用四君子汤加点鸡冠花，既能健脾土制水、还可以收敛，可以治根。

现代研究说，鸡冠花能够让偏高的血糖下降、可以让动脉粥样硬化变软、可以让骨质疏松流失速度变缓，因它有收敛、

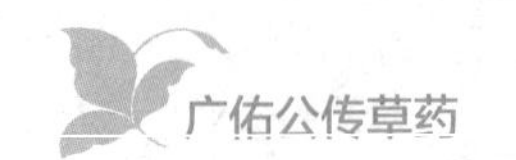

镇痛、增加免疫力的作用。所以，它是比较好的食疗、药疗佳品。

比如碰到一些出血症，就可以熬鸡冠花粥，新鲜鸡冠花30g、加糯米100g、饴糖30g煮粥。就可以凉血收敛，吃完以后那些咳血、鼻子出血、痔疮出血，会不同程度得到缓解。

中成药有一个“千金止带丸”，在古代是千金不卖的，妇女的月经不调、脾肾两虚、老容易带下，水湿之气停不住、整个人身体发硬、腰酸腿软，就买千金止带丸，带下一止住，人精神就来了；湿气一化，人体魄就好。

还有复方白带丸，它里面也用到鸡冠花，它的作用就是健脾益气、固肾止带。因此，脾虚气弱、老容易累、带下又多的，这是中气不能升举，复方白带丸就专为这种症状而生。这时，吃上几盒中成药“复方白带丸”，血收敛、气固足，身体就会好，是妇科之宝！

鸡冠花还可以泡酒，用鸡冠花晒干、打成粉，跟米酒放在罐中浸泡，喜欢喝酒的人，喝这个酒，就可以治疗一些血症。

所谓一病必有一药可以降服，民间的偏方、验方，都是无数的人民，经过无数代的积累，所得出来的宝贵经验，这是中医药文化渊源流传、博大精深之处！充分认识好一两味草药，在面对一些奇难怪病时，就更有底气。

鸡冠花也入画家的笔下，齐白石喜欢画鸡冠花；鸡冠花也出现在诗人的笔下，借鸡冠花托物言志的诗人，不在少数。

大家每学一味草药，都能讲上几句赞美花草的诗句，这也是非常有趣。比如：明代大才子解缙，才学过人，深得朱元璋赏识，有一次他陪皇帝在御花园赏花，解缙以鸡冠花作诗，皇帝见到花园的鸡冠花，就叫解缙才子赋诗，解缙随口道来“鸡冠本是胭脂染”，谁知皇帝却拿出白色的鸡冠花，解缙灵机一动继续讲“今日为何淡淡妆，只因五更贪报晓，至今戴却满头霜。”皇帝听了龙颜大悦，文武百官无不佩服解缙的才学。

学习中医不单要知道要治什么病，也要了解一些文化、知识、诗句。文化素养的提高，有助于更深入的领悟中医！

附：

【花草简介】鸡冠花，苋科植物鸡冠花的花序。鸡冠花又名鸡髻花、鸡公花、鸡角花。

【食用功效】凉血、止血。治痔漏下血、赤白下痢、吐血、咯血、血淋、妇女崩中、赤白带下。

【食用方剂】

赤白下痢：鸡冠花煎酒服，赤痢用红鸡冠花，白痢用白鸡冠花。

吐血不止：白鸡冠花，醋浸煮7次，为末。每服10g，热酒下。

咯血、吐血：鲜白鸡冠花25～40g（干者10～25g）和猪肺（不可淄水）冲开水约炖1小时许，饭后分二、三次服。

经水不止：红鸡冠花一味，干晒为末，每服10g，空心酒调下。忌鱼腥猪肉。

产后血痛：白鸡冠花酒煎服之。

血淋：白鸡冠花50g，烧炭，米汤送下。

妇人白带：白鸡冠花，晒干为末。每日空心酒服15g，赤带用红者。

风疹：白鸡冠花、向日葵各15g，冰糖50g。开水炖服。

青光眼：干鸡冠花、干艾根、干牡荆根各25g。水煎服。

额疽：鲜鸡冠花、一点红、红莲子草（苋科）各酌量，调红糖捣烂敷患处。

9. 荷花

中国人几乎都喜欢荷花，喜欢它出淤泥而不染，喜欢它洁净，它长在荷池湖泊中。荷花含苞未放时采摘，效果最好，其气包藏。《爱莲说》曰："香远益清。"这四个字是莲荷的最美体现。

五经富的一三老师家藏了一首《香远益清》的莲荷赞，是采芝书法家谢永波得意之作。老师非常喜欢这幅字，建议大家学荷花前，先将周敦颐先生的《爱莲说》背一遍。

荷花最大的特点是活血，还能祛湿，它长在湿地不为湿所腐，祛湿作用强。所以，觉得夏天湿气困重，浑身不爽，一味新鲜的荷花，30～50g煮水，只要煮滚了1分钟就好，然后等它冷了，代茶饮，清香通利小便，浑身湿气随着水道而排走，非常舒服。因为荷花是花之清气集结者，清阳一升，浊阴就降。因此，它能让人神清气爽。

有一位坐办公室做电脑设计的广州白领，他经常头困重，自从泡了荷花茶以后，这种困重感就没了，中医叫湿气重，头重如裹。一个人头重，这时清阳一升，头就轻松许多。就像山谷里，头湿气弥漫，阳光一出来领照当空，阴霾自散，很舒服，此清升浊降也。

荷花就是人体的一股清阳之气，你看它从淤泥之中，一茎直上贯到空中，如同朱笔点天文。所以，以前开心农场有这样两句佳句形容荷池荷花：今朝玉茎通地理，来年朱笔点天文。我也希望龙江边有荷池，也曾经买了一些荷花种子，在江边的积水处种植，开出一朵朵漂亮的荷花，看了心开意解。

七情病看花解闷、听曲消愁，看荷花最能解闷，所以周敦颐的家乡，他的宗祠前面就有荷池、荷塘。而朱自清的《荷塘月色》也很美，文人、清高之士、君子，都喜欢荷。种荷可以增强一地的环境芬芳，而且荷通和平的“和”，就是和平处事、和平待人。

联赞：

和平处世人常乐，
忠厚待人意自宽。

荷花对于脸上的暗斑，效果还不错，曾经有一个更年期、脸上长满斑的深圳家庭主妇，她问我怎么办？我说，有一样没毒副作用、口感又好的，就是一味荷花饮。用荷花煮水，代茶饮，不到一个月，脸上暗斑就淡下来，不到三个月，斑全没了。而且它收敛了，脸上流油的，服用荷花饮，脸上就干爽了。

因此，我有一个启发，荷花饮是可以去甘油三酯，降血脂的。典型的案例就是陈江村一位妇女，她经常面部流油，每天要洗脸十多次，自从喝了荷花饮以后，早上、晚上洗一次脸就好了，脸上大量溢油的现象就没了。因为，荷花饮能将皮肤的油腻收到膀胱，通过尿排出体外。所以，我们对荷花能够降低人体血脂的功效，就洞悉得很透，它对机表的油腻，可以通过膀胱排出体外去。

荷花还可以治疗吐血、呕血，据说用荷花煮水服用，或者荷花打了粉，吃下去吐血、呕血会止住，还有用荷花烧炭也管用。

荷花它对于小孩湿疮效果挺好，有些小孩身上很容易长疮疤的，一味荷花捣烂了敷在疮面，那疮就会退掉。外洗、内服，也有这个效果，古医籍上记载：荷花可以祛湿、消风、解毒！

古医书记载，一婢女浑身长疮欲死，见一道人，道人说：“湖面荷花，可疗汝疾，可尽食之！”婢女听后，以荷为粥，终日食，一月疮尽身强，人以为奇！

荷花是睡莲科植物，又叫莲花，古称芙蓉，它是多年生草本花卉，源产中国，一般盛开于夏季，花期是6～9月份，有红的、白的、紫的等色彩。古代文学家都把荷当做清纯、圣洁、

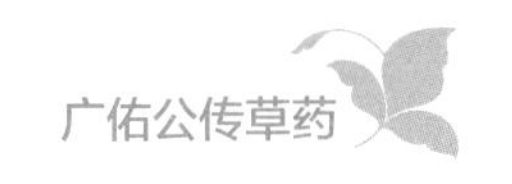

高雅的象征。因此，赞荷的文章不计其数。荷花又美名君子花、红衣、玉芝、天仙、静客，安静的客人，它喜欢生在安静的水中。

曹植，三国时期文学家，七步成诗，他有《荷花赋》及《芙蓉赋》，“览百卉之英茂”，览就是阅览，百卉，即百种花卉，英茂即英气茂盛；“无斯华之独灵”，独灵就是说单独有灵动之气。阅尽百种花卉，不如荷花之灵动。这句唯美！把荷花比喻水中灵芝、凌波仙子。

江南有风俗，认为荷花的生日是农历六月二十四，因此荷花又有六月花神的雅称，你写荷月，文人雅士就知道这是六月。荷花又有溪客的美名，它长在溪边，是一个客人，很安静。荷花又有佛坐骑的美意，佛陀座下。所以，你药方里写佛座，大家就知道这是荷花。佛都是坐在莲荷开放的地方。

古代明清的年画，都会画荷花，包括祠堂的壁画，五经富不少祠堂的壁画都画有荷花。荷一个是和平；一个是它结的籽叫莲子，莲生贵子之美意也；怜子，爱子也。所以，年画里极其受欢迎，莲又代表连年有余、心连心，都是非常吉祥的，荷花不愧为名花！

古人还把荷花的叶子，用来包粽子、煮粥，所以脾胃长期不好的人，厌食、挑食，这个荷花粥吃了就养胃，是非常好的药膳，以前在宫廷里常用到。

荷花还可以交通心肾、减肥瘦身、排毒化瘀，它的梗能够解暑通气、宽胸解郁；它的种子可以补肝肾，叫莲子；它的叶子可以清热解毒，总之从头到脚都是宝。

荷花发展为后来佛前供花，成为圣洁的代表，被誉为十大名花之一。孙中山先生、周恩来总理也多次提倡，大力发展荷花文化，并把荷花的优异种子，传到邻国邻邦，还送到国外的佛寺去，大受欢迎。荷花就代表儒家文化和为贵的中和思想，象征团结、和平。

关于荷花，可以深入研究然后专门写一本书出来，可以大长见识。今天学这个荷花的花茶，我们也希望五经富的龙江边有一片荷池湿地。

附《爱莲说》：

爱莲说

［宋］周敦颐

水陆草木之花，可爱者甚蕃。晋陶渊明独爱菊。自李唐来，世人甚爱牡丹。予独爱莲之出淤泥而不染，濯清涟而不妖，中通外直，不蔓不枝，香远益清，亭亭净植，可远观而不可亵玩焉。

予谓菊，花之隐逸者也；牡丹，花之富贵者也；莲，花之君子者也。噫！菊之爱，陶后鲜有闻。莲之爱，同予者何人？牡丹之爱，宜乎众矣！

乃赞荷花曰：

湖池有荷，其气芬芳；
身入泥中，花向阳光。
子曰莲子，茎为藕粮；

可食解饥，可愈疾疮。
花能解郁，茎宽胸畅；
叶降脂腻，子健脾肠。
荷多美意，君子担当；
淤泥不染，清香神爽。
和平之花，圣洁魔盘；
百花虽美，此更耐观。
一壶花茶，清凉除烦；
心旷神怡，知足心欢！

附：

【花草简介】荷花，为睡莲科多年生水生草本植物莲的花蕾。莲自生或栽培于河池湖泊中，我国大部分地区均有栽培。于6～7月间，当荷花含苞未放时采摘，药效最佳。

【食用功效】具有活血止血、祛湿消风的功效。常用来治疗跌损、呕血、天疱湿疮等。

【食用方剂】

面部色素斑：荷花适量，甘油少许。荷花研为细末，以甘油调和均匀，作面脂用。

外伤后呕血：荷花露50ml，对温开水冲服，每日2～3次。

崩漏：荷花、凌霄花各量，糯米50g。将二花研为细末，煎煮糯米为粥，食粥时调入药末一食匙服食。

天疱疮：选鲜荷花瓣贴于疮面，不拘次数。

预防中暑：鲜荷花30g，金银花50g。加水适量，煎煮三五

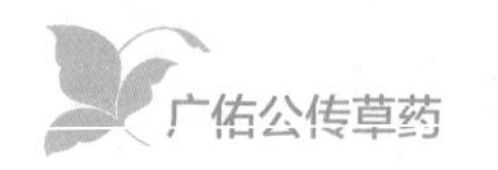

沸，候冷，代茶频饮。

10.旋覆花

旋覆花是很奇特的一种花，别名非常多：小黄花、金沸草、金钱花等，它喜欢生在山野间、溪沟边。诸多草药不是辛散、就是苦的，这味药是咸的、又是温的；咸能润下、温能化水气。所以，它整体的作用，就是温化痰饮、气结、水气积液，又能够下气，所以，胸中有一些痰饮降不下，一味旋覆花泡茶，专门去心胸中寒饮。

有人老是咳痰饮，停不下来，觉得胸中有块垒不能消，半夏、茯苓、旋覆花、青皮各10～15g，水煎服，吃完以后胸中有形、无形的痰气，通通散掉化为水，从膀胱、大肠排出体外，它就有这种功效。

所以，现在人动不动就气得面红脖子粗，讲话声音喽喽的，好像要中风的样子，这时，旋覆花就大派上用场了，用二陈汤加旋覆花10g，吃下去心中痰饮涤荡、痞块顿消。所以，旋复花消胸中块垒，它的味咸就能软坚、胸中块垒能软掉；它的性又是温的，温能化寒痰饮、流饮。

医圣张仲景的《伤寒论》上讲，旋覆 花专门治疗肝内有痰饮瘀血附着的，一个人常常想要捶胸，非常不舒服，这叫肝着！出现胸胁痞闷不舒服、胀痛或刺痛，用旋覆花、葱、茜草，各10～20g煮水，肝部这些瘀血，就会化开来。葱色青能入肝，宣通表里；茜草可以活血化瘀。所以，无论是劳伤、忧伤、饮伤、情志伤，总之凡是伤导致肝气郁结日久、胁肋痛胀的，就是这三味药：旋覆花、葱、茜草。

有些妇人长期生气，导致乳腺增生，用逍遥散都不理想，这时别忘了加旋覆花！逍遥散加旋覆花，它能加强胸中大气旋转，使痰饮水湿，统统都像冲水马桶一样，下到膀胱、大肠去。所以，旋覆花能够让胸中痰饮化水归膀胱、大肠，这是它的功用，这一功用一旦领悟透以后，几乎治疗心胸中痰气无往不利。

像妇人生完气以后，饭又吃不下，咽喉梗阻，像是有东西卡住脖子一样，这时半夏厚朴汤加旋覆花15g，吃一次就好，效果特别棒！如果伴胁肋胀，可以加点丝瓜络、枳壳、香附、佛手等，这些随心所欲。

还有老是想不通、看不开的“膈上不宽加枳桔”，可以加枳壳、桔梗，各10g，效果特好。曾经有一个男子，他炒股票亏本以后，心胸气结堵住，晚上呼吸不利，闷得要死不活，后来就是用逍遥散加旋覆花10g，煮水，服完以后，心胸块垒消失，二便通畅，这种闷塞感没了。

所以，情志疾患，要选择这些花类药，特别情致往上冲的，旋覆花，是诸花之中唯独下降力量强的。因此，古籍上讲“诸花皆升，唯旋覆独降”，各种花类药都是往上走解郁的，唯独旋覆花它是向下解郁的，这点是众花草的特例。

还有一位妇女做完乳腺增生手术以后，心胸中有饮排不干净，后来就是用二陈汤加旋覆花10g，吃完以后心胸中的饮就消失了。因为，中医认为肝经络行于胁肋，情致变化多引起肝经堵塞，旋覆花就能够疏通堵塞的肝经，二陈汤能够降上逆胃气，两个一配合，但凡木克土、胃发堵、饮食不化、结块阻住，二陈旋覆可清除啊！

旋覆花也是治疗咳嗽的好药，像百日咳，孩子反复咳嗽老不好，旋覆花配白芍，各10g，它可以松解气道，让呼吸顺畅、咳嗽则消，是很好的对药。所以，旋覆花有镇咳平喘妙药之美称。

旋覆花还可以晒干后做成枕头，它有独特的味道，枕完以后有助于肃降、安神，这也是一样发明。

旋覆花对于跌打效果也好，但凡跌打导致胸中气闷，旋覆花、三七，煮水服完以后，心胸中瘀血就会化除。

旋覆花下气行水的作用，还体现在风湿关节痛。因为，肺主治节，它能够下肝肺之气。因此，关节积液排不出体外，在辨证方中加入旋覆花，可以增强排积液的效果。

有些高血压的老年人，动不动就头痛，因为肝的阳气，将痰饮带上头，这时用天麻平肝、菊花清肝、旋覆花降痰饮，各10～15g煮水，吃完以后，脑中浊阴下降，就非常神清气爽，心旷神怡。

还有一些肺气肿、哮喘病人，小便又不利的，用旋覆花一

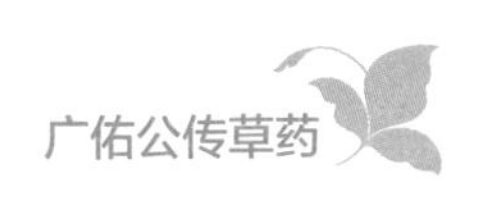

把，加点酒，服用以后，肺气下行，则诸经水道莫不通利，这也是一个办法。

还有一些病人，单纯性腹胀、腹中有积液，旋覆花、厚朴、小茴香，几味行气降气之品，煮水服用，可以去腹中滞胀。

更重要的是一些严重乳痈的，会发展为乳癌，这时用旋覆花、蒲公英、白芷、陈皮各20g左右，煮水，它就可以消痰。水令气不能够凝滞，则痈脓长不成癌症。因此，一些妇人懂得提前服用这几味药，那些气闷不堵于胸中，就不会变为恶疾。这虽然是很小的方子，可是能够及时将疾病解除，它就不会酿大祸。

关于旋覆花，还有很多奇特的效用没发微，书不尽言、言不尽意，要多去悟！妙药发微，值得大家共同努力！

11. 丁香

丁香，顾名思义，其香如丁，下行能往深处钻。有些人吃冷的东西，就反呕、吐酸水，这时丁香用三到五粒，加点黄酒一杯，隔水炖热，就喝下去，胃寒呕、胃寒痛，随即就解除，效果就这么好，这就是民间偏验方，叫丁香酒。

它的香气是往下走的，像铁钉钉木板往下。还有一些吃了凉饮以后，胃痛胀，这时丁香、肉桂，各等分打成粉，早上撒一点点到粥面上，带粥喝了，吃完以后，胃中就暖洋洋，胃寒痛、胃胀现象就消失了，这是香类药的粥疗法。

丁香对于关节痛也管用，我们可以用丁香油或者丁香泡酒，擦在关节周围，能行气止痛，“芳香定痛祛寒湿”这句口诀懂了，几乎用芳香的草药泡成酒，多多少少都有行气止痛之效。家有止痛酒，小病不外求！

丁香还是治口臭的良药。一味丁香茶就能够治口臭，芳香辟秽也，那些口中臭浊难愈的人群，叫浊阴不降，这时丁香3～5g放到杯中，用滚开水冲泡，可以拿来漱口、也可以喝几口，它能够降浊阴，使臭不上扬。

丁香主要是温中降逆、补肾助阳。有些人吃补肾的药，容易上火，你加点丁香，它的气往下走，补肾的药，就能补到肾中、下焦去。所以，你开四君子汤或者六味地黄汤，加3～5g的丁香，吃完以后，会觉得补力直入骨髓、腰脚！以丁香能引药气下行故也！

还有肚子凉、背部冷、腰部冷，用陈夏六君子汤，加丁香3～5g，吃完中焦暖则周身暖！《上海市中成药制剂规范》讲到：丁桂散（丁香、肉桂两味药）可贴于小孩子肚脐。治疗消化不良诸疾！有丁桂儿脐贴，治疗小孩子消化不良、不长个、容易受寒打喷嚏、感冒。

还有中老年人痰气喘，《朱氏集验方》讲，用丁香3g打成粉水调服，坚持一段日子，痰气就会消失。《开元本草》讲：

丁香温脾胃，能发诸香。所以，身体有体臭的病人，如狐臭、口臭，平时用丁香服用，可以芳香辟秽，降浊升清。

丁香，还可以治疗肠腑的一些积液，将丁香、小茴香打成粉可以消盆腔积液、腑肠积液，“气行则水行，气滞则水停”。

现代研究丁香对幽门螺杆菌引起的胃炎，效果不错。也就是说，在胃炎散里，常常少不了丁香这味药。那些病菌十分畏惧丁香之气！

丁香还可以预防血栓。中老年人容易形成脑血栓、脑梗死的，丁香可以化瘀血，从而降低血压，减少脑梗死。

小孩子吃药比较不方便，含有丁香的丁桂儿脐贴，可贴于腹部或腰背，它能温中健脾、散寒止泻，小孩子老容易腹痛、水泄，贴丁桂儿脐贴便能治疗。对于形寒饮冷的现代人而言，丁香便是对症之宝！

丁香偏辛热，因此，一些热性病或阴虚内热之人忌用。“丁香不与郁金见”，用到丁香的时候，郁金要远离；或者用到郁金时，不用丁香。他们两个见面了会眼红，记得分外眼红！

丁香可以治疗癣症。有民间草医，用丁香研粉治疗癣疾，原因就是“癣”通苔藓的藓，“阴凉之处，湿性体质多生”，丁香能够祛寒湿，改变体质，故而让癣疾自愈。

丁香可以治疗疝气。因为，丁香走的是中下焦，它又是香类药能行气，能够让气滞、气结者散开。所以，用川楝子、小

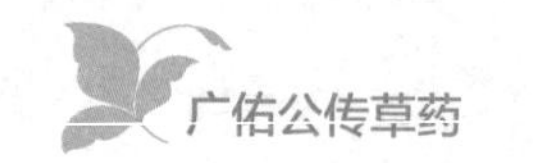

茴香、丁香，制成的疝气散，非常管用。

丁香还可以作调料，它能够增加饭菜的香味，五香粉里有它的存在；丁香，它可以开胃纳食，它能够促进胃肠蠕动。因此，在健脾胃药里放点丁香，吃饭都会更加香，消化也会更强。

丁香还可以驱虫，那些小孩子体内长虫，或者幽门螺杆菌，都比较怕丁香，现代研究，丁香有抗病原微生物的作用。

而丁香治疗牙痛，也是一绝，牙痛药里放点丁香，它既能止痛也能消毒；对于流行性感冒，用丁香、藿香泡茶喝，可以预防流感；丁香对于心脏周围的疼痛管用，桂枝汤加丁香3～5g，就可以治疗心脏遇寒痛。还有古人用丁香、艾叶、砂仁制成香囊可用于抗疫防邪气，去四时不正之气！

丁香制成的药膏，还可以治疗疮痈、恶痛，《怪疾奇方》讲，丁香打成粉，洒在疮痈溃烂的恶肉上，有助于收口。

丁香，还可以治疗鼻中息肉，丁香打粉，可以去鼻内息肉。为什么息肉怕见到丁香？丁香辛温、善走窜，息肉大多是身体长期阳虚所化，如同腐木生耳，丁香改变体质。要记住！脉沉迟、脉弱无力、身体有寒饮、舌苔偏白腻，这些都是用丁香的指征。

历史上最出名的丁香药方，叫“丁香柿蒂汤”，出自《症因脉治》，由丁香、柿蒂、人参、生姜四味药组成。生病日久，出现呃逆现象，是胃寒不能消化，这时就要吃丁香柿蒂汤。

丁香的香气极其浓郁，因此在欧美，每逢圣诞节，许多食品都会放它。而我国在卤菜、腌酱菜，也会将丁香作为辅料。

香类药最大的特点，就是芳香、行气、解郁、化湿。丁香那种粒大、花又没有完全打开、香气最浓烈，你放在水中，它还能沉入水中的那种，说明气很足。

妇女碰到天冷、淋雨以后导致痛经，这种寒性的痛经，一味丁香就管用！因为，它的气直入肚脐；或直接用丁香油外擦，可以治疗皮肤病、肿痛、疮痈、跌打。

在唐朝的宫廷，那些要给皇帝上奏折的官员，他们都会先含上丁香，再上朝，口沁芬芳。口含丁香上朝就成为一种习惯，代表庄严、朝天、敬上！

现代研究丁香、苍术、鸡矢藤合在一起，可以减肥，让人体轻身。

丁香，由于芳香袭人，具有明显醒酒的作用。《本草纲目》讲："丁香杀酒毒。"也就是说，那些经常沉迷于花天酒地、一身酒气、消化不良的人，可以服用丁香茶，它能使在肝的酒气，散到肚肠排出体外。所以，喝酒多的容易造成脂肪肝、肝部油脂囤积，这时就要用到丁香、木香等香类药，加到四逆散里，使肝部毒浊排到六腑，再排出体外。

丁香对于腰腿冷痛也管用，《日华子本草》讲："丁香疗肾气壮阳，暖腰膝。"所以，中老年人腰、膝冷，用牛膝配丁香，各10～15g，加到辨证方中去；或用四君子汤、六味地黄丸，老人腰脚就会暖洋洋。冬天有些老人总说他膝盖老是发

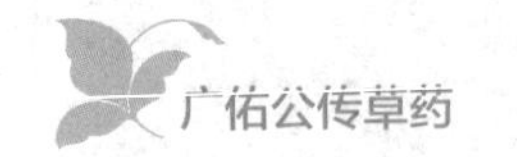

冷，丁香、牛膝最治膝盖冷！

我们曾经用补中益气汤加牛膝、丁香各15g，治疗多例秋冬天膝盖冷的，几乎没有一例治不好的！因为，中老年人病久的，都是中气虚、脾胃弱，补中益气汤已经对症，加丁香、牛膝就如猛虎添翼！

丁香还有一点麻醉、止痛的效果。因为芳香定痛，所以，各种痛如头痛、胸痛、背痛、脘腹痛、少腹痛、腰痛、疝气痛、膝盖痛、脚趾痛、手痛等！有丁香就能麻醉、止痛，它是止痛良药。丁香跟元胡配，从头到脚几乎没有止不住的痛。

丁香还可以醒神开窍，《本草再新》讲："开九窍，舒郁气。"也就是说鼻塞、中耳炎、白内障、中风以后声音开不了，这时就用菖蒲加丁香，两味药就能开九窍、舒郁气，让人心开意解。所以，逍遥散加菖蒲、丁香，可以治疗情致郁闷以后，九窍功能障碍。有些老人心情不好，眼睛视力都会变得很差、鼻子也会塞、耳朵也会聋，逍遥散加丁香、菖蒲，管用！可以令人开心悦志，聪明伶俐。

平时可以将丁香打成粉，装在罐里，如果碰到突然间心、胃痛，丁香粉加点酒来送服，每次2～3g，吃下去后，痛就像手捻除那样；如果是乳房胀痛，就不用酒送服，直接用水送服，3g丁香粉，即愈。

有关丁香还有很多奇特之处，大家可以去温故。开卷有益，温故知新。每一味药反复地学习，都有更多让人惊喜之效。讲论得之最快速，笔记得之最深刻。讲稿一听一看，收获

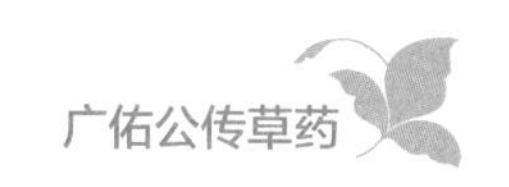

快，公众号一看，收知识快！可要深刻，还仗烂笔头功夫！

附：

【花草简介】丁香为桃金娘科常绿乔木丁香的花蕾。因丁香花浓香袭人，我国南北各地常栽培于庭院中，以香化环境。

通常在9月至次年3月间，花蕾由青转为鲜红时采收，经晒干，作为药用。丁香由于药用不同，效力有所区别。花蕾，一般称之为公丁香，气香力足，功效较佳；果实，名母丁香，气味较淡，功效较弱。所以多以公丁香入药应用。丁香为芳香健胃剂，丁香的干燥花蕾，经蒸馏所得的挥发油为丁香油，蒸馏液为丁香露。丁香油和丁香露均能作药用。

【食用功效】温暖脾肾、降逆止呕。常治疗呃逆、呕吐、反胃、泻痢、脘腹冷痛、疝气、癣症等。

【食用方剂】

胃寒疼痛：

①丁香3～5粒，黄酒1盅。将丁香放入盛有黄酒的碗中，置锅中隔水炖热，乘温饮用。

②丁香10g，肉桂20g。二味共为细末，密闭贮存，于饭前用温开水送服3～5g。

③丁香油3～5ml，兑白酒及温开水少许，混合饮用。

④丁香油少许，以棉花蘸擦中脘穴，至局部发热为度。

⑤丁香露50ml，放入碗中，隔水炖温饮用。

呃逆：

①丁香10g，柿蒂30g。共为细末，每服3～5g，日服3

次，用米汤送服。

②丁香3g，橘皮10g。加水适量，煎煮至沸，温饮。

小儿吐泻：

①丁香、清半夏各30g。共为细末，每用1～2g，生姜煎汤送服。

②丁香2～3粒，扁豆花3～5朵。加水适量，煎汤饮用。

③丁香、肉桂各等分。共为细末，每取少许，以姜汁调和均匀，敷于脐中，外以纱布覆盖，2日一换。

阳痿：丁香20g，蛇床子30g。共为细末，装入空心胶囊，每服4～6粒，日服2～3次。

关节痛：丁香油适量，用棉花蘸丁香油擦关节肌肉疼痛处。

龋齿牙痛：丁香油少许，以消毒棉球蘸取塞入蛀孔内，咬紧。

乳头皲裂：丁香适量，研为细末，每取少许敷于患处，消毒纱布覆盖。

口臭：

①鲜丁香3～5朵，放口中咀嚼，少顷吐出。或以干品3g，放入杯中用沸水冲泡，盖紧杯盖，温浸片刻，用以漱口，不拘次数。

②丁香油少许，以消毒棉球蘸擦牙齿。

体癣、足癣：丁香15g，放入70%酒精100ml中，浸泡48小时，滤去渣，密闭贮存。以消毒棉签蘸擦患处，每日3次。

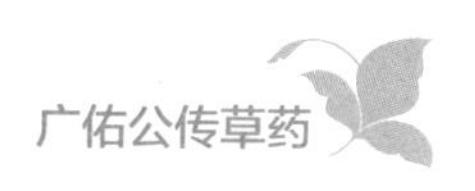

食蟹中毒：丁香3g，生姜5片。加水适量，煎煮三五沸，取汁服用。

12. 红花

红花又名藏红花，四川也有叫川红花，它是花中贵族，极为名贵。它产生的气息，可以化周身上下的瘀血，连颅脑头部滞结的恶血都可以化。其花形细小，气极芳，善入一切络脉、深肌、筋骨，可谓无处不达。

在五经富有一个拳术家，带人练功夫，暑期最多的时候都有近百学子。练功过程中，难免要打伤瘀青，他有一样药酒，就是红花为底泡的。一擦在手上，瘀青就会好，痛也会少，而且练武前擦一点红花药酒，人更有劲、更不怕痛、抗痛能力增强、可以增强人的意志力，非常有利于运动锻炼！少年英雄方世玉，从小铜皮铁骨，原因之一就是其母以红花药酒泡后，拍打筋骨，强壮无比！

拳术家讲：各种药酒，治疗瘀血，加一点点红花，效果就不一样。如同平常窗前月，才有梅花便不同。因为，红花可以冲开各种瘀滞，叫活血化瘀；能够让血活跃、让瘀消掉。所以，一个人身上长各种结节，这是气滞血瘀的产物；结者，肝气郁结也；肝藏血、主行气，这时只需要用红花，每次服1～3朵，然后饮食上清粥淡饭，忌油腥酒肉，连续服一阵子，身上包块，无论是乳腺结节、子宫肌瘤还是肝部囊肿，都会不同程度变小，甚至消失，连结石都会排掉，这就是红花贵重之处！

光学到这一个经验，对付这些时代病、结节病、包块病，就已经信心满满。正如《医林改错》王清任最为得意的五个逐瘀汤，没有一方不用红花！他说："周身之气通而不滞，血活而不留瘀，气通血活，何患疾病不除！"关键就是用红花时要跟食疗结合，要饮食清淡。

曾经有一个出了车祸的司机，他头上肿了一个包，就是红花用酒来送服，头上的包经过三个月的治疗，基本上看不见了。所以，这些外伤的包块，它管用，内部的肝囊肿，它也管用。

有一个医院里的护士，她得了肝囊肿，她在纠结要不要动手术，先用了保守治疗，就是桃红四物汤加红花，选择了西藏最好的藏红花，服用了一个月以后，肝囊肿消一半，再服一个月囊肿没了。因此她越发相信中医，怎么这么好，服完以后脸色都变得更好看。

红花还可以治疗郁症，轻度抑郁症，就是逍遥散；重度抑郁症，逍遥散加红花。因为病初则在气，病久则入血分。如果抑郁症久了之后，它会入血入肉，这时用逍遥散加3～5g的红花或者三七，吃完以后，通身上下很愉快，气通血活，百病何有啊！

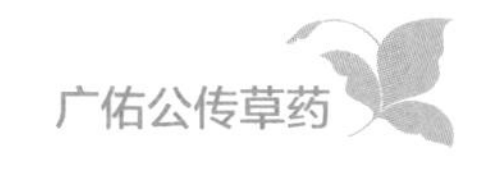

红花还是治闭经的妙药，一味红花治闭经。在古医案曾记载，一妇女数月不来月经，面色黧黑，不能劳作，服用红花加酒，单次即月经下，晦暗的脸色转为红润。

红花还可以治疗躁狂症。躁狂症就是长期堵塞，交通堵塞，急躁烦，严重的会癫狂。人体五脏六腑就是在不断地交通交流，一旦堵塞以后，人会烦躁，这时红花就可以去瘀血，通脉络，恢复一气周流，令精神不愉快得到疏解。

红花除了活血化瘀，止痛通经外，还是治心脏病的良药。胸痹心痛，它特别管用。所以有些人心痛像刀刺一样，不要害怕，瓜蒌、薤白、白酒，加一点红花，各3～5g，药量很轻，胸属于人体清阳之处，不要小看这些小小的药剂量，吃下去心开意解，刺痛消失。

在《医林改错》中，王清任称之为血化下行不作劳，就是一切的劳损，五劳七伤，无论劳神、劳力，就是一味红花，能够化瘀。在古医籍上记载，红花能够去癥瘕积聚，就是已经形成包块，或者没形成，将形成的，一句话，红花是包块洗涤剂，块垒消化药。

一味红花，通灭块垒！

现在呢，红花逍遥片、红花清肝十三味等含有红花的中成药都很受大众欢迎。还有正红花油，体育课上有一些同学跌打损伤，就用正红花油去涂，涂完之后拍打。还有身上有一些瘀滞、斑块，用这些活血化瘀的药也管用。

同时，红花与藏红花，一字之差，天壤之别，无论是价格还是功效。藏红花又叫西红花，番红花，一味极其名贵的中药，价格不菲，且难以得到。红花就是常用的。藏红花去恶血、瘀血的程度更强大，外用还可以美容。《本草纲目》记载，红花活血润燥，止痛消肿，通经。《本草备要》又讲，红花入心经，可以去瘀血，生新血。所以补益药加一点红花，可以让补益药补力更强大。

人瘀血的疼痛就像针扎一样，气滞的疼痛就是胀满。所以一旦有针扎感，红花都可以成为特选。《药性赋》写道：红花其用有四：逐腹中恶血而补虚之血；除产后败血而止血晕之晕。这四大功效将红花的药理讲得淋漓尽致。

红花的配伍在《得配本草》里讲得很细，你要学习配伍，就看古书《得配本草》。红花配当归，活血；红花配肉桂，温阳散瘀。红花多用于破血，红花久煮可以行血，红花少量用可以生血。所以《本草备要》讲，红花少量用活血养血，多量用行血破血。记住，孕妇禁用。所以红花有“血管使者”的美称，又叫“血管清道夫”。能够清除血管阻碍，它是植物中的黄金，人称红色金子，这是藏红花的美誉。

现代人已经将红花应用到肠道癌症中去了，因为不通则痛，所有癌症到后期都会拥堵，刚开始也会不通。所以，红花及时通瘀去浊，可以使肝癌、胃癌、直肠癌、胰腺癌、宫颈癌、食道癌、卵巢癌、子宫癌、肝胆癌、膀胱癌等及时瓦解，使血跟气不堵在那里，症状就会减轻。像山贼造反，及时将小股的山贼打散，就不会酿成大祸。红花就是提前行气活血，让

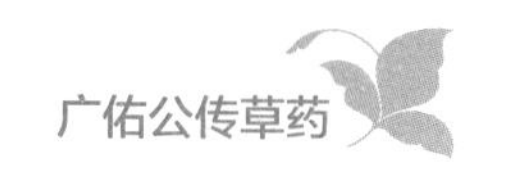

包块聚不成。

关于红花还有很多好的效果跟验案，大家再去深入普及，多多开发。

附：

【花草简介】红花，又叫红蓝花、草红花，是菊科一年生草本植物红花的筒状花。红花全国各地均有栽培，主产地为河南、浙江、四川。每当5～6月份，花瓣由黄变红时采摘，晒干、阴干或烘干均可。

【食用功效】具有活血通经、去瘀止痛的良好功效。主治经团、难产、死胎、产后恶露不行等妇科疾患，被视为妇科要药，亦可治疗瘀血作痛、痈肿及跌打损伤等。

【食用方剂】

◇冠心病

红花30g，三七15g，白酒500ml。将红花和三七放入白酒中，密闭浸泡半个月后使用，每次10～30ml，日饮1～2次。

◇高血压

红花、槐花各15g。混匀，分作3次放入瓷杯中，以落滚开水冲泡，温浸片刻，候冷，代茶饮用。

◇痛经、闭经

①红花15g，米酒50ml，加水适量，于锅中炖煮三五沸，候温，1次饮完。连服3～5天。

②红花、凌霄花各等量。共研细末，每次6g，白开水送服，日服3次。

③红花20g，粳米50g。将红花用纱布包好，和淘净的粳米同煮为粥，取出纱布包，乘温食粥，每日1次。

◇中耳炎

红花2g，白矾20g。将白矾置火上烧成灰、和红花共研细末，每取少许，吹入患耳。

◇胼胝

红花、地骨皮各40g，甘油100g。前二味共研细末，加入甘油调和均匀。用前以温水泡脚，洗净擦干，再将药油涂于足底，用消毒纱布包扎，每日2次。

◇褥疮

①红花30g，白酒300ml。密闭浸泡1周，用时以消毒棉签蘸药酒搽患处。

②红花50g，加水700ml，约煎2小时，至红花呈白色后，过滤取液，用小火煎3～4小时，使呈胶状。用时涂于消毒纱布上，贴在患处，并予固定。隔日换药1次。

◇跌打肿痛

①鲜红花适量，置臼中捣烂如泥，绞取浓汁，每次饮10ml，日服2次。

②鲜红花适量，置臼中捣烂如泥，敷于患处。

③红花50g，糯米500g，将红花加水适量，反复煎煮，共取汁3次并加过滤，合并滤液，以其浸泡糯米至湿透，放锅中蒸成米饭，候冷，加酒曲适量，拌匀，发酵成为酒酿。每次30g，日服3次。

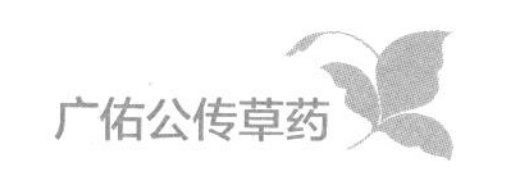

◇胎衣不下

红花20g，酒水各半。煎煮三五沸，候温饮用。

13. 田基黄

田基黄，五经富以前有很多水田的时候，农场有，长在田埂上，它开的小花，叶子也很小，所叫黄花仔，它的名字就专门治一种病——黄疸。

所以，黄疸、肝炎、脸黄得像柚子一样，只要找到田基黄一味，50～100g，新鲜的水煎服，代茶饮不断地喝，小便量就会很大，黄水就会通过膀胱排出体外。

这是在五经富反复验证过的。有一个放牛的老汉，他浑身发黄，乡人看到都远离他，他又没有多少钱治病，后来听乡间草医讲，那个牛吃过的这些田基黄，就可以治疗。他就到水溪边去拔田基黄，煮水了还可以加一点点酒，加酒它活血化瘀的能力就会增强，结果只吃了7天，完全退回正常。当时如果有照片拍下来就好了，没有用其他消炎药干预，全靠青草退掉急性黄疸型肝炎引起的通身发黄。

关于田基黄，治疗这类案例不计其数，最重要的就是，发现田基黄对妇女更年期脸上长黄褐斑效果也管用哦！更年期妇女长斑很厉害，一片又一片的，止都止不住，这时只需要田基黄、玫瑰花两味药，各30g左右，煮水服用，疏肝解郁、退黄，那些黄褐斑就退下来了。

所以，田基黄退黄之功，广为人称颂。深圳龙岗中心城就有这样一个妇女，她左边暗斑如同弹珠大，还在不断增大，后来就是用田基黄、玫瑰花各20g煮水，代茶饮，吃了一个月，那斑就没了。这些都是可以做成视频、照片的案例。

这个时代比以往更好的，就是有视频、有照片可以留影。在李时珍那个年代，别说视频，连拍张照都难，名贤要流芳后世，都要请人专门画像，还不能够广泛地传播。所以，身在这个时代，有好的案例，是很容易传播出去的，关键就是要有做案例的心态。

很多人是老中医，但是治了一辈子，治好了很多病人，好了又没有前后拍照对比做案例，就失去了鲜活的意义。多年来，许多人都吃了这种亏，今天讲出来，就是让大家以后不要吃这种亏，你从刚学中医，就得要有这种老年、暮年整理医案的思维。

也就是说，每一个案例都不可以轻易丢弃，只要有转变的、有鲜明对比的，就要将它记录下去！我们五经富人讲：做学问像捡狗屎，勤捡则多，施地肥菜也好。

田基黄还有一个特别好的作用，治疗阑尾腔梗阻，急性阑尾腔梗阻用田基黄、白花蛇舌草、蒲公英各30～50g，水煎服，直接将梗阻通开来。有些更严重的，可以将30g提到50～80g，因为，新鲜的草药效果很好，而且毒副作用很少。

田基黄还可以治疗眼结膜炎，一味田基黄，就是专治眼发黄，人发炎了就会有血丝、会发黄，田基黄就是治疗一切发黄的症状。所以，有些人肝部热、眼睛充满血丝，眼白都转黄了，像天空变成沙尘暴一样，这时就用田基黄30～50g，煮水来熏蒸眼睛，还可以喝，一般2～3次就好了，这叫眼结膜炎一味田基黄，效果强！

田基黄还可以治疗胁肋痛，也是极效哦！胁肋痛归肝管，肝一郁、易发火，人胁肋就胀满。大猩猩一发火就捶胸顿足，因为气会堵在那里，通不了，这时一味田基黄煮水，专门治肝郁发火。你发的火越大，这个药效果就越好，熊熊烈火、气得目瞪脖子粗、七窍冒烟，田基黄一味就顺下来。

所以，家庭不和的，可以用田基黄。就是夫妇不和、家里吵架，无论是内战、明战、暗战各种战，像仇人见面分外眼红，这时就用田基黄。

所以，有人一过来，满肚子牢骚、怨恨、出口就是负能量、指天骂地、咒人的话语，这时用田基黄，吃完以后，就是清这些肝内恶毒、愤怒、恼火的，田基黄它对这方面效果好，而且副作用小。

因为，田基黄是甘、淡的，我敢大力推广田基黄，就是因为它可以当菜吃，味甘淡，吃后人身体那些怒火，就会从膀胱排出去，它可以打通肝、肠、膀胱循环。

田基黄的叶片很细，它的杆也很小，如毛发，就能通这些微细经络的。所以，《药典》上讲，它清热利湿、解毒消肿、散瘀止痛。对于各种肝炎、黄疸、肾炎，甚至早期肝硬化、阑尾炎、扁桃体炎、小儿疳积、尿道炎、前列腺炎、胸胁痛、胆道发炎等等，但凡气火攻胸、炎症上窜，一味田基黄30～50g，没有不减轻的，因为它甘淡，淡味入腑通筋骨，让身体的病邪变轻，所以对于一些疮痈肿痛，有些民间医生，就专用一味田基黄，因为它不容易摊上医疗事故，就正常人吃了都有保健之功。

大江村以前有这样一个治疗疮肿的医生，他的经验就是村脚下那块地长了大量田基黄，他就拔了晒干，人家也看不出是什么，打成粉，总之身上长一些疮痈肿毒，他就给你拿个半包，一吃下去就好了。那个病人就会高兴地封几块、几十、几百，都有给他的红包。有些珠三角大城市的，长疮痈，吃了半年药吃好了，疮痈没掉了，他们很感恩，一封就是几千块。所以，草药真的是无价的，因为人命无价！你用普通草药治好他的病，他就感恩戴德、千金回报，他就成为你的口碑，不断地去宣传。

所以识得田基黄，都可以做民间疮肿治疗行家了，就一味药，还要劝病人饮食清淡，要早睡早起，把养身规矩讲清楚，远离发物，再配上田基黄，疮肿十有八九都会好。所以这些民间郎中立了很大的功劳，因为他把很多本来要恶变到顽固的、要动手术的病提前就把他拦截治好了。

14. 桂花

桂花名字好听，叶公植桂是吉祥之征兆。它的花小但是极香，它还可以做成桂花糕，能够开胃。它的花有两大作用：一开心，二开胃。几乎所有花都具备这两个特点，因为花它是开放的，第二个花是吸收阳光的，叫花朵向太阳，向阳花木易逢春，所以低落、沮丧萎靡之人宜食花，像屈原高洁之士身上会佩花、带花，会服食一些花茶，桂花、茉莉做成的花茶就有开心悦志、醒脾助消化之功。在桂花开放的时候，大家看到落得满地都是，有些机灵的人就将当天摇落的桂花收集起来，泡水就是很好的桂花茶。桂花茶能治疗哪些病呢？花盛则降，花能够升清阳，所以一个人气滞、头晕吃点花茶就清醒了；有些人工作压力大，头晕目胀，泡一壶桂花茶，吃了神清气爽晕胀消除。桂花还可以治疗经闭腹痛，月经闭住不来肚子痛得翻来覆去，桂花一把加上两杯酒，隔水炖，然后把桂花酒喝下去，酒能行气血，花能够解郁结，气行血滞腹痛消除。有些人在学校里，一个桂花季节可以收集一蛇皮袋的桂花，那可棒极了！家里的妇人、老人，身上这痛那痛的，就抓一把桂花一杯黄酒，隔水一炖喝下去就好了，无论是风湿关节痛、胃痛、头痛，还是风寒痛都管用，居然全都有效，所以桂花酒就是止痛药。

桂花还可以治疗咳嗽，有些咳嗽初期咳得不停，很难受，

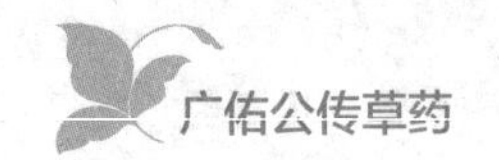

桂花20～30g，煮水，直接服用，桂花茶即治咳也。桂花还可以治疗牙痛，牙齿痛得不得了，桂花10～20g煎水直接服用，也可以加10g薄荷，效果更理想。桂花还可以治疗腰痛，桂花加点杜仲，桂花杜仲，专治腰痛，各10～20g。桂花治疗胃痛也管用，桂花鸡屎藤各10g，煎服治疗胃痛。有个成语叫丹桂飘香，形容书香，丹桂门第就是书香门第，又讲丁桂齐发，丁就是人丁，桂就是代表学而优则仕，有官禄位，所以普通人家喜欢种桂，寓意为家里孩子大富大贵。有首联叫“丹桂有根独长诗书门第，黄金无种偏生勤俭人家。”这是非常好的缘。

疫情期间，许多人都问我有什么抗疫的汤方，其实中医里，抗疫都是用一些芳香的药，因为芳香能够僻秽，所以你可以找点桂花、菊花、金银花、玫瑰花，再加上罗汉果，叫罗汉果五花茶，调出自己的口味来，煮水，全家都可以喝，喝了心花怒放，开开心心抵抗力增强。中医认为人体的抵抗力，既源自脾胃气血也源自心态，心态不好的时候你去洗一下凉水就感冒了，心态好的时候你泼水节淋一天水，结果一点事都没有，所以不能忽视开心的力量。开心就是一股抵抗力就是正气，所以你看到眉头皱、长吁短叹就立马用点花药，如果是肝郁就用点玫瑰花，心情不开就用点桂花，肺气不宣就用点枇杷叶花，或者金银花。总之花气则降，花开富贵，祠堂里的门目很喜欢写桂馥兰芳，又写桂馥兰馨，因为桂花和兰花，它们的香气浓而远，形容一个人能够流芳很久。学好这些花类药，家庭必定会多了一些抵抗力。